美国医学委员会认证的妇产科专家
《纽约时报》畅销书作者、艾美奖获奖作家 倾情打造

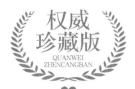
权威
珍藏版
QUANWEI
ZHENCANGBAN

孕产育儿
终极宝典
缔造完美孕育的秘诀

Yvonne Bohn   Allison Hill   Alane Park   Melissa Jo Peltier

[美] 伊冯·伯恩   艾莉森·希尔   阿兰·帕克   梅丽莎·乔·帕尔贴   著

岑艺璇   译

吉林出版集团 | 吉林科学技术出版社

图书在版编目（CIP）数据

孕产育儿终极宝典/伊冯·伯恩等著；岑艺璇译.
--长春:吉林科学技术出版社，2012.10
ISBN 978-7-5384-6209-8

Ⅰ．①孕… Ⅱ．①伊… ②岑… Ⅲ．①妊娠期－妇幼
保健－基本知识②产褥期－妇幼保健－基本知识③婴幼儿
－哺育－基本知识 Ⅳ．①R715.3②TS976.31

中国版本图书馆CIP数据核字(2012)第220392号

孕产育儿终极宝典

著　伊冯·伯恩　艾莉森·希尔　阿兰·帕克　梅丽莎·乔·帕尔贴
译　岑艺璇
出 版 人　张瑛琳
责任编辑　许晶刚　端金香　徐　霜
封面设计　长春市一行平面设计有限公司
制　　版　长春创意广告图文制作有限责任公司
开　　本　720mm×1000mm　1/16
字　　数　600千字
印　　张　27.5
印　　数　1—8000册
版　　次　2013年1月第1版
印　　次　2013年1月第1次印刷

出　　版　吉林出版集团
　　　　　吉林科学技术出版社
发　　行　吉林科学技术出版社
地　　址　长春市人民大街4646号
邮　　编　130021
发行部电话/传真　0431-85677817　85635177　85651759
　　　　　　　　　85651628　85600611　85670016
储运部电话　0431-84612872
编辑部电话　0431-85635186
网　　址　www.jlstp.net
印　　刷　沈阳天择彩色广告印刷有限公司

书　　号　ISBN 978-7-5384-6209-8
定　　价　39.90元
如有印装质量问题　可寄出版社调换
版权所有　翻印必究　举报电话：0431-85635186

传递奇迹

在这个世上，没有什么事情比迎接一个新生命还重要。

请相信我们。我们既是产科医生，同时还是母亲——伊冯·伯恩、艾莉森·希尔、阿兰·帕克。你可能看过我们的有线电视真人秀《交给我》，该节目曾在探索健康广播网播了三季，如今在奥普拉·温弗瑞广播网播出。你也可以在网站上查看我们的博客，那里有关于怀孕和女性健康的信息。

经统计，我们三人已经为10 000个宝宝接生。每次接生时，我们都无法用语言来表达那种兴奋之情，而且这种兴奋之情是不会随着年龄的增长而消失的。你可能在凌晨三点被吵醒，然后睡眼惺忪地以50公里/小时的速度开向医院。你可能担心自己的孩子在家抽噎，或者丈夫感觉受到了冷落。但是，当你进入产房开始接生的时候，你就和这个妈妈一同经历最紧张的时刻。此时，别的事情都不重要了。在宝宝出生的那一刻，你会感到自己的心跳会随着小宝宝心脏的跳动而跳动，而且此时肾上腺分泌加快程度是任何极限运动都无法比拟的。

我们不仅是医生，还是母亲，而且我们亲身经历过各种分娩状况，所以我们希望每个准妈妈都能和我们一样在这个过程中感到激动。从接收一个新孕妇到孕妇分娩再到胎儿出生是一个奇妙的过程。

但是，根据我们45年的经验，我们发现怀孕和分娩不仅不会让孕妇感到幸福、开心，反而会令她们感到紧张且沮丧。我们遇到过太多的孕妇，她们觉得怀孕让她们很痛苦，而且伤脑筋。造成这种情况的原因仅仅是因为她们缺乏相关知识或是了解到的都是错误的信息，而不是因为一些可以克服的医疗高风险因素，如糖尿病或狼疮。都市传说和愚蠢的迷信对孕妇影响很大，甚至一些市场上最畅销且可信的怀孕指南上都充斥着这些迷信和半真半假的"真理"。

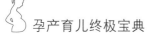

这就造成了许多困惑迷茫的准妈妈不知道该相信哪一条建议。我是不是真的九个月内都不能接触猫？吃寿司会不会伤到胎儿？我为什么不能穿高跟鞋？我妈妈说怀孕七个月后不可以将手举过头顶，是她疯了还是我疯了啊……从表面看，这些问题很可笑，但是对于一个受惊吓的孕妇来说，这些很重要。

我们每天都会回答很多这样的问题。尽管这样，我们还是感到很欣慰，因为这些孕妇足够相信我们才会问这样的问题。但是，有时我们也会感到很吃惊，那些原本很聪明的女人在孕期居然因为这些迷信思想而失眠。

在查看了一些可能解决那些问题的信息后，我们决定和大家分享我们的专业知识和经验，所以依据最新的医学研究成果和我们每天的经验，我们决定写一本自己的书。

我们的经历

我们刚刚结束私人妇产科诊所的12周年庆。在那之前，我们曾经一起在洛杉矶郡立医院工作过，那里到处是疾病、意外和伤员。南加利福尼亚医学院的实习计划规定我们每个人都要在洛杉矶郡立医院实习四年。事实证明，我们在那里的实习为现在的工作奠定了良好的基础。

在洛杉矶，我们很少能遇到低危母亲。我们照顾的都是从医学上来说比较复杂的孕妇。那些低危母亲是由医院的助产士照顾的，而且自然阴道分娩都集中在一个楼层。在我们第一次接生的时候，该郡的妇产科主任吩咐助产士指导我们工作。他告诉我们："在接下来的四年，你可能都不会做这项工作，所以我希望你第一次接生是和助产士一起进行，这样你就会知道一个正常的分娩过程是什么样的。"

接下来，我们真正的训练开始了。有一天，我们每个人接生了25个婴儿。我们一半的时间都是在冒险，但是我们会一起努力。每次遇到高危产妇、生病的母亲或是非常虚弱的胎儿时，我们要瞬间做出生死决定。

这四年的经历为我们日后处理各种怀孕或分娩的复杂情况提供了丰富的知识和经验。很难想象有哪种情况是我们没有经历过的。我们要让每个孕妇知道，即使你是高危产妇，我们也可以很好地照顾你。

我们为什么当医生

艾莉森·希尔医生

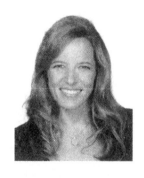

我第一次做妇科检查时，给我检查的医生是位老先生，这让我感到非常的不舒服。他并没有做错了什么事情，但是我有很多关于性和避孕方面的疑惑。我想我不能问他这些问题，因为就好像是在问我祖父一样。那天，我就想我可以做得更好，可以让做妇科检查的女性感觉更舒服。从此，这种想法就一直停留在我脑海中。

我对妇产科和女性健康越来越感兴趣。这些与女性生活中最密切的问题相关，如性、雌激素、性传染病、避孕……还有生育。进行妇产科检查是一件非常私人的事情。我真的很珍惜我和她们之间的关系。

我是一个在伊利诺伊州中心出生并长大的美国中西部女孩。由于住院医生实习，我搬到洛杉矶，然后再就没有回去过。现在，我是一个单身母亲，养育两个孩子，他们是8岁的卢克和6岁的凯特。他们都是早产儿，所以，他们教会了我许多关于生育方面的知识，这是教科书所不能比的。这段时间，我作为足球队队员的妈妈、童子军女训导，还是全能司机，在小镇里到处跑。在空闲时间里，我会跑步或做瑜伽，这是我最喜欢的两件事，它们让我远离日常生活中的喧嚣。为了完成提高女性健康的项目,我到世界各地考察。我去过埃塞俄比亚、哥斯达黎加、圣卢西亚岛、墨西哥、印度尼西亚。

现在,通过母亲医生基金会,我很开心可以把女性预防保健护理这一简单概念带到国内。我们的目标就是为洛杉矶服务水平低下的社区里的女性提供免费的医疗服务,并最终为美国各个地区提供同样的服务。

伊冯·伯恩医生

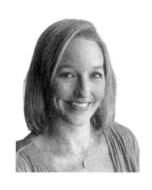

在我12岁的时候,我的母亲患上了精神病。那时我真的是很天真,我想要帮助她还有那些和她一样的人们,所以我就开始对医学感兴趣。在学习期间,我发现自己更擅长做一些程序性的工作和一些手术工作。而且,我非常喜欢做外科手术,如神经外科和普通外科。但是,这些工作都被男人占据了,这让我很不甘心。后来,我发现妇产科医生可以做手术,而且还会把我带到女性聚集的地方。作为妇科医生,我能够帮助女性提高自身健康状况,同时还能让我经历接生这一紧张的过程。

同妇产科医生一样,作为母亲和妻子也让我从心底里高兴。每天,我8岁的儿子赖安,和我19个月大的女儿凯莉都会给我带来无尽的欢乐与爱。他们让我成为一个更好的医生,还让我更深刻地理解拥有健康的孩子和家庭对女性来说是多么的重要。我和我的丈夫鲍勃已经结婚13年了,自从在大学里相识后他就一直陪在我身边。当我被医学院录取时,他为我感到高兴,他陪伴我度过医生实习期和私人实习期的漫长时光。如果没有他作为丈夫和父亲的奉献,我不可能做现在所做的事情。

我坚信,运动和健身对于健康和有质量的生活非常重要。所以,在有限的空余时间里,我会跑步、徒步旅行、玩旋转球,还着迷于"新兵训练营"。我喜爱做饭和园艺活动。用自家做的新鲜、美味和健康的食物来招待朋友和照料家人是另一个让我很喜欢的事情。同时，我还会空出时间去儿子所在的小学里当志愿者，主要教授园艺课程和科学课程。

我和艾莉森还有阿兰都希望为洛杉矶服务水平低下的社区里的女性还有经济紧缺的女性提供医疗保健服务。

阿兰·帕克医生

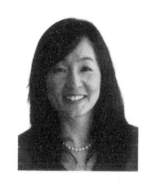

从我有记忆时开始，医生和医务人员就已经成为我生活中的一部分。我出生于韩国的首尔，夏天的时候我会去拜访年迈外祖父。他是一位受人尊敬的传统社区儿科医生。即使在寒冷季节，他有时一天会为一百多个孩子看病。

我的外祖父住在一栋两层楼里，他将整个第一层都改成门诊室、小型实验室和药房。我喜欢偷偷地溜下楼来观看那里的一切活动，并且看着外祖父毫不费劲地干着他自己喜欢的职业。我还记得叔叔同我们住在一起，那时候他正在准备医药学院的入学考试。每次去地下室叫他出来吃晚餐，我都会发现他枕着一堆书睡着了。

尽管出生于医生世家，但是，直到大学毕业后，我才意识到我想要成为医生。在进入医学院之前，我曾经试着在研究界发展，希望以后成为一名教授或是理科教师。但是在没有人气的实验室里长时间待了一段时间后，我发现只有医学能够将我对人和科学的爱融合在一起。在医学院期间，我非常期待妇科岗位轮转，因为我发现它是一个最好结合体，能将我生命中喜欢的所有东西交融在一起：与女性互动、外科手术还有婴儿。

人生中最困难也最美好的事情就是成为母亲和丈夫的好伴侣。我的两个儿子（9岁的马修和5岁的马克斯）使我成为一个友好且耐心的人。我的丈夫陪伴我度过了26年的风风雨雨。除了繁忙的妇科

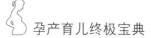

工作还有送孩子们到各自不同的运动场所和活动场所，我还加入了一个叫作"牛奶与爱读书的人"的慈善组织，它以一种我和我的伙伴们想要通过"母亲医生基金会"的方式推进扫盲活动，启发孩子们尽早地回馈社区。

医生和母亲是我生命中的两大重要组成部分，它们是我的天职。

豆荚里的 3 颗豆子

有几个原因使我们的妇科工作很成功。首先，我们是一群真心珍惜友谊的伙伴和朋友，我们的家庭在下班后如果有空也会聚在一起。

也许是由于都在洛杉矶郡医院工作过，我们三个人的工作风格和职业态度也十分相似。我们信任彼此的知识、手术技巧和待人风格。如果我们当中的一人出了小镇而她的孕妇又出了问题，那么我们并不会担心，因为我们任何一人都会尽力去帮助她！

处于同样的人生阶段使得我们的工作变得更容易。我们每个人都有自己的小孩子。我们知道，如果其中一位的孩子必须去参加足球比赛，那么她就得去观摩足球比赛，这时其他人就会代替她工作。这就像你的商业伙伴是你的童年伙伴一样，我们非常有默契。

在整个怀孕期间，孕妇会在同一位医生那里进行产检。但是，如果在分娩当天，那位医生生病了或者不在城里，那么就必须让一位从没见过的医生为其接生，这会让孕妇感到很恐惧。事实上，没有哪位医生能365天全年工作。在我们的诊所，从一开始我们告诉孕妇我们有三位医生，而且每个医生都会为她进行产检。

当重大时刻来临时，我们每一个人都会尽力赶到孕妇的身边。她们知道，所有的事情都在她们认识并信任的医生的掌控之中。本书的目标之一就是编写一本方便阅读且值得信任的妇科指南，就好像我们三人始终都在你身边并时刻准备着回答你每一个迫切的问题一样。

为什么女性会信任我们

最近，艾莉森为一位叫凯伦的孕妇做了检查。凯伦患上了妊娠期高血压综合征。艾莉森告诉她"我也有过同样的经历，当时我是这样做的，然后就这样结束了。"然后凯伦的面部表情就开始放松了。当听到患有此病的医生和其他女性的经历后，她更加放松了。

我们自己经历过怀孕、分娩、母乳喂养以及做母亲的过程，所以我们的经验十分丰富。我们很清楚孕妇所经历的事情。我们知道怎么样才能平衡事业、家庭和孩子三者的关系。我们敞开心扉与孕妇分享自身的经历，特别是那些初次为人母的女性，这样我们之间的关系就更融洽。

我们独特的治疗方法分为三部分，一部分是妇科检查与治疗，另一部分是朋友和母亲的支持，还有一部分是为每位孕妇提供心理医生。首先，怀孕会带来很多情绪。无论是进行怀孕检查还是妇科检查，来到医院的女性都是很容易受伤的。她赤身裸体地待在那里，信任我们，所以愿意让我们查看身体上的私密部位，而且她们也常常与我们分享生活中发生的事情，可能那些事情与妇科并没有关系。我们会问她们家庭里面是否有人去世，她们的丈夫是否欺骗她们，她们的母亲是否让她们抓狂。她们会在告诉其他人这些事之前告诉我们。

有时候只是一句简单的问候"最近好吗？"或是这位女性感觉到我们是在真心地问候她，她就会愿意和我们交谈。如果她感到我们愿意倾听时，那么我们之间的交流便自然就多了。

另一方面，有一些女性不敢谈论某些话题。但是我们可以感觉到隐藏在表面之下的问题。对于这些孕妇，我们会聚在一起探讨她们的病例。我们会思考："对于你来说，她不正常吗？她喜欢我为她检查还是你呢？她的生活中是否出现了问题？她看起来不高兴吗？"我们会尽力地找到问题的答案，因为有时候这些问题会对孕妇产生直接或

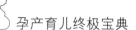

间接影响。洛杉矶郡立医院有来自各地的孕妇。在那里，我们第一次发现文化冲击事件和压力会对孕妇产生影响。

每种文化都有其独特的偏爱和迷信，我们应该尊重她们，但必要的时候要帮助她们摆脱那些迷信，例如，在西班牙裔居民区，有一种反对硬膜外麻醉的传统。我们需要让产妇们理解它是一种非常安全的止痛方式，而且该方法对于自然分娩非常重要，而且也是十分必要的。

尊重每一位女性的文化、家庭传统还有她想要的分娩方式是我们工作中的一部分。发生在孕妇身上最糟糕的事情就是，她感觉到自己就像一个生产线上的产品，等待医生帮她度过生命中的关键时刻。同时，如实际情况与孕妇的理想的分娩方式矛盾时，我们要安慰她们并告诉她们原因。

干预和制造恐慌

如果每个人都认为自己是怀孕方面的专家，那么情况会是什么样？每天都有孕妇告诉我们有一些陌生人告诉她们，"哦，你不能那么做。""你竟然在做瑜伽？""你看过这部电影吗？""你真的要喝那杯浓咖啡吗？""你看过在网上的那篇文章吗？"由于某些原因，似乎每个人都可以给出一些不请自来的妇产科意见。

虽然本意是好的，但是这些建议可能导致破坏性的结果。曾经有位孕妇的精神已经快崩溃了，她告诉我们"我觉得自己无法再享受怀孕的感觉了，就好像我应该待在一个泡泡里而且谁都不能碰"。她完全被外界众多的信息压垮了，而且她无法分辨信息的真伪，对于她们来说，每件事情都变得更加难以忍受。

我们不能计算出这种忧虑情绪要让身体付出多少代价，但是我们知道压力对于身体没有益处。我们希望通过阅读这本书，人们能够正确地看待这些问题并且减少不必要的害怕与忧虑。在怀孕过程中有很多美好的经历，我们并不希望这些美好的经历被亲戚、朋友、同事甚至是陌生人的错误信息所毁灭。在妇产科，会碰到一些孕妇选择听从祖母或是阿姨的意见，而不是医生的意见。你能够想象一位患有心脏病的孕妇对她的心脏病医生说"嗯，我知道你建议我做心脏搭桥手术，但我的老同学告诉我每天少吃75克的蛋白质就可以了。"当然不行！以前，医院的政策很死板，怀孕被看作一种"疾病"。女性（特别是孕妇）常常感觉没人愿意倾听她们的声音……然而，幸运的是，随着时代的发展，我们的职业也发生了变化。

与以前的相比，现在的妇产科诊所变得更加先进、灵活且以孕妇为中心。同时，孕妇也知道我们同样是母亲，也经历过她们正在经历的事情，而且我们会耐心解释她们的各种担心。

医学阐述事实，而非文化神话

我们的患者之所以能够和我们相处愉快是因为我们和她们是一样的。我们都是妻子，都拥有工作而且都有孩子。有时，我们自身的经历就能解答她们的疑虑。我们每个人的怀孕过程都出现了一些问题：艾莉森患上了先兆子痫，艾伦在一次分娩中阴道撕裂，伊冯胎盘前置（一种潜在的严重并发症）。在分娩后的前几周，我们都在家折腾，试着母乳喂养同时还要保住工作。最后，我们都成功地度过了那段时期。我们都拥有美丽的健康孩子。同时，我们坚信我们能够帮助孕妇战胜她们可能会遇到的所有挑战。我们很荣幸能够与那些信任我们的母亲分享经验，照顾她们并为她们接生。

我们希望本书能够帮助那些即将成为母亲的女性走出外面世界所制造的恐慌，并获得一些可靠的信息。我们想让我们的读者安心。只要跟随着一些简单的步骤，怀孕并能生下健康的孩子是很容易的。

有些健康问题（如慢性高血压或糖尿病）可能会增加患有并发症的概率，但如果你听从可靠的医疗建议并照顾好自己，你就非常可能拥有一个健康的孩子。

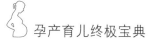

曾经有些孕妇患过心脏病，甚至还做过化疗，但是她们都生下了健康的孩子。曾经有一个心跳非常没有规律而且还曾被建议最好不要尝试怀孕的女性，在向有经验的专家请教后，她成功地生下一个健康的孩子。每个人的情况都不一样。现在的医学技术发达了，高危产妇们也不那么危险了。我们希望你知道的是，你可以拥有一个美好的结果。相信我们——我们已经为成千上万的产妇接生，其中有些产妇从理论上讲并不适合怀孕。

如何使用这本书

我们希望本书对所有的准妈妈和新妈妈来说，都是简单易读且富有趣味性的。书里的章节是按照怀孕的过程编排的，且书中还包括一些发生在我们工作中、我们接待过的孕妇身上和我们自己生活中的一些奇闻轶事。由于大部分的怀孕过程都是正常的，所以我们会在最后介绍高危产妇的详细信息。大多数的女性都不会成为高危产妇，但是我们也希望减轻高危产妇的害怕与担忧。我们在书中明确描述了每种并发症，包括起因和风险因素，同时还提供了能够减少高危情况出现的药物。请记住，请不要担心。我们每一个人在怀孕期间都患过并发症，现在我们都在书里面写出来了，而且我们健康的孩子正在家里等待我们回去。

本书其中一章是关于情绪问题的，因为成千上万的孕妇都产生了这方面的问题。有几个章节是关于流产和不孕问题的，还有一章是关于常提及的问题及迷信。我们十分高兴孕妇能把这个地方当作一个安全的天堂，在这里她们能够告诉我们她们所有的担心与害怕以及对孩子的美好憧憬。

目录

序　言

第一章　准备怀孕

第二章　孕期生活指导

第三章　孕早期：0～12周

第四章　孕中期：13～28周

第五章　孕晚期:29～42周

第六章　分　　娩

第七章　宝宝出生后

第八章　异常情况及并发症

第九章　高危妊娠

第十章　你正在经历你从未料到的难题

第十一章　常提及的问题及迷信

第一章　准备怀孕

◆ ◆ ◆ **"我们已经做好怀孕的准备了"**

　　一个叫珍妮的孕妇谨慎地笑着对我说了这句话。珍妮一年前刚结婚，然后从密尔沃基搬到了洛杉矶。她和丈夫都从事平面艺术工作，所以洛杉矶对他们来说是最适合的地方。现在，他们工作进展得很顺利，所以，开始准备进入人生的下一个阶段：怀孕生子。

　　当我们谈到了很多关于她未来的计划时，她告诉我其实她很害怕怀孕期间可能出现的危险。她有两个已为人母的姐姐，一个是剖宫产，另一个是早产。她很害怕怀孕期间出现问题。于是，我告诉她尽管这些并发症可能会出现，但是她自身的风险并不会因为家人情况而增加。

　　接着，珍妮告诉我她的病史。一次，她做了子宫颈抹片检查，结果发现子宫颈出了问题，所以五年前，她做了手术。她很害怕这些会对她的生育能力和怀孕造成负面影响。当我告诉她生育能力和怀孕基本都不会受到影响后，她长长地舒了一口气。

　　"那我接下来应该做什么？"她问道。我给了她一个简短但中肯的建议——开始食用孕前维生素并享受二人世界。"准备"怀孕就是要放下那些毫无根据的恐惧并全身心地投入。根本就不存在所谓的"完美的"怀孕时机。然而，如果你以一种正确的态度去准备怀孕，那么这段时间就可能充满挑战、兴奋和学问。最重要的是，这段时间你可以见证生命的美丽和奇迹。

艾莉森 ◆ ◆ ◆

怀孕前的准备

根据我们的经验，有很多女性在怀孕前会到医院做孕前咨询，这是非常有必要的。如果你来做孕前咨询，医生可以推荐适合你的孕前维生素、建议最佳的性生活时间、回顾你的病史、记录你的家族病史并进行必要的检查。更重要的是，这样做可以帮助你和你的医生控制孕期可以控制的一切，从而增加健康孕育的概率。

服用孕前维生素

令人吃惊的是，服用孕前维生素的最佳时间可能是怀孕前。我们建议在怀孕前2~3个月开始服用孕前维生素，或者至少要食用适量的叶酸。一般来说，很多谷类食物中都含有叶酸，而且橘子汁、菠菜、芦笋和豆类中都含有甲基叶酸盐。每天人们的正常饮食可提供200~250微克的叶酸。然而，孕期的叶酸需求量为400微克。因此，所有育龄女性应服用多效维生素或孕前维生素。大部分的多效维生素含有400微克叶酸，而孕前维生素含800~1 000微克叶酸。

摄入叶酸过少可能引起胎儿先天畸形，例如，神经管畸形（NTD's）和唇腭裂。在怀孕的第六周时，如果胎儿的脊椎或神经管不完全闭合，就会导致神经管畸形（NTD's），如脊柱裂。那时，他们通常还不知自己已经怀孕。1‰~2‰患有脊柱裂孩子的腿部可能瘫痪或畸形。同样，叶酸对胎儿面部的正常形成也很重要，摄入叶酸过少可能引起唇腭裂，每700个婴儿中就会有一个患有唇腭裂。如果在孕前和怀孕的前三个月里服用叶酸，那些先天畸形情况发生的概率会降低75%。因此，准妈妈完全可以避免神经管畸形和唇腭裂这些先天畸形情况的发生。建议的叶酸摄入量：

· 低风险的孕妇：每天0.4毫克。

· 服用癫痫药的孕妇：建议每天4毫克。

· 先天性胎儿神经管有缺陷：建议每天4毫克。

一些新型的孕前维生素含有自然活性的叶酸——甲基叶酸盐。叶酸是合成物，所以必须在体内通过酶分解才能变为活性酸。然而，甲基叶酸盐不需要经过新陈代谢过程。大约有一半的人体内都缺乏酶，所以就没有能力代谢叶酸。通过血液测试，可以知道孕妇代谢叶酸的基因是否异常。如异常，那么应服用甲基叶酸盐。

孕前维生素中的其他成分与多效维生素基本一样，都包括：B族维生素、维生素C、维生素D和维生素E，以及矿物质锌、铁、钙、铜，可能有一些还含有大便软化剂和DHA，一种Ω—3脂肪酸。你可以自行决定选择哪种。现在市场上有各种各样的维生素——咀嚼片的、香草味的、两小片的或一大片的，有些还含有缓解恶心的成分。我们建议你选择一种不会让你感到恶心而且容易吞咽且你认为味美的产品。

如果你已经怀孕了，但并没有服用孕前维生素，也不要紧张。记住，至少50%的怀孕是意外的。大部分女性在饮食中都会摄入维生素，所以不会出问题。但是，如果你可以提前计划且服用孕前维生素，那么你生育健康宝宝的概率就会比较大。

保持健康体重

"医生，我想要怀孕，但是我担心我的体重太重了。我应不应该担心这个问题？"

非常不幸，此问题的答案为："是的。"想要减肥的确是很困难的。但是，如果你的体重过高，那么在怀孕前最好减到健康体重，这样对你和孩子都好。

现今，这个数据是惊人的。只有1/3的美国女性体重正常，另外1/3超重（身体质量指数为25～30），剩余的1/3过度肥胖（身体质量指数超过30）。

因此，我们都曲解了"正常"体重这个观点。

甚至许多卫生保健提供者都不会注意女性是否超重，但是超重会导致风险。

未怀孕的女性超重可能引起：糖尿病、高血压、脑卒中、某些癌症、关节问题和肝脏/胆囊疾病。肥胖对怀孕可能有如下影响：

●**不孕症**：肥胖女性患有不孕症的概率更大。有许多超重女性不能正常排卵，所以她们的月经周期不准。药物可以帮助排卵，但其实只要减掉5%～10%的体重就可以重新正常排卵并且使月经恢复正常。

●**糖尿病**：超重的孕妇患有妊娠糖尿病的概率是正常母亲的4倍。这样的孕妇很可能生出巨大儿。并且在这种情况下，极有可能出现产伤或者必须要剖宫产。

●**先兆子痫**：肥胖的孕妇患有妊娠高血压综合征的概率是正常孕妇的两倍，这可能增加她们血栓、脑卒中和早产的概率。

●**剖宫产概率增高**：阴道分娩是指产妇屏息收肌从而产出宝宝。肥胖产妇的肌肉紧张度较低且力量也较小，尤其是在孕中期。此外，产道内的额外脂肪沉积不利于胎儿的娩出。

很多孕妇问我们怎么样可以避免剖宫产。保持健康体重是十分重要的。先看看下面的数据：

·体重正常的孕妇，剖宫产概率为11%。

·超重的孕妇，概率为18%。

·过度肥胖的孕妇，概率为43%。

此外，过度肥胖孕妇进行剖宫产可能会引起血栓、出血和术后感染。

●**先天畸形风险较高**：肥胖孕妇产出的胎儿患有脊柱裂的概率是正常体重孕妇的两倍。唇裂的概率比正常体重孕妇产出的胎儿高20%，心脏缺陷高30%，脑腔积液高60%。

●**无法检测胎儿是否先天畸形**：目前超声波是妇产科检查的最佳方式，但是该项技术受到声波传播距离的限制。过度肥胖孕妇腹壁上的脂肪会为超声波检查带来困难，所以比较模糊的先天畸形就很难被检查出来。

●**妊娠反应强烈**：过度肥胖孕妇的妊娠反应会较强烈且孕期感到不适的频率也较高。主要包括：胃灼热、腕管综合征、背痛、盆腔压力，还有头痛。

近些年，美国孕妇死亡率在不断升高，这让公共卫生官员很担心，其中的一个主要原因是过度肥胖。孕妇死亡有2/3是由过度肥胖的并发症造成的。

在孕前把体重减到健康的标准是十分有必要的。因为很多女性并不知道她们是否肥胖，所以请先计算你的身体质量指数，然后和医生讨论减肥计划，这样就可以避免一些不必要的危险。

$$身体质量指数 = \frac{体重（千克）}{身高（米）^2}$$

注射疫苗

怀孕前注射疫苗是十分有必要的，所以准备怀孕前，你最好和医生商量一下。

即使你已经怀孕了，大部分的疫苗也是安全的，主要包括：流感、百日咳、肺炎和破伤风疫苗。然而，因为理论上有些疫苗可能对胎儿不利，所以，我们不建议孕妇在孕期注射活性（减毒）疫苗，如麻疹、腮腺炎、风疹和脊髓灰质炎等疫苗。如果女性想增加对这些疾病的防疫力，最好在孕前3个月注射疫苗。

种类	是否安全	备注　　　　■ ■ ■
麻疹疫苗	否	如果担心孕期感染麻疹，最好是在孕前3个月接种比较安全
腮腺炎疫苗	否	
风疹疫苗	否	
流感疫苗	是	任何流感季节都可以注射　（11月到次年3月）
狂犬病疫苗	是	狂犬病发病后死亡率极高，所以一旦被狗、猫等动物咬伤，一定要及时注射狂犬疫苗
乙型肝炎疫苗	否	怀疑受到感染的孕妇，应先测一次乙肝两对半，如果乙肝表面抗体阳性则无须接种；若为阴性，可接种
甲型肝炎疫苗	是	可能有这方面危险的备孕女性可以接种
肺炎疫苗	是	可能有危险的备孕女性可以接种（患有脾脏/心脏/肺脏疾病的女性）
脑膜炎球菌疫苗	是	可能接触到的孕妇可以接种

不要等到35岁后怀孕

如今，很多女性都会等到生活稳定之后才考虑怀孕，这时她们的年龄也比较大了。高龄产妇不代表一定是高危妊娠。但是，超过35岁的孕妇应该注意以下几点：首先，超过35岁女性慢性病的发病率较高，如高血压、糖尿病或甲状腺疾病。这些并发症通常是发生在高龄孕妇身上。但是，如果是一个健康的40岁女性怀孕，那么可能就不会出现这些风险。

其次，35岁女性怀有的胎儿的染色体异常的概率也比较大，如唐氏综合征。这种先天畸形情况与孕妇的年龄直接相关，但不受准爸爸年龄影响。

并不是说高龄女性不可以怀孕——事实上，我们每个人35岁之后都至少有一个宝宝。感兴趣的女性可以考虑进行基因检测。基因检测相关内容见第二章。

然而，请记住超过40岁，想要用自己的卵子怀孕是十分困难的。40岁之后，怀孕的概率会下降到每月不足5%，但是流产的风险会增加到35%。我们都知道女性在40岁出头的时候可以自然、健康怀孕。

但是在女性40～50岁这10年内，怀孕的概率迅速下降。所以当你准备怀孕时，不要忘记受孕生物钟。

优化健康系统

孕前咨询还包括告诉医生你的妇科病史和进行盆腔检查。医生会询问你的月经周期。量多吗？规律吗？痛吗？如周期不规律，那就说明你可能不排卵，这时你可能就需要药物来帮助你受孕。量多或是疼痛可能是由子宫肌瘤或子宫内膜异位造成的，这也会影响生育能力。如果曾经感染了性传播传染病，如衣原体感染或淋病，又或者有很严重的盆腔炎，那么可能在体内形成一些影响怀孕的瘢痕组织。在这种情况下，可以采用子宫输卵管造影查看输卵管是否是开着的。医生会为你做盆腔检查以确定你是否患有子宫肌瘤或卵巢囊肿。如发现任何一种，那么再准备怀孕前要做手术。

理想状态下，每个女性在怀孕前都应接受身体检查，以确保自身健康。这样可以减少妊娠期并发症，如新生儿先天缺陷、流产和早产。而这些情况具体包括糖尿病、原发性高血压、狼疮、甲状腺疾病、癫痫和其他慢性病。

●**糖尿病**：如血糖水平控制得当，那么孕前患有糖尿病的女性在怀孕和分娩时再患其他并发症的概率会很小。通常采用注射胰岛素控制血糖水平，但也可以使用口服药。

通过一项被称为血红蛋白AIC的血液检查可以检测出孕妇过去三个月内血糖控制情况。血红蛋白AIC越高，孕妇流产及胎儿患有先天性缺陷疾病的概率越大（神经系统和心脏缺陷）。理想情况下，孕前女性的血红蛋白AIC应处于正常值范围内。

●**哮喘**：哮喘是一种常见的肺部疾病，哮喘发作时呼吸道发生痉挛，供氧量减少。妊娠期间为胎儿输送充足的氧气是至关重要的。但是怀孕期间事情更为复杂，由于受到来自子宫的压力，许多孕妇会感到缺氧现象加剧。

此外，黄体指数的增长能够导致鼻塞以及鼻内黏液的增多。因此患有哮喘的女性在怀孕前和怀孕期间需要口服药物或者用呼吸器打开气道。然而许多孕妇对于使用药物会有所顾虑，因为她们担心用药会伤害胎儿。事实上，用于治疗哮喘的大多数药物属于B类或者C类药物，是安全的（参照妊娠期间的安全药物表）。我们鼓励患有哮喘的孕妇定期使用呼吸器，如果有需要的话，可以使用抗组胺并尽早治疗上呼吸道感染以防止病情恶化。

●**癫痫**：患有癫痫的女性在怀孕需要找神经科的专门医师为其进行药物评估，其目的是使用最少的药物、最低的剂量来防止癫痫病发。怀孕期间孕妇癫痫得不到控制可能导致供氧不足，这对胎儿的健康是十分有害的。如果孕妇的癫痫病已经几年没有发作，医师可能决定让孕妇完全停止用药。如果孕妇在怀孕之后癫痫没有发作，她可能整个妊娠阶段都会停止用药。

尽管一些治疗癫痫的药物相对安全，但这些药物的使用也都有导致胎儿先天缺陷的风险。如果孕妇怀孕期间使用治疗癫痫的药物，则其胎儿患有先天缺陷的风险比一般情况下要高2～3倍。但是大多数情况下，相比较于服用药物，孕妇癫痫发作更有可能对胎儿造成伤害，在这一点上医生们的观点已经达成一致。

●**甲状腺病变**：甲状腺病变也应该在怀孕之前治疗。甲状腺功能不足病（甲状腺功能低下症）如果得不到治疗则可能导致女性停止排卵、经期紊乱最终导致不孕不育。患有甲状腺功能不足病可能表现为易疲劳、便秘、肌肉痉挛、心率低、皮肤干涩、畏寒、声音变得低沉。如果女性怀孕期间甲状腺功能不足病发作并得不到控制，则有出现妊娠并发症的风险，包括先兆子痫、胎盘早剥、贫血、产后大出血、心脏功能障碍、婴儿出生体重很轻甚至死产。怀孕期间，女性所需要的甲状腺激素的量可能较平时发生改变，因此例行检查甲状腺激素水平是有必要的。甲状腺激素水平的检查是通过血液检测完成的。由于女性在分娩之后体内甲状腺激素含量可能发生巨大变化，女性在分娩6周后需要重新接受血液检测以确定其体内甲状腺激素的含量。

凸眼性状腺肿最容易导致甲状腺功能亢进。甲状腺功能亢进是指人体内产生促甲状腺抗体的免疫系统发生了紊乱，导致甲状腺激素指数增高。

通过血液检测，测量血液中促甲状腺激素和自由基甲状腺激素的含量，可以诊断是否患有甲状腺功能亢进。如果甲状腺功能亢进得不到控制，　可能会出现以下症状：心率加快、凸眼（眼球凸出）、体温升高、体重下降。如果女性怀孕期间甲状腺功能亢进得不到控制，则孕妇出现先兆子痫、心脏病、早产、流产的风险加大。此外，这些甲状腺抗体能够穿过胎盘并对胎儿的甲状腺产生过度刺激，这会导致胎儿发育迟缓、死产、甲状腺功能不足病或甲状腺肿。

在孕早期以及怀孕期间，都可以通过药物治愈凸眼性状腺肿。同使用其他任何药物一样，在使用治疗甲状腺功能不足病的药物时我们的目标是尽量使用最少的剂量来控制病情。每8位女性中就有一人患有甲状腺疾病，而且这种疾病会对胎儿造成严重影响，因此女性在怀孕之前以及怀孕期间需要接受促甲状腺激素血液检测。

◆ ◆ ◆ 甲状腺疾病是一种永久性疾病

索尼娅是一位谦逊的女性，在怀孕10周时她来到医院，这是她第一次产前就诊。在谈论到她的医疗史时，她很随意地提到自己曾经被诊断患有甲状腺疾病，但是已经停止用药了。她完全没有意识到甲状腺功能不足病是一种慢性疾病需要终生用药治疗。我们给她做了检查，毫无疑问，检查结果是她的甲状腺疾病由于停止了用药治疗而没有得到控制。

我们立即找来内分泌科医生给索尼娅重新开药治疗她的甲状腺功能不足病。在她的整个妊娠阶段，我们都定期检测其甲状腺激素指数，并根据需要调整用药量使她的甲状腺疾病得到控制。整个妊娠阶段都相安无事，索尼娅最终产下了一个约3.4千克的健康的男孩。

分娩后，索尼娅感到自己已经好了便再一次停止了用药。4个月后，当索尼娅前来接受产后妇科检查时，她看起来完全变了样。她的脸肿着，整个人也胖了许多。我们都在夸赞她的儿子长得多么漂亮，可她似乎并不高兴，也没有笑。我们都感到很奇怪，因为怀孕期间直到刚刚产下宝宝后的那段时间里她都是那么乐观、快乐。她对我说："医生，自从分娩后，我就感觉到吞咽、说话都很困难。"我们检查了她的甲状腺，发现其甲状腺功能出现了严重障碍。她的舌头肿着，病情已经发展为巨舌畸形，严重影响了说话的能力。4个月的时间里，她的体重增加了约9.9千克，这些都是由于她的甲状腺功能不足病没有得到控制导致的。

那位内分泌科医生重新给索尼娅做了检查，并说索尼娅的症状是她所见过的最严重的了，如果不立即治疗可能会危及生命。心存感激的索尼娅积极配合治疗，同时继续做着儿子的好妈妈。

伊冯◆ ◆ ◆

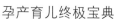
●原发性高血压：高血压是另一种需要在孕前被控制的疾病。患有高血压的女性在怀孕期间出现先兆子痫的风险更大，胎儿发育迟缓的概率也更高。同样我们的用药目标依然是尽量使用最安全的药物、最少的药量。有些降压药物是相对安全的，但有一些在怀孕期间是应该绝对禁止使用的。在孕前问诊时医生可能为你更换药物或者减少药量。怀孕期间最常用的降压药物主要有甲基多巴、拉贝洛尔、硝苯地平。

●心脏病：之前有过心脏病、心律不齐、心肌病病史或者接受过心脏手术的女性在准备怀孕之前应该找心脏病学家做一次全面检查，包括心脏超声波检查以确认自己的心脏是否足够强大能够承受怀孕带来的变化。只要是心脏结构正常而且没有膨隆，大多数女性都能经受住怀孕带来的变化而不会发生危险。

●癌症：谢天谢地，处于生育年龄阶段的女性的癌症发病率是相对较低的。这一阶段的女性患有的主要癌症类型是乳腺癌、淋巴瘤、甲状腺癌。过去人们认为怀孕期间激素分泌的增多可能导致癌症复发的风险增大，但是从当前的数据来看，事实并非如此。一般情况下，女性在癌症痊愈后怀孕对其自身及胎儿来说都是安全的。但我们建议接受过癌症治疗的女性在治疗过后不要立即怀孕而应该留出一段时间来观察癌症是否有复发的可能。具体需要多长时间的观察期取决于癌症的类型和患病的严重性，对此你需要咨询肿瘤科医生。

◆◆◆永远不要说你不能生育

"这不可能！"劳伦斯32岁，她是一个坚定、自信的人，很有领导才能。她斩钉截铁地说："我绝对不可能怀孕！"

劳伦斯是我们这里的一位妇产科患者，她是一位癌症幸存者，她曾勇敢地与癌症作斗争。刚刚进入30岁的劳伦斯被诊断患有乳腺癌，她做了乳房肿瘤切除术并接受了放射疗法、化学疗法的治疗。尽管这些方法最终挽救了她的生命，但化学疗法抑制了她的排卵而且她的月经也停止了。她的肿瘤科医生告诉她，她现在患有不育症，以后不会再怀孕了。然而她如今却来到艾莉森的妇产科办公室，她来医院是赴约前来检查腹部疼痛的原因，结果发现自己已经有了6个月的身孕。震惊过后劳伦斯不禁喜极而泣了。她满心欢喜，迫不及待地要将消息告诉丈夫。后来，劳伦斯生下了一个健康的女孩儿。分娩过后，劳伦斯接受了乳房X射线检查和乳房检查，发现癌症并没有复发。在那之后，她又生下了两个宝宝——一个女儿和一个儿子。他们也都很健康，正在茁壮成长着。劳伦斯的癌症也没有再复发。

◆ ◆ ◆

对于那些还没有怀孕但却被诊断出患有癌症的女性，她们可以选择保存卵子。虽然直到最近这种方法的成功率依然很低，但是随着医疗技术的进步，成功率已经有了显著的提高。卵子保存也称卵子冷冻，是完成体外受精（IVF）周期的第一步。我们使用激素刺激女性卵子的生长，并通过一个小的手术将卵子从母体取出。我们并不会像进行体外受精一样促进夫妻的精卵结合，而是将卵子储藏或者冷冻起来以备将来之用。因为治疗癌症会导致女性停止排卵，需要接受化学疗法或者放射疗法治疗癌症的女性可以选择在治疗之前保存自己的卵子。由于劳伦斯在接受化学疗法治疗时很年轻，她的卵巢在化疗后恢复了排卵功能。但这种现象并不是总会发生的，因此我们有的时候需要选择保存卵子。在肿瘤科医生的帮助下，癌症幸存者可能依然可以怀孕并生下健康的宝宝，而且没有癌症复发的风险。

◆ ◆ ◆ 第二选择

艾琳是一位39岁的社会工作者，她已经经历了3年的白血病病情缓和期，她通过口服化学治疗剂控制病情。由于自己已经将近40岁又曾经接受过化疗，她认为自己不会再怀孕了，因此当她在家用早孕试纸检测

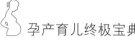

发现自己可能已经怀孕了时，她兴奋不已。满怀着希望的她兴冲冲地去看一位当地的妇产科医生。医生走进候诊室，还没有给艾琳做任何检查也没有充分了解她过去的情况，就直接告诉她要终止妊娠，因为她曾经接受过化疗。仅此而已。听了医生的话，艾琳感到很失落。然而她并没有就此放弃，她决定再看一位医生，于是她找到了伊冯。伊冯为她做了超声波检查，发现她怀孕已经有8个星期了，而且胎儿很健康。艾琳说既然知道自己已经怀孕了，她会停止用药。伊冯告诉艾琳她目前的怀孕状况看起来一切正常，如果她想要继续妊娠，我们3位医生都会全力支持。她的肿瘤医生也同意她继续妊娠，认为她可以停止用药，因为她已经经历了一段时间的病情缓和期。后来的检查中也没有发现她的胎儿受到药物影响出现异常。艾琳后来生下了一个健康的男孩儿。她很庆幸自己作出了第二选择，并且十分感谢伊冯，是她将自己的儿子带到人间。

◆◆◆

如今，即使是很严重的疾病。在怀孕期间大多数也都可以成功地得到监控和治疗。这需要想要怀孕的女性了解自己的病情并在怀孕之前将自身的身体状况恢复到最理想的状态。她还需要一个具有专业知识的医疗团队的支持，这些医疗人员应该知道她的妊娠风险。当然，与一般的孕妇相比，患有这些疾病的孕妇就医会更加频繁，但她同样可以拥有一个顺利的怀孕过程并生下一个健康的宝宝。

避免使用有风险的药物

如果为了检测一些药物是否会对胎儿造成伤害而给孕妇使用一些具有风险性的药物，这显然是违背医疗准则或者说是违背社会伦理的行为。也正是因为如此，确定药物在孕妇怀孕期间使用的安全性十分困难而且很难达到精确。大多数关于这些药物的安全性的信息来自观察发现或者对动物的研究。基于现有的数据，美国食品和药物管理局将这些药物进行分类（见妊娠期间使用的药物分类图表）。大多数药物属于B类或C类，如果孕妇妊娠期间用药对胎儿产生的有益影响大于风险，这些药物是可以使用的。D类药物通常在妊娠期间是不被使用的，而X类药物被认为是致畸剂，也就是说孕妇在妊娠期间使用这些药物会直接导致胎儿先天缺陷。X类药物的一个例子就是同维A酸，它被用于治疗严重的痤疮。需要使用同维A酸的女性一定要采取避孕措施以防用药期间怀孕。

妊娠期间使用的药物分类图表 ■ ■ ■ ■	
A	大量严谨的研究发现，无论在怀孕的哪一阶段使用该类药物，胎儿缺陷的风险都没有增加
B	通过动物实验，没有证据表明该类药物的使用会对胎儿造成伤害，然而并未对怀孕的女性做大量严谨的药物试验。或者，在动物体上试验时发现药物对动物产生了不利影响，但是经过对怀孕女性做了大量严谨的研究，并没有证据表明在怀孕的某一阶段使用该类药物会给胎儿带来风险
C	在动物体上做实验时发现药物对动物产生了不利影响，但是没有对怀孕女性做大量严谨的药物试验。或者，没有在动物体上做试验，也没有对怀孕女性做大量严谨的研究
D	通过对怀孕女性做大量严谨的药物试验以及观察研究发现，该类药物会给胎儿带来风险，然而，治疗的益处可能大于潜在的威胁，比如，当病情危及生命时我们可能就需要使用这一类药物或者病情十分严峻以至于不能使用其他更安全的药物，即使使用可能也达不到应有的效果
X	通过对动物以及怀孕女性做大量严谨的药物试验或者观察研究发现，该类药物会导致胎儿缺陷或给胎儿带来风险，对已经或者即将怀孕的女性应该限制这类药物的使用

在一些情况下，女性怀孕期间依然需要接受药物治疗，当然，我们的黄金原则依然是：使用最安全的、最低的剂量的药物种类来控制孕妇的病情，能够不用药的时候则尽量不用药。下表列出了一些怀孕期间可以被安全使用的药物。

妊娠期间可以安全使用的药物		
镇痛药	泰勒诺，温和型或增强型，含有可待因的泰勒诺、维柯丁	
减充血剂	苯海拉明、速达菲、美国阿氟林鼻塞喷雾、泰诺酚麻美敏口服溶液、氯雷他定	
止咳药	止咳糖浆、荷氏润喉糖	
抗酸药	孕妇专用咀嚼钙片、抗酸剂、胃能达、法莫替丁	
通便药物	洋车前子、多库酯钠、美信钙、镁乳	
治疗痔疮	虎口垫、金缕梅、痔疮涂剂	
抗生素	青霉素、氨苄西林、阿莫西林、头孢氨苄、呋喃妥因、净螨素、红霉素、阿奇霉素	
中草药	蔓越莓、紫锥花	
治疗宫颈感染	咪康唑、克霉唑制剂	
妊娠期间不可以使用的药物		
止痛药	布洛芬、艾德维尔、萘普生	
中草药	黑升麻、野甘菊、蒜、人参、贯叶连翘、白毛茛	
治疗偏头痛药物	舒马曲坦、那拉曲坦	
抗生素	环丙沙星、四环素、多西环素	
降压药	血管紧张素转化酶抑制剂	
治疗痤疮的药物	异维A酸	
血液稀释剂	香豆素	

*具体情况请遵医嘱

抗抑郁药

抗抑郁药在美国是最常见的处方药，超过10%的美国人每天使用抗抑郁药。之前有一些小的研究表明孕妇在怀孕阶段使用抗抑郁药会在很小程度上增加流产、早产、胎儿先天缺陷的风险。但是最近大量的研究并未发现同样的问题。孕妇如果在分娩前使用抗抑郁药物，宝宝出生后会出现过敏、进食困难的症状。但是如果孕妇的抑郁症比较严重，一旦停止使用药物病情复发的风险很大，有时甚至可能造成生命危险。（因此我们建议在能够保证缓解症状的前提下，继续使用最安全、最小剂量的抗抑郁药物）。患有抑郁症的孕妇在怀孕期间需要在临床医学家、精神病学家、产科医师的帮助下采取最佳的治疗方法。

孕前遗传性疾病检查

孕前咨询的一项重要内容是调查孕妇的家族病史，寻找是否有遗传疾病。如果调查中识别出某一病变基因，我们会检查孕妇的对应基因，有时甚至也会对孕妇的丈夫的对应基因进行检查。遗传病可以分为两组：常染色体隐性遗传病、常染色体显性遗传病。

常染色体隐性遗传病

常染色体隐性遗传病是由某种单基因突变导致的。常染色体遗传病患者携带两个非正常基因，一个来源于准妈妈，一个来源于准爸爸，这时病状才会显现出来。如果一个人只有一个病变基因，胎儿并不会真正患病，我们称他们为遗传病基因携带者。如果夫妻双方都是这种病变基因的携带者，那么他们的宝宝的患病概率为25%。

对这些疾病进行检测时，我们首先对准妈妈进行血液检查，如果检查结果发现准妈妈是遗传病基因携带者，我们则会对准爸爸进行检查。如果准爸爸也是这种遗传病基因的携带者，我们会通过羊膜穿破术对胎儿进行检测，看胎儿是否遗传了这种疾病。最常见的常染色体隐性遗传病是囊胞性纤维症、镰状细胞性贫血和泰-萨二氏病。有些种族这些隐性遗传病的患病率较高，详见种族与遗传疾病表。

下面是几种当前最常见的常染色体隐性遗传病：

●**囊胞性纤维症**：囊胞性纤维症是一种影响胎儿的肺部及其消化系统的遗传疾病。一个基因缺陷导致体内分泌大量浓稠的黏液以至于堵塞孕妇肺部，造成极其严重的感染并导致呼吸困难。囊胞性纤维症会降低人体分解速率，很可能影响人体对食物的消化和营养吸收。囊胞性纤维症患者通常会出现营养不良、不孕不育等症状。根据囊性纤维化基金会统计的数据，2008年美国出生的婴儿平均预期寿命只有37.4岁。美国妇产科学院要求所有的孕妇都要检查自己是否患有囊胞性纤维症，因为它是最常见的遗传疾病。在美国不同种族囊胞性纤维症病变基因携带者的比率：

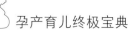

·白种人	1:25
·西班牙裔	1:46
·非裔美国人	1:65
·亚洲移民	1:95

●**镰状细胞性贫血：**镰状细胞性贫血是非裔美国人常患有的一种疾病，源自非洲、南美洲和中美洲国家（尤其是巴拿马）、加勒比群岛国家、地中海周边国家（比如土耳其、希腊、意大利）、印度以及沙特阿拉伯的家庭中镰状细胞性贫血的发病率也比较高。这种疾病之所以会被称作镰状细胞性贫血病是因为红细胞内血红蛋白异常。血红蛋白是一种运输氧气的蛋白质，它的异常导致红细胞呈现镰刀状，不能顺利地通过血管而形成细胞块阻断血液流动，进而导致组织缺氧、严重的感染以及器官损伤。镰状细胞性贫血的症状表现为骨头疼痛、呼吸困难、易疲劳、视力下降甚至失明。镰状细胞性贫血一般并不会威胁生命，但患者会遭受慢性疼痛、疾病和经常需要住院的折磨。

●**珠蛋白生成障碍性贫血：**珠蛋白生成障碍性贫血是另一种形式的贫血，在亚洲移民、非裔美国人和美国东部地区居民中比较常见。同镰状细胞性贫血患者一样，珠蛋白生成障碍性贫血患者也是先天血红蛋白异常，这种异常导致红细胞遭到严重破坏。患有珠蛋白生成障碍性贫血的胎儿在出生后会出现严重贫血并停止生长发育。治疗珠蛋白生成障碍性贫血病的主要方法是输血，珠蛋白生成障碍性贫血病的幸存者平均寿命很短，而且大多数女性患者都无法生育。

●**泰－萨二氏病：**该病是由于基因突变导致溶酶体中缺少氨基己糖脂酶A所造成的。患有家族黑蒙性白痴的婴儿会出现发育迟缓、癫痫、面部粗糙、肝和脾脏肿大、肥大舌、视网膜上有樱红色斑点等症状。家族黑蒙性白痴病患者在患病前两年内死亡率较高。德系犹太人、法裔加拿大人和印第安人（移居美国路易斯安纳州的）患该疾病的比率较高。据估计，在美国每27个犹太人中就有一个家族是黑蒙性白痴病基因的携带者。目前还没有针对该疾病的治疗方法，因此孕前检查以及判断胎儿的父母是否是该病的病变基因携带者十分重要。这种疾病可以在胎儿生长过程中通过绒毛膜绒毛取样或羊膜穿刺术诊断出来。

常染色体显性遗传病

常染色体显性遗传病患者只需要携带一个有缺陷的致病基因而不需要携带成对的致病基因，因此也不存在常染色体显性遗传病基因携带者。这就意味着一旦父母有一方患有常染色体显性遗传病，其子女患有该种遗传病的概率为50%。多发性神经纤维瘤就是一种常染色体显性遗传病，它影响神经细胞组织的生长发育，使患者长出很多个肿瘤而变得丑陋。多发性神经纤维瘤也被称作"象人"病。

◆◆◆ 冒这样的风险值得吗

患有遗传性疾病的准父母面临的最艰难选择之一就是是否值得冒着可能会将疾病遗传给后代的风险来繁育后代。几年前，一对完美夫妇——妻子有着一头红色的秀发，长得很漂亮；丈夫一头金发，很高，从事音乐商务。来到医院做孕前咨询。丈夫患有多发性神经纤维瘤，但是病情并不严重。他气度非凡，美中不足的是他的两只眼睛颜色不一，此外，他的头发间有一道显眼的白色条纹。他没有长肿瘤也没有被毁容，但他却很坚定地告诉我们他不会再要宝宝。他不愿意冒险让自己的宝宝遗传同样的疾病。他知道虽然自己并未因疾病而受到太大的影响，但是他的任何一个宝宝都可能备受这种疾病的困扰。但是这对夫妇同样希望为人父母，于是他们决定通过别人捐精的方式培育自己的子女。通过这种方式他们拥有了4个漂亮可爱的宝宝。他们的前两个宝宝是单胎分娩，第三胎是双胞胎。丈夫十分爱他的宝宝们，他将全部精力倾注于这个大家庭。通过这种捐精的方式，他自己的宝宝避免了患有这种毁灭性疾病的风险，他从未后悔自己所作出的这一决定。

◆◆◆

孕前检查的好处是很明显的。它能够防止严重的遗传疾病遗传给下一代，而且使女性了解一些重要的医疗知识。

但是这样做的弊端就是，毕竟这些疾病的发生率是很低的，但是检查的费用是很高的。如果一位女性接受了上面所列举的各项检查，这至少需要3000～4000美元，仅仅囊胞性纤维症检查就需要大约600美元。

大多数的保险范围包括基本的医疗检查，但是对于那些没有办理保险的家庭来说，这笔费用未免过高了，使得许多夫妇望而却步。尽管他们有可能真的患有某种遗传性疾病。

对于那些将来要为人父母的夫妇来讲，谈论遗传疾病是令人惶恐不安的事情。但记住一点很重要，那就是即使你携带有某种遗传疾病的病变基因，你的子女依然有50%～75%的概率不会患病。为了避免风险，现在父母还可以选择通过接受别人捐的精子或卵子的方式培育子女。而且即使胎儿出现了先天缺陷的状况，像我们提到的克莱尔的故事，宝宝的出生最终给家庭带来的喜悦也可能是父母收到的最珍贵的礼物。

怀孕：这是需要时间的

◆◆◆ 慢慢来，怀孕不能着急

27岁的切尔希和丈夫觉得该要一个孩子了，于是她来到医院做了孕前咨询，开始服用维生素并停止使用避孕药。仅仅一个月后，她给艾莉森医生打来电话，言语里充满了惶恐，因为她的经期来了，也就是说她并没有怀孕。为了知道自己哪里出了错，她详细记录了过去的一个月经周期里所发生的事，包括她吃了什么东西、什么时候发生了性行为以及其他冗长烦琐的生活细节。艾莉森温和地告诉她，虽然她还年轻（不到30岁），一个月内没有怀上宝宝也是很正常的事情，因为从准备怀孕到真正怀孕通常需要一段时间，有时甚至可能长达一年。又过了两个月，切尔希依然没能怀孕，她感到很伤心，于是又来到医院。这一次由于过度担心，她坚持要做一次全面检查以找出未能成功怀孕的问题所在。艾莉森再一次试图向她解释受精怀孕是一个多么复杂的过程：每个月成功的概率只有20%！

重新翻看了切尔希的排卵时间表，艾莉森鼓励她继续尝试，并告诉她经过一段时间的努力，她一定可以成功地怀孕。果然不出所料，在第五个月时切尔希成功地怀孕了，这一刻是她期盼已久的。回想起来，切尔希认为这段时间的等待是值得的，这是对她耐心的考验。

◆◆◆

事实上想要怀上宝宝是需要一定时间的。有些孕妇经过1～2个月的努力依然没有成功怀孕时，就会哭着来请求我们告诉她们究竟自己哪里做错了。我们的回答通常是："你什么也没做错。"在一切功能正常的情况下，一对夫妇在特定的一个月里成功怀孕的概率仅仅是20%，也就是只有1/5的成功率。50%的女性在3个月内可以成功怀孕；75%的女性在6个月内可以成功怀孕；90%的女性在一年内可以成功怀孕；剩余10%

的女性则可能被认为是"不孕不育"症患者。在关于不孕症的一章里我们会更多地谈到这一问题。

停止用药

人们对避孕药有一种错误认识，认为避孕药中所含的激素对发育中的胎儿是有毒性的，因此女性在准备怀孕之前的几个月就应该停止用药。事实上，避孕药在人体内的代谢是很快的，在最后一次服用避孕药的几天后，药物就会消失。在你停止用药的第一个月里你就可能开始排卵了。如果你在停止用药的第一个周期内就怀孕了，避孕药也不会给胎儿带来危险。有时避孕药并没有真正起到作用，有些女性在服用了避孕药后却依然怀孕了，但她们可能并不知道自己已经怀孕，于是继续服用避孕药，几个月后才发现自己怀孕了。在这些孕妇的胎儿中，发生先天缺陷的概率并没有因药物的作用而增加。

如果女性每天坚持服用避孕药，则其避孕失败的概率不足1%。如果你在避孕期间怀孕了，通常情况下是人为失误导致的，

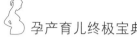

这时避孕失败的概率一般为7%。例如，因没有及时买避孕药导致你在五天里少服用了一剂药，那么你怀孕的概率就很大了，这是一些女性虽然服用了避孕药但依然怀孕的常见原因。

 误区

服用避孕药可能导致胎儿先天缺陷或者导致女性不能生育。

 事实

即使女性因不知道自己怀孕而在怀孕初期服用了避孕药，也没有证据显示避孕药里的激素会导致宝宝先天缺陷。此外，不孕不育率并不会受之前避孕药的使用的影响。

除非你真的做好了怀孕的准备，否则我们不建议你停止服用避孕药。对于那些多年口服避孕药的女性来说，恢复排卵大约需要3个月时间，但是无法提前、准确地预测这究竟需要多长时间。

采取避孕措施并不会影响以后的生育能力。据50年的使用避孕药的数据显示，避孕药并不会造成女性停药后长期不孕，当一位女性在服用了几年的避孕药后又准备怀孕时，她们会发现自己的怀孕概率降低了，但实际上这只是年龄增加的缘故。

采取了避孕措施却意外怀孕怎么办

虽然服用避孕药通常很有效，但在极少数情况下，避孕药也可能没发挥作用，也就是说，虽然你在服用避孕药，但仍可能怀孕。发生这种情况时也不必担心，这并不会导致流产或者胎儿先天缺陷。如果你在使用子宫内避孕器（英文简称IUD）时怀孕了，请马上去医院妇产科，医生会帮你取出避孕器。如果没有将子宫内避孕器取出，则会增加流产及感染的概率，这种感染最终也会导致流产。通常情况下，如果避孕器被取出的时间比较早，你可以继续正常地怀孕，避孕器的使用不会导致胎儿先天缺陷。

排卵101

让我们回顾一下有关卵巢和排卵的一些事情。女性有两个卵巢，卵巢处于子宫和骨盆壁之间。卵巢内有许多小囊，称为卵泡，卵子就位于卵泡之中。女性在出生时体内平均有两百万个这样的卵泡，从出生开始，这些卵泡就开始不断地消失、死亡，到了青春期大约还会剩下30万个卵泡。每个月经周期里，都会有一个（有时是几个）卵泡在茫茫"卵"海中被选出来去承担排卵的使命。我们不知道这个选择过程是如何运作的，也无法干预选择的过程。

排卵是指大脑分泌的促黄体生成素（英文简称LH）激增，刺激卵巢中的卵泡使之将卵子排出的过程。卵子一经排出就被运输移到输卵管中，受精是在输卵管中完成的。通常情况下，每次都只有一个卵子被排出，如果被排出的卵子成功受精，就是单胎妊娠；如果受精卵在形成后的7～10天内分裂为两个细胞，就是同卵双胞胎；如果两个或更多的卵子被同时排出并双双完成受精，那么就是异卵双胞胎。如果有三个卵子被同时排出并分别与不同的精子结合，就是异卵三胞胎。

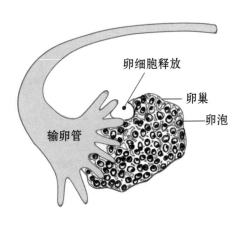

卵细胞释放

卵巢

卵泡

输卵管

图1-1：排卵

核查时间

许多女性在计算月经周期时是将月经结束的日期算作第一天，而实际上我们在计算时是将月经开始的第一天算作月经周期的第一天。大多数女性在月经周期的第十四天，也就是在月经结束大约一周后排卵。如果你从月经结束后再往后推14天，那么你总会错过排卵时间，你怀孕的概率也会降低。使用日历、电脑程序或者智能手机的应用程序来记录月经周期能够帮助你掌握自己的排卵日期，这是提高怀孕概率的简单而有效的方法。

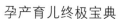

> ⊘ 误区
>
> 当计算月经周期或者排卵时间时，我们是从月经结束的日期开始的。
>
> ✓ 事实
>
> 完全错误！月经周期的计算是从月经的第一天开始的。

了解自己的月经周期

许多女性前来做孕前咨询时都提出不知道如何预测自己的排卵时间。我们建议你首先要弄清自己月经周期的天数。月经周期的计算是以月经到来的第一天开始到下一次月经到来的第一天结束。你可以通过记录自己几个月内月经到来的时间来计算月经周期的天数。一定要将月经到来的第一天记为月经周期的第一天。

女性的月经周期天数不同，前半个周期（从月经的第一天到排卵日期）更是因人而异，后半个周期（排卵后）则都是固定的14天。你的月经周期是24天吗？是32天吗？一旦你确定自己月经周期的天数，用总天数减去14则是排卵日期。因此如果你的月经周期是28天（大多数女性月经周期都是28天），那么月经周期的第14天就是你排卵日期，如果你的月经周期是32天，那么第18天就是你的排卵日期。一定要确保你是从月经到来的第一天开始计算的。

> ⊘ 误区
>
> 如果你和你的爱人性生活时采取传统体位（指男上女下的姿势），你怀上女孩的概率比较大。
>
> ✓ 事实
>
> 男性每一次射出的精液里有数百万的精子，其中一半与卵子结合后会形成男性胚胎，另一半与卵子结合后会形成女性胚胎。孕育女性的精子的密度和质量都比孕育男性的精子更大。但无论你在性生活时位于上方还是下方，这两种精子与卵子结合的概率是一样的。

实际排卵之前，女性的雌激素升高，这会稀释宫颈黏液。被稀释过的宫颈黏液看起来像新鲜鸡蛋的蛋白，呈比较澄澈的白色凝胶状。当宫颈黏液呈现这种状态时就标志着再过几天你就会开始排卵了。如果你希望怀孕，这时是进行性生活的最佳时间。

　　射精过程中会有2亿~3亿的精子存留在男性的生殖器中，只有不到200个活的精子能够"游"出男性的生殖器，试图与卵子结合，因为大多数精子在向外"游"的过程中死掉了。性交或者人工受精之后，最快可能只需几分钟后就能在女性的输卵管中发现精子，但慢的时候可能在性交四五天后才能在女性的输卵管中发现活的精子。排卵2~3分钟后，输卵管的指状突起（我们称为"伞"）会引导卵子进入输卵管。受精作用就是在输卵管中完成的。排卵一到两天后卵子就会死亡，因此如果你想要让自己受孕，在整个月经周期中，只有排卵日期的前五天以及排卵日期的后两天（共7天的时间）是最佳的性生活时间。科学表明，最佳的状态是精子先进入女性输卵管并在那里等待卵子，就像是新郎应该在圣坛等待新娘穿过教堂的走廊来到圣坛与之举行婚礼一样。

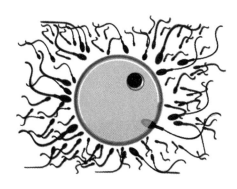

图1-2：受精

🚫 误区

　　30分钟内仰卧不动，使你的骨盆倾斜并悬空，这样可以增加怀孕的概率。

✔ 事实

　　我们并不认为这样做会有什么害处，但这样并不能增加怀孕的概率。精子运动的动力来自自身，它是通过尾巴像挥动鞭子一样地运动来产生游动的动力。重力并不是它运动的动力。

计算排卵日

　　除了使用日历记录日期的方法，计算排卵日期的另一种方法是测量基础体温。测量基础体温需要在你处于完全放松状态时进行，因此，如果你想要通过测量基础体温来计算排卵日期，一般来讲，你每天的早上起来的第一件事就是测量基础体温，而且每天必须在同一时间测量。女性排卵后24小时之内基础体温至少会上升0.4℃。

测量时你需要使用测量基础体温专用的体温计，它的刻度仅仅从35.5℃～37.8℃，因此这种体温计的刻度更清晰，使你可以更加精确地知道自己的基础体温。整个月经周期里，你需要每天测量自己的基础体温并绘制一个图表。

如果你排卵了，你会发现基础体温表上有一个上升点，并且在接下来的至少十天内你的体温会保持在这个较高水平。

用这种方法记录两个月经周期内的基础体温后，你就应该可以计算自己的排卵日期，在下一个月经周期里你就可以根据自己计算的排卵日期确定最佳性生活时间以提高怀孕概率。

基础体温表可以帮助女性了解自己的月经周期和排卵状况，记录几个月经周期后，我们就可以在之后的月经周期里预测排卵日期。然而，测量基础体温本身是一件具有挑战性的工作。你每天必须在同一时间测量而且测量工作必须是在你起床之前完成，测量前你不可以做任何活动甚至不可以说话。如果你感冒了或者睡眠不足5小时，你绘制的图表也可能是不精确的。尽管对于那些希望通过这种方法来了解自己的身体状况的女性我们是持肯定态度的。这种方法毫无疑问要比到药房去买排卵预测试剂经济实惠，然而这一过程也使得一些女性和她们的丈夫们过度紧张导致难以怀孕。

相比之下排卵预测试剂可能更加容易使用，你在当地的药房就能够买到试剂。从月经周期里的某一个具体日期开始，你需要连续十天测试一次，测试方法是将尿液排在测试棒上。大约在排卵前的12～48小时里，你体内的促黄体激素（英文简称LH）会大量增加，测试棒会反映出这一变化。当测试结果显示你体内促黄体激素增加时，你就可以确定自己快要排卵了，这就意味着你应该在测试当天及之后的一天里与你的爱人进行性生活。

缓解压力

一旦一对夫妇作出想要孩子的决定，原本令人愉快的性生活就会突然变成一项具有压力的任务。因此当有夫妇决定怀孕后，我们会建议他们放松。如果你很容易焦虑并且感到努力想要怀孕的过程给你带来的压力已经达到了你的最大承受限度，请深呼吸并换个角度考虑问题，你应该想你没能怀孕的原因可能就是压力过大。

人体是一个复杂的机器，当你压力过大时，比如你遇到饥荒、灾害或者战争时，你的身体会作出适当的调整以自我保护。为了保存能量、延续生命，你的身体会接收到信号去关闭一些不必要的系统。压力过大时，许多女性会停止排卵。一些在考试前临时抱佛脚的女大学生或者一些经历了某种突发性疾病的女性也可能会出现这种状况。失去至亲所带来的悲痛也会使一些女性几个月不来月经。当你处于悲怆之中时，你的身体会本能地知道这不是你最佳的繁衍后代的时间进而停止排卵。但是，这种停止排卵现象都只是暂时性的，通常情况下，一旦压力消失就会重新开始排卵。

🚫 **误区**

传言压力会导致女性不孕不育。

✔ **事实**

尽管过大的压力会导致你一段时间内停止排卵（或者不来月经），压力并不会给你带来长期的生育问题。但是压力可能给你带来一些其他问题，比如暴饮暴食、难以入睡、缺乏性欲，这些问题都可能使你难以怀孕。

我们告诉那些想要怀孕的女性，不应该把怀孕当成一项科学工程，而应该把它看作与你的爱人加强沟通的机会。我们建议你慢慢来，一定要放松，别忘了每个月成功受孕的概率仅为1/5。享受这一过程可能是使你成功受孕的最好方法。

◆◆◆ 当性生活不再是一件乐事

曾经有一位叫莎伦的女性每年都来找艾莉森做体检，她们已经相识多年了。莎伦是一位文稿代理人，在她36岁时，已经结婚9年的她终于和丈夫决定想要个孩子。这一年来做检查时，莎伦兴奋地告诉艾莉森自己和丈夫已经做好了妊娠准备，下一个月经周期开始就停止避孕。1个月、两个月、3个月……莎伦打来电话，她感到十分恐慌。

这么多年她一直采取措施避孕，现在当她真正想要怀孕的时候却不能够了，事情怎么会这样呢？艾莉森告诉她，并不是你想要怀孕的时候就马上能够怀孕的。特别健康的女性每个月的怀孕概率也只有1/5。于是他们决定计算月经周期，估算排卵日期以找到最佳的性生活时间。

3个月后，莎伦再次给艾莉森打来电话。莎伦告诉艾莉森，对于她和丈夫来说性生活已经不再是一种享受而是成了一件枯燥乏味的事情，因为他们一直在疯狂地计算着日期。她尝试了各种办法：测量基础体温、观察宫颈黏液变化、使用排卵试剂！他们等待着经期、期待着排卵，月月如此。当下一次经期又如期而至，知道自己没有怀孕的莎伦感到巨大的失落。

巨大的压力已经开始让她感到无法控制。

她不禁开始产生了怀疑："是谁出现了问题？是我出现问题了，还是他出现问题了？"艾莉森告诉莎伦很可能她和丈夫都没有出现问题并建议她估算一下自己能够受精的大致时间，做好充分的准备并保持放松。

尽管第一次接受艾莉森的建议后没有成功，这一次他们夫妇减轻了自己的压力，不再为了怀孕而紧张地、例行公事般地进行性生活。终于在莎伦停止避孕的第十个月她成功怀孕了。

作出怀孕决定后的这段时间可能是女性一生中最为沮丧的时刻，但这一段时间也可以是夫妻增进感情准备迎接日后挑战的很好的时间。

◆◆◆

掌握验孕的方法

受精卵通过输卵管大约需要3天的时间，这之后再过2～4天，胚胎（此时受精卵已经发育成胚胎）才能够到达子宫壁。胚胎着床（大约在怀孕7天之后）后怀孕组织开始分泌少量的人体绒毛膜促性腺激素。一旦女性孕前经期停止后，血液和尿液中就可以检测到人体绒毛膜促性腺激素。

在进行一系列妊娠检测之前，女性只能根据怀孕的症状——无月经、恶心、腹部增大来知道自己可能已经怀孕。1927年人们发现，如果将处于怀孕期的女性的尿液注射到兔子体内，兔子的卵巢会因为出现囊肿而膨隆。不幸的是，只有将兔子杀死后进行检验才能知道囊肿是否成形，因此"兔子死了"就被用来指女性怀孕了。实际上，无论囊肿是否形成，也就是无论女性是否真的怀孕，兔子都要在检验过程中献出生命。好在现在妇产科医师们已经不需要再通过牺牲小兔子的方式为女性做孕检了。到19世纪60年代晚期，这种激素就可以通过十分简单的测试（无伤害性的）检测出来。

通过多年来的工作经验，我们发现许多孕妇都不信任非处方妊娠检测法。事实上这种检测方法是十分准确的，而且与在医院做的检查是一模一样的。因为只有当人体绒毛膜促性腺激素出现时才会发生化学反应，所以如果你的经期没有按规律到来，那么哪怕你只是在正常经期的之后几天之内进行非处方的怀孕检测，其结果也会是阳性的。通常情况下，除了有些女性买了4～5套检测装置后还要到医院进行检查外，大多数女性都是至少购买两套检测装置。我们是这样告诉前来询问的夫妻们："只要你有一次检测结果呈阳性，那么你就是怀孕了。"我们是怀着十分高兴的心情通知他们这个消息的。一旦确定怀孕之后，我们就会立即为孕妇进行围产期检查。

我们发现很多女性都是早早就进行怀孕检测。许多检测都要求女性在月经期之后的第24天或第25天进行。然而，从现有的技术来看，血液中的人体绒毛膜促性腺激素在这个时间点是无法测量的。这时的结果可能会让人感到沮丧，但是一周以后她们再进行检测时就会发现自己已经怀孕了。你一定要记住的是，直到怀孕12天后，体内的人体绒毛膜促性腺激素的含量才会积累到足以检测出来的水平。基于上述原因，你最好在没有按规律来月经的时候再做检测。在未来，随着人体绒毛膜促性腺激素装置感应的提升，这种精确的检测可能会使用得更早一些。

如果你之前有过怀孕的经历

如果你怀上第一个孩子时十分轻松，那么第二次怀孕就会是轻而易举的，对吗？大多数情况下是这样的。但也不完全总是这样的。如果你已经生完宝宝好多年了，那么现在你的年龄就会成为再次怀孕的一个阻碍。而且，从逻辑上来讲，一旦家中已经有了一个宝宝，那么这时这对夫妻就会觉得现在已不像以前那样有时间、有精力进行性生活了。

◆ ◆ ◆ *我的第二胎*

回想起当我二十多岁还在医学院接受培训的时候，我的丈夫就十分急切地想要一个宝宝。但是与此同时，我却觉得有些措手不及。虽然我在医学院读了4年，还有过4年妇产科医生培训的经历，但是当我和丈夫尝试着要宝宝的第一年，我的丈夫甚至已经开始怀疑我们能不能组建一个完整的家庭。在那之后，有一天我终于觉得自己已经准备好了。

当我决定应该怀孕的时候，我已经34岁了。我有很多优势：我知道自己的身体是如何运作的；我的月经期是十分有规律的，28天一次；我阅读了关于排卵期间子宫颈分泌物的蛋白质一致性方面的书籍；我也理解怀孕不是一朝一夕的。我真的没有想过第一次尝试就能成功怀孕，但是，好运真的就这样降临了。我成功了！我的大儿子，马修，在38周后走进了我的世界中。当我第一次把他抱在怀中时，我真的十分感激，感激我当初毅然决定要生儿育女。在我37岁的时候，我意识到自己马上就要步入40岁了。我十分清楚进入40岁意味着什么：并不是我已经失去了怀孕的能力了，但怀孕需要用的时间更长了。我也知道流产的概率可能会更大。但是因为我第一次怀孕时十分轻松，所以我仍旧十分自信，也许有些过于自信了。进行了将近一年的尝试，经历了无数次阴性检测结果的打击，我的丈夫问我："这是怎么回事呢？"我心里想道："嗯，这是有点奇怪。"我甚至已经开始看着镜子中的自己，对自己说那些曾经对患者说过的鼓舞士气的话。大多数女性怀孕需要6～12个月的时间，每次性生活时能够怀孕的概率仅为20%。所以不要弄得像做作业一样，要享受和另一半在一起的时光。

通常情况下，通过我们的亲身经历，我们通常都是尽量做到站在孕妇的角度思考问题。这绝对是真实的场景，而且也是我们获得的人生教训。一年多以后，我

终于等来了翘首以盼的怀孕的喜讯，37周后，我就将小马克斯抱在怀中了。现在，每当准妈妈为怀上第二胎而感到恐慌的时候，我就可以自信地安慰她们："你们知道的，我第一次尝试时就轻松地怀上了宝宝，但是怀上第二个宝宝花了我一年多的时间。我十分了解你们现在经历的事情，只要耐心等待就好。"

阿兰◆◆◆

做好第二胎的准备

之前的怀孕经历能够让我们更好地预测出这些女性以后怀孕时存在的潜在问题。因为我们已经透彻地了解其怀孕的整个过程。宝宝是足月出生的吗？是否有过先兆子痫的经历呢？出现过宫外孕或流产的现象吗？……一旦我们发现有任何的异常情况，我们就可以推测出这种异常现象是怎样影响下一次怀孕的。

◆◆◆ 第二胎的准备工作

我遇到了一位叫汉娜的孕妇，她的第一个宝宝不是由我接

生的。她的孕期是正常的40周，而且分娩过程也十分顺利。她在生完宝宝后的第二天就出院回家了。在家的当天晚上，汉娜突发癫痫，被救护车紧急送往医院。甚至在去医院的路上，汉娜又一次发病。

到达医院之后，医生立刻为其进行了脑部扫描、心脏检查以及血液测试。医生还让她服用了抗癫痫的药物。最后医生确诊，汉娜患的是子痫病。

子痫是先兆子痫病情恶化的结果（详情请见第九章：高危妊娠）。这种疾病通常会在怀孕期间发生，但是同样也会发生在产后初期。亲眼目睹自己的妻子突发癫痫却不知道原因，也不知道是否有生命危险，汉娜的丈夫真的是吓坏了。

汉娜住院一周后病情终于稳定了，而且医生确定不会再次发病。汉娜回家后前几个月里，她的丈夫每天都担惊受怕，生怕妻子疾病复发。幸运的是，之后的日子里汉娜一直都平安无事。

几年之后，汉娜和丈夫决定为这个家再添一丁。正像我预测的那样，他们初次见我时十分紧张。他们将自己的故事叙述给我听后，我提出的建议就是尽量找出汉娜患上子痫病的潜在原因。经过一系列的血液检测后，结果显示汉娜患有一种血凝固障碍症，医学上称为抗磷脂抗体综合征，这种血凝固障碍疾病会增加女性患先兆子痫和子痫病的概率。在汉娜第一次怀孕的时候，她对自己的病情全然不知。这次，她刚怀孕我们就开始为她注射血液稀释剂来降低子痫病的复发概率。这就是之前的怀孕经历如此重要的原因。如果你之前有过怀孕的经历，一定要将所有重要的细节告知你的妇产科医生，因为一个小的细节就会对下次的怀孕造成很大的影响。

艾莉森◆◆◆

有过流产的经历

女性怀孕期间的流产概率是20%左右，或者也可以说是1/5。造成流产的最常见原因为孕妇的基因异常，表现为胚胎内的细胞分裂出现错误。值得注意的一点是，当一位孕妇有过流产的经历后，并不会造成下一次怀孕期间流产概率的增加。只要月经周期恢复正常，流产之后的女性就可以重新开始尝试怀孕。最近美国医学杂志的一篇研究报告指出，如果女性能够在流产之后的6个月之内怀上宝宝，那么此时她的生育能力会更强。

如果一位女性在怀孕早期或怀孕中期连续出现了3次流产现象，那么我们就会为该孕妇做一些额外的检查来检测是否存在其他流产的原因。这些额外的检查包括对糖尿病、甲状腺疾病、自身免疫系统疾病以及基因异常等方面的检测。除此之外，我们还会对子宫中出现的任何异常情况进行评估。幸运的是，大多数流产问题都是可以治愈的。对于经常出现流产问题的女性来说，其最终成功分娩的概率为60%。

选择医生

对于孕妇来说，怀孕之后最先作出的也是最重要的决定就是选择一位医生陪伴自己度过这段美妙的旅程。最为理想的是，这个人同时就是为你的宝宝接生的人。从成千上万的准妈妈的集体经验来看，孕妇和妇产科医生的关系可能是最为亲密的医患关系了。因为在这之中信任和坦诚扮演着重要的角色。

如果你知道哪位妇产科医生将会伴随你走过这一神圣的旅行，那么我们建议你在怀孕之前就要和他见上几次面。这样一来你就可以确保自己和这个人相处起来很舒服。这位医生总是会回答你的所有问题吗？这位医生很随和吗？他愿意让你为分娩作出一定的准备吗？他愿意让你参与分娩计划的制订吗？这些还只是选择医生的初级阶段。

然而，良好的医患关系并不能解决一切问题。除了医生的问题之外，你还要选择宝宝的出生地点。你是打算让宝宝出生在当地的医院呢，还是在分娩中心，抑或是在家呢？有一些孕妇在怀孕期间会有一些特殊要求，这样当她们在选择妇产科医生时就应该挑选一位能够意识到自己的需求

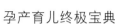

并且支持自己这些需求的人。例如，想要通过剖宫产后阴道分娩术（就是指在剖宫产手术之后尝试顺产的一种分娩方法）孕妇就应该找一位愿意实施该手术的医生（有些医生和医院不允许实施该种手术法）。

如果你存在一些高风险的身体问题，那么你就需要找一位擅长照顾这类孕妇的医生。如果你有早产的危险，那么你的医生所在的医院一定要有新生儿重症监护室（英文简称NICU）。如果你想要通过一种纯粹自然的方式分娩，但是你面前的医生却对你说："如果想要让我为你接生，你就必须接受静脉注射，而且整个分娩过程中都必须接受胎儿监护器的监测。"如果你对这个答案不满意的话，你就需要找其他的医生了。孕妇一定要清楚自己想要的是什么，以及对自己来说什么才是最重要的，这样当你和一位预期会成为你的医生的人进行交流时，你才能将这些重点问题强调出来。

你可能也有必要了解一下你的医生的访客记录。这位医生自己

接待的孕妇都是自己亲自接生的吗？这位医生是不是和其他医生以小组的形式工作呢？其小组内的其他医生会不会只有在分娩当天才能出现呢？虽然医生和接生人员想要在孕妇有需要的时候随叫随到，但有时这种情况是不可能的。所以结果就是，有些孕妇会大吃一惊，因为在分娩的当天，突然就有一位从来没有见过的医生走进来声称要为自己接生。

接下来就是有关商业保险公司这个具有挑战性的问题了。基于你的商业保单以及保险覆盖的内容，你在选择医生时可能会受到限制。我们建议你一定要提前将这些问题调查清楚，因为有些医生只会接几种特定类型的保险程序或保险计划。还有一些医院也只会接几种特定种类的保险。你可能需要调整一下自己的保险以此进入自己喜欢的医院，找到自己满意的医生。据我们所知，有些孕妇找到自己满意的医生后，就算这位医生不在自己保险的范围内，她们还是会为了接受其治疗而倾其所有。

◆◆◆ 不变的支持

我们每一个人都有机会和孕妇建立起亲密的医患关系，而且我们经常会为此竭尽所能，即便孕妇没有请求我们的帮助，我们也会前去帮忙。对于我们来说，分娩是这40周旅程中建立起来的医患关系，同样也是我们所有的关心和照料体现得最为明显的时刻。

在莎莉第一次分娩的时候，给她接生的并不是她的医生，而是一位自己从来没有见到过的在接到电话之后赶来的医生。莎莉回忆道："我们几乎没怎么进行自我介绍，然后这位医生就开始穿上白大褂，戴上口罩和手套。他似乎总是想要向我强调医生和患者之间这种清楚的界限，这让我产生了一种被抛弃感和恐惧感。"在沙莉第二次怀孕的时候，我的一位好友建议莎莉来我院尝试一下。

在莎莉的整个怀孕过程中，我自始至终都陪在她身边。她一直都做得很好。在她分娩的当天，虽然我不是为其接生的医生，而且我本打算早上送女儿去上游泳课，但我还是取消了所有事情，急忙赶去医院为莎莉接生。当她安静地分娩时，我静静地坐在她的床边，柔声地和她说说话。当时的场面十分宁静、和谐。莎莉和她的丈夫对我心存无限感激。当我离开分娩室时，我更加确定自己选择这份职业的原因了。第二天，当我查房时顺便到莎莉那儿看了一下。她仍旧深深地感叹这两次分娩经历的天壤之别。她十分喜欢第二次这种亲密和谐的分娩过程。

伊冯◆◆◆

在选择医生时，还要确保你的医生一定是经过美国妇产科委员会证实的有行医资格的。医生必须完成4年的住院医生实习培训程序以及通过一系列的口试和笔试后才能取得行医资格。从那以后，孕妇们参加每年一次的重新认证程序，考查一下医生们对该领域的时事新闻是否了解。当知道自己的医生对最新的趋势和正在进行中的科学研究十分了解时，孕妇也会更加安心。

妇产科医生每天都是繁忙的，但是却从不会是"普通"的。任何时刻都有可能会有事情发生，而且有时候这些事情会有一些混乱。如果我们遇到一位期望无法得到满足的孕妇，我们就会尽量向她解释其中的原因。如果我们始终找不到折中的办法，我们就会为她建议另外一种可能会让她满意的方法。我们并不是想针对某个人。我们也想要让孕妇享受愉快的分娩过程，但是有时人与人就会相处得不融洽，所以更好的解决办法就是每一位参与其中的人都能找到适合自己的医患关系。

	你在选择妇产科医生时可以参考的备忘录 ■ ■ ■
1	这位医生是否已经得到认证
2	这位医生能否倾听我的想法，解答我的问题
3	我和这位医生以及医护人员相处时觉得舒服吗
4	这位医生思想变通吗?他/她愿意尝试一些像针灸、物理疗法、助产师或接生员这类使我感兴趣的方法吗
5	这位医生真的会回复我的电话吗
6	这位医生隶属于我喜欢的医院吗
7	他/她会接受我的保单吗
8	这位医生工作的那家医院里有高水平的新生儿重症监护室吗
9	这位医生对较为自然的分娩哲学是持开放的态度吗?他/她的哲学观与我的相符吗
10	这位医生会实行剖宫产后阴道分娩术吗

对于孕妇来讲，你的确可以对医生或医护人员有一些基本的要求，但是请你记住的是，医生确实很忙。我们竭尽所能按时接待患者，但是有时这真的很难，因为有时我们接到电话后就要去为产妇接生或是突然就要处理一些突发的紧急情况。因为我们对前来就医的患者并不是采取"领取号码牌"或是一刀切的模式，所以我们无法精确地了解每次问诊要持续多长时间。通常情况下，一般的问诊会持续15分钟，或者我

们会在15分钟内为孕妇新出现的身体问题确诊。她的父亲或母亲可能刚刚过世，或者有一位家庭成员已经确诊患上了癌症。如果孕妇当时正经历这情绪上的崩溃期，这种15分钟的问诊延长为一个小时是十分正常的。基于上述原因，在我们这个领域，控制时间就成为了一种专业技能。

然而，一旦孕妇的就医时间将会被推迟，医生办公室的工作人员有义务对其进行告知。我们认为有必要让孕妇知道自己的医生迟到的原因，以及拥有重新安排时间或选择另一位医生的权利。我们应该让孕妇有一种自己的需求很被人重视的感觉。

◆ ◆ ◆ **确保你的医生会倾听你的忧虑**

"医生，我求求你了，你就读读这封信吧！"奥利维亚这样乞求伊冯。

这两封信，一封来自奥利维亚的母亲，另一封来自她的姨母，这两封信都足足有好几页，而且都是详细地描述了她们自己漫长、艰难的分娩经历。奥利维亚

的母亲和姨母都经历了很长的分娩过程而且最后出现了产后出血的现象。奥利维亚曾经让之前的医生分析一下其中的原因，因为她怀疑这些痛苦的分娩经历是由于家庭成员的基因方面出现了问题。现在她自己也已经怀孕了，她十分害怕同样的事情会在自己身上重演。

奥利维亚担心之前的医生没有认真阅读这两封信，所以在她怀孕的后期，她来向我们寻求帮助。

当伊冯阅读这两封信时，她立即发现奥利维亚的母亲和姨母的共同特点就是分娩时间过长，而且这种出血现象可以通过介入治疗或剖宫产手术避免。我们向奥利维亚保证在其分娩时一定会采取积极主动的措施，一旦分娩过程过长，我们就会实施剖宫产手术。

其实奥利维亚真正想要的就是确定我们这些医生真的很关心她忧虑的事情。孕妇真正想要的就是意识到自己的医生在倾听自己。也许你在心里会认为自己的这种想法或恐惧是世界上最可笑

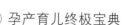

的事，但是我们认为医生能够倾听孕妇的心声和忧虑并且将这些忧虑放在心上是十分重要的。

奥利维亚通过剖宫产手术生下了一个健康的男婴，完全没有出现产后出血的现象，她自己对这个结果十分满意。

◆◆◆

选择接生员

有些孕妇会选择接生员而不是医生为其接生。这也是在怀孕期间应该尽早作出的又一重要的决定。

接生员就是那些经过专业训练后在孕妇怀孕期间提供帮助并在分娩时为其接生的人。无论你是选择在家里、在分娩中心还是在医院进行分娩，接生员都可以为你接生。世界上的很多国家的宝宝都是通过接生员的接生降临人间的，妇产科医生只负责那些较为复杂的分娩程序或实施剖宫产手术。当我们三人还在南加大县立医院实习的时候，由于医院里

的孕妇很多，所以妇产科医生只负责那些较为复杂或风险较高的分娩过程，而所有那些正常的分娩过程都是由接生员完成的，所以实际上我们都是在接生员的培训下开始接生的。

我们仍旧十分感激这些接生员，但是尤其想要感谢的是一位叫作露丝玛丽的伟大的接生员。露丝玛丽是一个十分强壮的意大利女性，她就像是整个医院的"大地之母"一样，无论是对孕妇还是对我们这些实习生，她总是十分善良，并且给予我们无穷无尽的支持。在我们值班的漫漫长夜中，她甚至从家中带来美味的食物给我们。是露丝玛丽教会我们三人怎样在不使用外阴切开术的前提下进行接生。现在，每当孕妇们问我们："你打算实施外阴切开术吗？"我们就会坦诚地回答说："我们几乎从来没有采用过这种方法。"真的十分感谢露丝玛丽耐心地教导我们怎样拉伸孕妇的会阴部位并且避免阴道撕裂。

我们真的十分感激能够与像露丝玛丽这样伟大的女性共事的经

历，我们十分敬佩这些选择接生员事业的伟大的女性们。如果你怀孕期间没有什么风险，那么选择一位接生员陪伴在你的身边将会是一次令你满意的经历。水平较高的接生员就像医生那样了解怀孕期间的复杂细节，而且她们也知道什么情况下应该向医生求助。当孕妇出现并发症需要立刻住院接受治疗的时候，接生员们从不会犹豫片刻。

如果你想选择一位接生员帮助你的话，我们强烈建议你选择一位和医生工作关系比较好的接生员。虽然在不发生并发症的情况下，接生员会是唯一一个对你进行产前护理并在分娩当天为你接生的人，但是如果分娩过程持续时间过长或你需要剖宫产手术的情况下，你就需要接生员为你联系一位医生。

如果你打算选择一位接生员并且打算在家中分娩的话，最关键的问题就是你一定要确保若是发生了紧急情况，你能够在10～15分钟内到达医院。一旦发生紧急情况，胎儿陷入危险状态，就一定要保证胎儿在几分钟之内分娩

出来，否则胎儿就会缺氧、出现脑损伤甚至死亡的现象。但是这种情况十分少见，因为大多数孕妇选择接生员接生的前提就是自己发生危险的概率较低，并且自己有能力自然分娩。

由于接生员接受的培训不同，所以接生员的技能可能会受到一定的限制。比如，有些接生员就接受过扩张分娩方面的培训，但是有些接生员对此就不是十分了解。如果接生员没有接受过相关的培训，那么她就不能为你实施紧急的剖宫产手术甚至阴道分娩术。如果你出现了较为复杂的阴道撕裂伤，她也没有能力为你进行修复。

如果你在怀孕期间发生危险的概率较大或是患有像原发性高血压、糖尿病这样的严重疾病，我们建议你不要选择接生员，而是接受医生的监护。

当孕妇出现早产的情况时，大多数接生员会将孕妇送往医院接受治疗。在你选择接生员的时候，一定要与其讨论一下当这种突发状况发生时，她有什么样的计划。

◆◆◆ 一位接生员的观点

如果产妇完全靠自己分娩，而不借助任何外力，那么这种分娩场景会是什么样的呢？毫无疑问分娩是女性一生中最为伟大的经历之一。而且通常情况下，生物学是这样对分娩进行阐述的：即完全没有医疗技术的干预。

结束了在盖亚草药公司教育工作和营养顾问的工作之后，我开始走上了成为一名接生员的道路。我刚刚读完一本安妮塔·戴蒙特的作品，叫作《红色帐篷》，之后我被书中的一个场景迷住了：当部落中有女性需要进行分娩时，其部落中其他女性就会为其把守。

当时我就意识到，只要接生员这个职业还存在，我就要成为其中的一员。当我作出这个决定后我就开始和卡门·鲍尔·吉尔曼接受助产师的培训，之后就在加州好莱坞分娩中心见习。从2001年开始，我就已经为550位孕妇接生，为2 000个以上的家庭提供护理，并开了一家接生员入门培训中心，现在的我是一家名为分娩圣地的门诊部主管，同时，我也成了一位母亲。据科学研究表明，孕妇在接受合格的接生员精心的产前和产后护理后，其早产、分娩过程中出现间歇以及剖宫产手术的概率都会大大降低。同时产后的母乳哺育概率也会增加，而且出现产后忧郁症的概率也会大大降低。

这是因为接生员可以择优挑选产妇。这些的产妇都是那些发生危险情况的概率比较小的群体。所以这样她们就能够把重心放在建立一种良好的医患关系上，我习惯将其称为"伙伴关系"。这样孕妇就会有更多的时间与其医生讨论怀孕期间出现的问题以及自己内心的恐惧，她们就会把注意力集中在营养以及锻炼上，而且她们有更多的时间进行预防准备工作。

同样，接生员会对其接待的孕妇保持密切的关注，即使是在产后护理阶段，她们也会认真地解决其接待过的产妇在母乳哺育时出现的问题，而且她们一旦发现激素水平出现下降的情况，她们就会在早期阶段及时对其进行补救。接生员可以在医院、分娩中心或家中进行接生演练。

对于那些需要将紧急医疗救助或止痛药准备好后才能彻底进入放松的分娩状态的孕妇来说，在医院工作的接生员将是其首选。如果你选择的是分娩中心的接生员或是来家中为你服务的接生员，孕前要接受哪些检测都是由你自己决定的，你完全自己决定是否想要自然分娩，以及由谁来抱着新生儿等，这样的细节大多数都是由夫妻共同决定的。

工作在分娩中心的接生员是和医院没有任何联系的（典型代表就是独立式的分娩中心），这种类型的接生员和在家中为产妇接生的接生员没有区别。有些接生员既可以在分娩中心接生又可以在孕妇的家中为其接生，这样一来孕妇就掌握了选择权，她们可以选择在自己认为最舒服的地方分娩。合格的接生员经历了漫长的培训过程，而且最后会得到医学委员会颁发的资格证书。授予证书的接生员以及合格的护理接生员在新生儿复苏术方面都十分

专业，而且她们会随身携带一些医疗设备，这样一旦产妇出现流血、脱水、感染或宝宝需要吸氧等紧急情况时，这些接生员可以及时处理。那么哪些原因决定了你在怀孕期间发生危险的概率较小，而且自己比较适合在家中或在分娩中心分娩呢？

风险是由很多原因决定的，而且不同的接生员或医生与接生员之间对于风险的定义都是不同的。根据个人经验来讲，我通常是着眼于多个因素。毫无疑问的是，像心脏病、肾病、自身免疫系统疾病、糖尿病以及胎儿先天缺陷这类疾病一定会被视为高风险疾病。但是还有一些其他因素也在我们的考虑范围内，比如某种贫血症以及孕妇照顾自己的方式。我们还会将孕妇的压力问题、锻炼以及营养问题考虑进去，而且还会坚持让孕妇自学有关分娩方面的知识。

不管你是选择妇产科医生还是接生员时，你都要认真谨慎。一定要认真考虑下列问题：我真的相信这个人会倾听我的想法、悉心照顾我和宝宝并且像其所说

的那样理解我的需求吗？得知这位医生把我和宝宝的利益放在第一位后，我真的能够完全放松并且将自己的心事坦诚相告吗？这位医生是将我看作独立的个体并且十分尊敬我还是对我有所隐瞒并且忽略我的想法？如果你回答这些问题时觉得有些心神不宁的话，那么你选择的这位医生或接生员可能就不是最适合你的。

我相信分娩是女性的权利，也是宝宝的权利。展现在我们面前的是如此伟大而又简单的事情，等待着我们去经历和分享的是一个奇迹，一个蕴藏着无穷无尽的康复潜能和深邃美感的奇迹。

接生员亚历山大·艾文格力提

◆◆◆

改变一生的一刻

虽然我们没有阅读过相关的科学报道，但是我们每天都有这样的发现。当一位女性发现自己怀孕之后，她的脸上会出现一种充满力量的神情。当一位妻子发现自己怀孕的时候，精神状态立刻就会不一样了。有些立刻就会担心自己前天晚上吃的食物会不会对胎儿造成伤害呢？而且哪怕此时的她们头痛欲裂，也会立即停止服用一切药物。

有些女性在得知自己怀孕之后，头脑中立刻就会对子宫中的胎儿展开幻想。她们会把子宫中的胎儿想象成一个男孩或一个女孩，穿着新衣服精神饱满地开始了上学的第一天。她们还会想象自己的孩子在歌舞会上曼妙多姿，在足球场上驰骋，以及上一个好大学时的压力。只是一会儿的工夫，孩子们就已经长成二十多岁的成年人了。我们都有过这样的经历，所以我们知道这种幻想是十分正常的。但是与此同时，这种幻想也会令人手足无措。因为从宝宝降临人世到长成18周岁的成年人，这一路上会有数不清的坎坷和挫折。作为一名医生，同时也作为一位妈妈，我们建议孕妇每次都将整个孕期看作一个阶段，如果可能的话，看作一天。在接下来的章节中，我们会指导你如何实现这一目标。

第二章　孕期生活指导

依我们的经验，女性一旦发现自己怀孕，就会具有高度的责任感。尽管只是在她的子宫中孕育一个新生命，但是她做的每件事，去的每个地方，吃的、喝的每样东西都受到很多关注。孕妇来到办公室会一个接一个地问我们这样的问题："关于营养方面，我应该了解什么呢？""我应该如何照顾自己的身体？""什么样的活动对我的孩子是有害的？"很多问题都是关于饮食、运动和安全方面。然而不幸的是，关于这些方面总有一些传闻和令人害怕的故事，而孕妇总是分不清什么是真实的、什么是虚构的。

我们试着消除孕妇关于这些方面的疑虑。事实就是，成为健康的孕妇的秘诀并不复杂。所以，深呼一口气，放松一下，然后按照本章所列的指南那样做，你就会成为一个安全且快乐的孕妇。

◆ ◆ ◆ **她说了什么**

"这是你的电话交换台，你有急诊！"

和实况广播一样，我们很严肃认真地对待每个急救电话。在任何时间，我们都有即将分娩的孕妇。最重要的是，你永远不会知道这位孕妇会不会早产，你也不会知道她是否会出现类似先兆子痫那样的危险情况。我们的工作就是消除那些恐惧、疑虑。

这就是为什么我会接丽莎的紧急电话，她是周六凌晨两点打

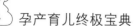

的。她呜咽着说："我吃了一些可怕的东西，我想我应该去急诊室洗胃。"丽莎是一个35岁的市场总监。

我让丽莎深呼吸，放松，然后向我解释一下具体情况。结果，她就是几个小时前用餐时吃了生牛肉片（一小片生牛肉）。那之后，她就开始上网，看到一些关于吃生肉危害的报道。现在丽莎睡不着了，一直害怕她吃的可能对她14周大的胎儿造成了伤害。她在考虑是不是要把食物吐出来，然后去当地的急诊室。

我重新向她保证采用那些激烈的方法是完全没有必要的。她所吃的肉感染到弓形虫病或其他细菌的概率是非常低的。她只是吃了很少量的肉，而且她就餐的那个饭店是因良好的卫生记录而著名的。

我告诉她："你已经改变不了吃了那些肉的事实。"同时还告诉她了一些关于食物中毒的症状，并且嘱咐她如果有任何症状就立马去附近的医院。她没有任何食物中毒的症状；她只是看到了一些关于怀孕期吃生肉危害的

真实报道，所以她非常害怕。我建议她以后要更加注意饮食，避免这样的恐慌。

丽莎在没有任何并发症出现的情况下生了一个健康的女儿。

伊冯◆◆◆

我的体重会增加多少

怀孕期间，你理想的增重量取决于你自身原本的体重。如果原本体重正常，那你40周内应增加11~15千克。如果体重偏轻，那你应该增加12.6~18千克。如果超重，那只需增加6.8~11千克。

许多女性都在与短期内增加30磅（1磅≈0.454千克）这个观念作斗争。即使饮食只是做了很小的调整，一些女性可能因为怀孕给她们新陈代谢带来了巨大的改变，所以一个月内增加多达约4.5千克。由于社会强迫女性要保持苗条，所以这种情况就会很麻烦。另一方面，一些长期节食的女性会把怀孕当作一个吃东西的借口，她们40周内可能会增加

22.6～27.2千克。还有怀孕初期就超重的女性，怀孕可能会促使她们把体重减到正常并且小心地照顾身体。这些女性在怀孕期间体重增加得很少。

每位女性体重增长的情况是不一样的。最常见的情况是怀孕早期增加"1.3～2.7千克"，怀孕中晚期，每周增加"226～453.5克"。但并不是每个孕妇都是这样的。一些孕妇早期体重保持不变，甚至还会体重减轻。另一些一个月内会增加约4.5千克，然后几周内保持不变。

胎儿是一个高效的"吃白食的人"。孕期即使体重没有增加，胎儿也会从你那里吸收它需要的一切。一旦体重开始增加，一些孕妇就会担心会不会在余下的时间内，体重都会保持高速增长。幸运的是，这种情况很少发生。孕妇稍后也会经历一段体重稳定地缓慢增长的时期。怀孕晚期可能会因为水潴留而间断性地增加体重，有时一周会增加1.3～2.2千克。这种水肿的情况在胎儿出生后就会消失。

🚫 **误区**

怀孕时，你吃饭是为了两个人！

✅ **事实**

怀孕时，你不需要吃平时两倍的分量。当我们告诉那些女性只需每天增加1 254.6焦耳（300卡路里）时，她们大部分都感到很愕然。如果你平时饮食均衡，那么怀孕时不需要有太多的变化。

要知道你应该增重多少的最佳的方法就是计算你的身体质量指数。你可以使用在线的身体质量指数（BMI）计算器或者使用下面的公式。

$$身体质量指数 = \frac{体重（千克）}{身高（米）^2}$$

· 体重偏轻　BMI＜18.5　增重12～18千克

· 正常体重　18.5≤BMI＜24　增重11～16千克

· 超重　24≤BMI＜30　增重7～11千克

· 肥胖过度　BMI≥30　增重5～9千克

◆ ◆ ◆ 可怕的秤

我们办公室内最可怕的地方就是秤。孕妇可以欣然接受骨盆检查、抽血、子宫颈抹片检查。但是那个秤却能使她们处于崩溃的边缘。

西维利亚，一个初次怀孕的专业造型师，每次来产检称重时都会退缩。她的体重一直超重，在怀孕前，她十分努力地减掉了约9.1千克。结果怀孕后，她的体重又以令人难以相信的速度重新上升，不久，她就变回原先的体重了。令她感到恐惧的是，一次她的体重居然超过了她丈夫。西维利亚变得越来越沮丧了，也对自己越来越失望。

我们告诉西维利亚孕期的体重增长是由自身生理功能决定的，不受人为的控制。一些孕妇由于自身新陈代谢的变化方式，导致她们不论做什么体重都不变。她们能做的就是适度的运动，选择最适合的食物。西维利亚与这个观念斗争了近40周，最终，生下了一个健康的约3.2千克重的女婴。分娩后，她坚持母乳喂养并且尽可能多做运动。结果，她很惊奇地发现体重很轻松地就下降了。她发现孕期体重增长的一些方面是可以控制的，另一些是不可以的。唯一能做的就是放松，让你的身体自然地做出有助于胎儿成长的事情。

◆ ◆ ◆

最后，如果你遵从健康的饮食习惯，那么你的身体就会获得自身需要的一切。每周增长的数量对于总量和胎儿的生长并不是很重要。

你的新陈代谢会发生变化从而导致体重增加，如果胎儿需要变化，你的体重就会保持平稳。如果我们发现胎儿发育得不好，那么我们就会让你增加热量摄入量，可能是蛋白质棒或奶昔。如果胎儿过大，那么就建议你减少额外的小点心量或是看一下你摄入的碳水化合物的数量。含碳水化合物多的食物包括：蛋糕和饼干，但是过多的面包、米饭甚至是水果和果汁也能造成体重的过度增长。有的孕妇会这样想，孕期你自身只是增加了"1.8～2.7千克",其他的都是胎儿的重量。

大部分孕妇在怀孕期间体重都能达到或超过推荐值范围。但是,有些孕妇总是称体重,想要保持身材。有个很怕增重的孕妇就使我们很困扰,最终我们只能

强迫她多吃东西。这样的女性通常都曾患有厌食症或有过身体形象方面的问题。

这种情况下,我们就会向她们强调要留意饮食健康,均衡地摄取营养,这样不仅对自身有利,对胎儿也有利。

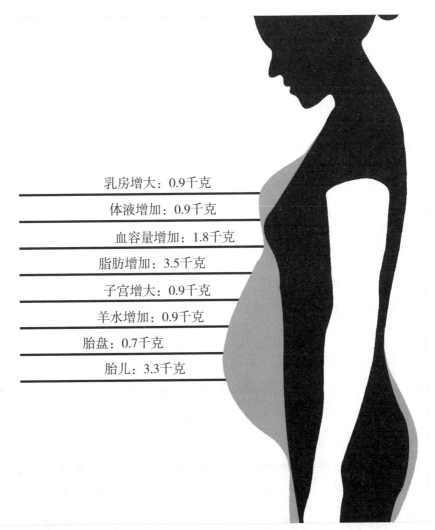

乳房增大：0.9千克

体液增加：0.9千克

血容量增加：1.8千克

脂肪增加：3.5千克

子宫增大：0.9千克

羊水增加：0.9千克

胎盘：0.7千克

胎儿：3.3千克

图2-1：孕期体重增长比例

孕期饮食

不论是受过什么样的教育、多么有经验，还是有很多孕妇相信胎儿和母体吃同样的东西。然而，这并不是事实。不断成长的胎儿是从母体血液的基本成分中吸取养分的，主要是蛋白质、碳水化合物和脂肪。那些基本营养成分是母体饮食的产物。所以如果你吃一个蛋卷冰激凌，你的胎儿连一小口冰激凌都没有吃。相反地，它会吸收你消化的食物中的蛋白质、脂肪和糖分。

一个健康的、体重正常的女性每天只需额外摄入1 254.6焦耳（300卡路里）就能满足胎儿生长的需要。通常，未怀孕的女人平均每天摄入8 364焦耳（2 000卡路里）。你可以这样看，9 618焦耳（2 300卡路里）和8 364焦耳（2 000卡路里）并没有多大区别"只是每天多摄入15%"。为了让你感觉怀孕期间你的饮食并没有增加很多，下面列出了一些热量大概1 254.6焦耳（300卡路里）的食物组合。

怀孕期间摄取营养和体育锻炼的最终目的是要保持健康。这段期间并不能极端饮食或极端锻炼。我们建议尽可能准备多一些的合理的、健康的饮食选择。增加重量不够可能对胎儿生长不利；如果过多，可能会因为臀部、腰部和膝盖压力过大而在孕晚期出现行动不便等麻烦。另外，增重过多的孕妇子宫中胎儿可能会长得比较大，这样会使分娩变得困难且危险。二十多项研究结果表明超过0.226 8千克的新生儿未来很容易患糖尿病和肥胖症。

关于怀孕期间的饮食，我们只建议用常识来判断，并不需要过度的严格或是制订出每天的饮食计划。人们知道什么样的饮食是不健康的。有一个孕妇这样说："哦，有一晚上我吃了一箱巧克力饼干，没问题吧？"很显然，从整体上说这并不健康，但是这样一次也不会伤害胎儿。

热量在1 254焦耳（300卡路里）左右的食物组合 ■ ■ ■ ■		
蛋和奶酪	两个炒蛋	共计：约1 275焦耳
	1片瑞士奶酪	
酸奶、麦片和浆果	1盒淡淡的香草酸奶	共计：约1 254焦耳
	1杯树莓	
	1杯麦片	
干 果	1杯杏脯	共计：约1 275焦耳
百吉饼	1个普通圈饼	共计：约1 338焦耳
麦片和水果	1杯麦片	共计：约1 212焦耳
	1杯牛奶	
	1个香蕉	
白软干酪、水果和坚果	1块白软干酪	共计：约1 212焦耳
	1杯菠萝肉	
	20粒生杏仁	
酿薯仔	1块中号的烤土豆	共计：约1 275焦耳
	两汤匙酸奶	
	两汤匙番茄酱汁	
	1杯瓜汁	
小 吃	1个蛋白质棒	共计：1 045～1 254焦耳

另一方面，有些孕妇就需要在饮食方面作具体的计划。应该考虑怎么样是最合适的，并且一定要和医生交流。

那么，什么是怀孕期间的最佳饮食呢？一个基本的方法：试着吃各种各样的食物。比如，摄入更多的蛋白质，多吃全谷物食物、水果和蔬菜。如果你不想增重超标，那么不要把怀孕当作大量吃简单化合物的借口，例如，加工食物、白面食物和甜食。

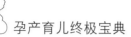

每日建议饮食示例指南	■ ■ ■
水果	每天1～2杯 1杯新鲜果汁或1/2 杯干果
蔬菜	每天2杯 1杯蔬菜汁或两杯绿叶菜
蛋白质	每天142克 1个鸡蛋或1/2杯坚果（含有50克蛋白质）
奶制品	每天3杯 1杯牛奶（酸奶）或50克融化干酪
谷物	每天170克 1片面包、1杯谷物、1块玉米饼或薄煎饼

这是倾听自己身体渴望的最佳时间。有些孕妇孕前增重较多，另一些孕后增重较多。如果总是感到很饿，就应该听听身体的想法，每天吃健康的三餐。

怀孕期间推荐的营养需求			■ ■ ■
	怀孕前	怀孕	增长百分比
热量	约8 371焦耳	约9 627焦耳	15%
蛋白质	40克	50克	20%
钙	800毫克	1200毫克	50%
铁	15毫克	27毫克	100%
维生素D	200国际单位	400国际单位	100%
叶酸	180微克	400微克	122%

◆◆◆ **倾听你身体的声音**

当我在医院餐厅拿香蕉时，我的产科医生告诉我"你每次怀孕我都能知道。你不再吃汉堡和薯条，而是吃苹果和香蕉"。的确是这样，就好像是我的身体在告诉我："好的，现在停止吃垃圾食品吧！"我两次怀孕的孕早期都不吃对身体不好的东西。否则，我会感觉恶心。

我只吃蔬菜和水果，我不知道为什么不想吃煮熟的蔬菜、水果，我只想在吃的时候，它会发出嘎吱嘎吱的响声，好像这样能减轻我恶心的感觉。有时，我们的身体比大脑聪明。

阿兰◆◆◆

蛋白质

怀孕期间胎儿在不断成长，胎儿需要蛋白质来增强肌肉质量、构建器官。这就是为什么我们要监督孕妇对蛋白质的摄入量。这些是你需要了解的。怀孕前，一个女性需要的蛋白质量取决于她的理想体重，理想体重又取决于身高。怀孕期间，一般孕妇每天需增加6～10克。女性的平均身高为1.64米，理想体重为55千克左右。怀孕期间，蛋白质需求量比之前要加6～10克，即孕期蛋白质的需求为43～60克。身高1.50米的孕妇每天需30克，身高1.70米的孕妇每天需45克。大部分孕妇每天40～60克最好。

但是有的孕妇蛋白质摄入过多，甚至超过你自身的需求量。记住，摄入的蛋白质越多，热量也会越多。我们听过很多种关于孕妇蛋白质摄入量的建议，有高有低，有人甚至建议孕妇每天摄入至少75克的蛋白质。尽管有些孕妇需要较多的蛋白质，但如果每个孕妇都摄入一样多的蛋白质，那么摄入的热量也会过多，就会生出巨大儿，而且产后很难恢复身材。

下面的表格列出了蛋白质的不同来源。请选择适合你自身情况的方式适当地摄取。

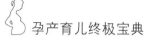

●**富含蛋白质的食物**

肉类、鱼类和蛋类			■■■
来源	食用量	热量（焦耳）	蛋白质含量（克）
精牛排	85克	约710	约27
无骨、去皮的鸡胸肉	85克	约585	约26
猪腰肉	85克	约690	约25
无骨、去皮火鸡肉	113克	约418	约23
鲑鳟鱼	85克	约543	约22
罗非鱼	85克	约460	约21
黑线鳕鱼	85克	约397	约20.6
鲑鱼	85克	约501	约18
火腿排	85克	约376	约14
炒蛋	两个（94克）	约832	约13
素食汉堡	1个（71克）	约167	约13
早餐香肠	两段（56克）	约539	约8.6
水煮蛋	1个（50克）	约326	约6.3

水果和蔬菜			■■■
来源	食用量	热量（焦耳）	蛋白质含量（克）
烤马铃薯	1个马铃薯（299克）	约1 162	约7.5
速冻菠菜	1杯（190克）	约271	约6
冻芦笋	1杯（180克）	约133	约5.31
鳄梨泥	1杯（230克）	约1 605	约4.5
枣椰泥	1杯（178克）	约2 099	约4.4
杏干	1杯（130克）	约1 308	约4.4
李子干	1杯（170克）	约1 706	约3.7
香蕉泥	1杯（225克）	约836	约2.5

奶制品			■■■
来源	食用量	热量（焦耳）	蛋白质含量 （克）
白软干酪	1杯（226克）	约849	约27
羊乳酪奶酪	1杯（150克）	约1 656	约21
白软干酪	1/2杯（113克）	约334	约12
脱脂酸奶	170克	约334	约9
脱脂牛奶	1杯（240克）	约359	约8.4
瑞士奶酪	1片（28克）	约443	约7.5
菠萝伏洛干酪	1片（28克）	约409	约7.2
切达干酪	1片（28克）	约472	约7
美国奶酪	28克	约393	约5.6

豆类和坚果			■■■
来源	食用量	热量（焦耳）	蛋白质含量（克）
大豆	1杯（260克）	约1 338	约26
烤豆	1杯（254克）	约999	约12
生豆腐	113克	约393	约10
碎豌豆	1杯（253克）	约752	约9.7
豆浆	1杯（245克）	约552	约8
花生酱	两汤匙（32克）	约794	约8
花生，未加盐	1/4杯（28克）	约694	约6.7
杏仁，未加盐	1/4杯（28克）	约669	约6
腰果，未加盐	1/4杯（28克）	约652	约5.2

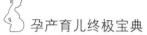

谷物			
来源	食用量	热量（焦耳）	蛋白质含量（克）
全麦面粉	1杯（120 克）	约1 702	约16.4
燕麦麸	1杯（94 克）	约966	约16.3
强化大米	1杯（195 克）	约899	约5.1
强化小麦粉	1杯（125 克）	约1 902	约12.9
原味贝果	1个（106克）	约1 338	约11
强化意大利面	1杯（140克）	约924	约8.1
全麦意粉	1杯（140克）	约724	约7.5
麦片（葡萄干）	1/2杯（58克）	约869	约6.3
杂粮英式松饼	1块（57克）	约418	约6
麦片（提子麦片）	1杯（59克）	约794	约5.1
无铁麦片	1份（40克）	约627	约5
全麦玉米饼	1块（57克）	约627	约5
糙米	1杯（195克）	约911	约4.5
全麦面包	1片（28克）	约334	约4
白面包	1片（28克）	约276	约1.9

蛋白质奶昔和蛋白质粉			
来源	食用量	热量（焦耳）	蛋白质含量（克）
乳清蛋白粉	1匙	约501	约23
牛奶	15克	约669	约20

铁

怀孕期间，孕妇需要铁来为胎儿造血，并且自身血容量会增加50%。如果铁的摄入量不够，那么孕妇很容易就会患贫血症。

而且，因为我们知道，在分娩期会伴有失血现象发生，所以当你正在怀孕时，我们会对你的贫血情况进行检查，如果发现你体内的铁含量较低，我们将建议你增加其摄入量。

怀孕期间，你每天需要27毫克的铁元素。这些含量包含在大部分的孕前摄入的维生素内。对于有些人来讲，摄取足够的铁元素是很困难的。空腹或结合使用维生素C会达到更好的吸收效果。遗憾的是，铁补充剂还可导致便秘和胃疼。膳食铁往往具有更好的耐药性。

●富含铁元素的食物

来源	食用量	热量（焦耳）	铁含量（毫克）
麦粉	1杯（煮熟的）	约623	约11.95
海苔（干海带）	100克	约1 442	约11.2
麦芽酚	1杯（烘烤的）	约1 806	约10.27
大豆	1杯（煮熟的）	约1 246	约8.84
麦麸片	3/4杯	约401	约8.1
燕麦片	1包（100克）	约388	约7.43
扁豆	1杯（煮熟的）	约961	约6.59
菠菜	1杯（煮熟的）	约171	约6.43
火鸡胸	1/2片（无骨，去皮的）	约1 727	约4.68
青豆	1杯（煮熟的）	约903	约4.49
菜豆	1杯（煮熟的）	约1 066	约4.3
豇豆	1/2杯（煮熟的）	约585	约3.6
花斑豆	1杯（煮熟的）	约1 024	约3.57
豆腐	1/2杯（煮熟的）	约765	约3.35
鹰嘴豆	1杯	约1 196	约3.24
带骨牛排	85克	约727	约3.11
西梅汁	1杯	约761	约3.02
瘦牛肉	85克	约685	约2.75
甜菜	1杯	约163	约2.74

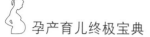
来源	食用量	热量（焦耳）	铁含量（毫克）
印度尼西亚豆豉	100克	约819	约2.13
南瓜籽	1杯	约1 191	约2.12
唐莴苣	1/2杯（煮熟的）	约71	约2
腰果	28克	约652	约1.89
马铃薯	1块烤马铃薯（带皮烘烤）	约685	约1.87
通心粉	1杯（煮熟的）	约924	约1.79
水煮蛋	1杯（斩碎）	约882	约1.62
牛里脊肉	85克	约635	约1.47
鸡胸	1杯（烘烤、斩碎）	约966	约1.46
杏仁	5克（干的）	约376	约1.44
葵花子	1/4杯	约794	约1.44
南瓜	1杯（煮熟的、捣碎的）	约204	约1.4
甘薯	1杯（煮熟的）	约756	约1.38
芝麻籽	1汤匙	约217	约1.31
豌豆	1/2杯（煮熟的）	约259	约1.22
青萝卜	1杯（煮熟的）	约121	约1.15
豆浆	1杯	约418	约1.08
杏仁粉	1/4 杯	约669	约1.08
无花果	6克（干的）	约543	约1.08

钙

所有女性，无论其是否怀孕，其体内都需要钙元素来帮助她们维持强健的骨骼。怀孕期间，你每天所需要的钙摄入量为1 000～1 300毫克。钙对胎儿骨骼的发育也是至关重要的。下面列举的是一些能够帮助满足你日常所需的富含钙元素的食物：

•**富含钙质的食物**

来源	食用量	热量（焦耳）	钙含量（毫克）
全麦谷物	1杯	约418	约1 000
干乳酪	1杯	约1 789	约509
加强型的橙汁	1杯	约460	约500
脱脂牛奶	1杯	约422	约352
豆浆（加强型）	1杯	约292	约299
菠菜（深色绿叶蔬菜）	1杯	约204	约272
水果酸奶	1盒	约685	约258
大豆（毛豆）	1杯	约1 241	约175
瑞士奶酪	1片	约150	约144
沙丁鱼	两条	约209	约91.7

DHA

DHA（二十二碳六烯酸）是一种对胎儿的大脑和眼睛的发育非常重要的Ω—3脂肪酸。所进行的广泛的关于DHA的研究表明：在怀孕期间服用DHA的孕妇，其宝宝的智力分数获得显著提高。而且服用DHA还降低了未怀孕的女性糖尿病、心脏病以及关节炎的发病率。建议女性在怀孕期间每日从食物或补充剂中摄取300毫克的DHA。DHA的最佳来源是鱼类，例如三文鱼（85克含650毫克DHA）。两茶匙鱼肝油含100毫克DHA。DHA补充剂由鱼油或海藻制成，并且目前可适用于孕前维生素。叶酸对胎儿脊柱的发育至关重要，在第一章中已经对其作了相关讨论。每一位孕妇都应该确保其维生素疗法具有适量的这种营养。

素食和纯素食饮食

遵循素食和纯素食饮食的女性，通过遵守几条简单的原则，即可很容易地满足其怀孕时的饮食需求。对于素食而言，其易于从蛋类、奶酪、豆腐及全谷类食物中获取蛋白质。此外，还有很多像菠菜和大豆这样的富含铁元素的食物，都可以用来代替饮食中的肉类物质。对于纯素食者而言，其选择会受到更多的限制，但是却可以很容易地遵循孕期的健康饮食。其可能需要集中在豆类、全谷类以及坚果类食物来满足其对蛋白质的需求。此外，也可以通过这些谷类、菠菜、大豆或补充剂获取所需的钙。

胃绕道手术后怀孕

胃绕道手术，即我们以前所熟知的"胃间隔手术"，现在已经变得越来越常见了。2008年，有22.5万人经历了这一手术，其中75%的患者为女性。然而，很多病态肥胖的女性是不孕的，经减肥手术后，其可能会重新排卵并怀孕。令人欣慰的是，手术后，这些女性可以拥有一个健康的孕期和宝宝。事实上，最好的减肥做法是在怀孕前，而不是在怀孕期间面临肥胖的后果。病态肥胖可导致多胎怀孕并发症，包括糖尿病、先兆子痫以及需要进行剖宫产的巨大儿。为此，怀孕之前进行减肥是理想的做法。

对于有过胃绕道手术或带捆绑手术经历的女性，为保证胎儿能够获得足够的营养，我们建议其等到快速减肥期过后，通常是12个月后怀孕。由于绕道手术后对铁元素的吸收是有限的，所以需要针对贫血迹象对这些孕妇进行密切的监控。如果不能摄取足够的铁，则有些女性可能要进行输血。营养专家可协助其制订一个适合这些孕妇的饮食计划。

哪些食物不能吃

◆ ◆ ◆ 道奇热狗的困境

"他不让我吃道奇热狗！"卡洛琳抱怨道。

卡洛琳的丈夫丹尼羞怯地低下头看着自己的脚。两个人看上去似乎一直是一对亲密、快乐、健谈的夫妻。每次孕前就诊，双方的代理人都会聚在一起计划进行自然分娩。他们像团队一样和睦融洽。现在，卡洛琳在孕28周，她讲述了先前发生在她的顺利并愉悦的孕期的这一小小的波动。前一周，在观看她最喜欢的棒球比赛时，丹尼阻止她吃热狗，并且在接下来的周末，当他们为了观看季后赛而回到道奇球场时，丹尼又不让她吃，她真的很想享用一下她一直期盼的热狗。

丹尼担心食用热狗会对卡洛琳的怀孕有害。我告诉过他我们并不确定食用热狗会对胎儿造成的所有不利的影响。

因为热狗是煮熟了的，所以我并不担心李斯特菌属的存在（更多信息见下文）。丹尼告诉我他读了一些相关的书籍，书上说热狗中含有亚硝酸盐，它可以导致癌症的发生。

我的解释是目前还没有关于食用热狗可致癌的确凿的研究。热狗是怀孕期间的理想食物吗？当然不是！但是对于有些喜欢偶尔食用热狗的人来讲，我曾告诉过我的孕妇朋友：只要道奇球场还在烹制热狗，卡洛琳就会获得我的允许，拥有偶尔地享用热狗的特殊待遇。

伊冯◆◆◆

很多女性在怀孕期间会受到各种可怕的故事的惊吓。这也不能吃，那也不能碰！很容易让人觉得你需要将自己包裹在气泡之中，以避开所有可能会对胎儿有害的事物！遗憾的是，所列出的需要加以避免和限制的食物相对来讲还是比较少的。大多数人可以继续遵循其在怀孕之前所制订的健康饮食计划。然而，这里有几条准则供你参考：

未经高温消毒的奶酪

不要食用软干酪，例如：布里干酪、羊乳酪、蓝奶酪和墨西哥奶酪，除非其是使用巴氏杀菌牛奶制成的才可以食用。这是由于使用未经高温消毒的牛奶制成的奶酪能够被一种叫作"李斯特菌"的细菌所污染。李斯特菌可导致类似流感症状、肌肉酸痛、呕吐以及癫痫疾病的产生。如果孕妇接触到李斯特菌，可导致流产、早产或死产。如果能够得到正确诊断，可以使用抗生素进行治疗。硬质干酪以及经高温消毒或煮熟的奶酪在怀孕期间服用都是安全的。

生肉

生肉同未经高温消毒的奶酪一样，都携带有一种相同的风险因素：李斯特菌。其可以通过将所有肉类在160℃或更高温度下进行烧煮加以避免。

生肉还可携带弓形虫，一种通常由猫引起的原虫感染。源自这种微生物的囊肿可对生肉造成污染。一旦这些物质被人体吸收，感染此病菌的孕妇可能没有出现任何明显症状，也有可能出现疲劳、肌肉酸痛、咽痛以及淋巴结肿大等类似流感疾病的症状。大约60%的携带这种疾病的孕妇将会把这种感染传染给她们的胎儿，从而导致胎儿宫内发育迟缓（IUGR，胎儿生长方面的问题），胎儿非免疫性水肿（胎儿的肿胀）以及脑腔积液或头小畸形（大脑发育不良）。如果孕妇受到感染，那么其可接受抗生素螺旋霉素的治疗来防止对胎儿的传染。如果胎儿受到弓形虫的感染，那么采用结合使用抗生素的方法可防止有关先天性缺陷的发生。显然，治疗这种疾病的目标是避免最初的接触，所以，避免食用生肉是我们进行预防的最有力的工具。

熟肉制品和热狗

熟肉制品和热狗煮熟后加以包装。包装之前，这些食物涉及潜在的李斯特菌污染。如果将其重新加热至160℃或更高的温度，那就安全了。熟肉制品和热狗也存在着含有亚硝酸盐这方面的担心。有些类型的癌症已经显示了亚硝酸盐代谢物的存在。

海鲜类食品

对于海鲜食品的担心在于汞的含量，其可导致胎儿发育过程中的神经损伤。我们建议避免食用含汞量较高的鱼类食品。这些大鱼以小鱼为食，并且汞元素集中在其组织内。

●避免食用的海鲜类：

·鲨鱼

·鲭鱼

·方头鱼

·箭鱼

●可食用海鲜类：

·虾（每周340克）

· 三文鱼（每周340克）

· 青鳕鱼（每周340克）

· 鳕鱼（每周340克）

· 金枪鱼（罐装淡金枪鱼）

寿司

当大多数的女性被告知在怀孕期间寿司是一种禁忌的食物时，但是在其他国家经常食用寿司却是没有问题的。其实，胎儿先天性缺陷与寿司的摄入无关。正如我们上面所提到的，像生肉一样，所有生鱼片都可能含有细菌或寄生虫。然而，由寿司引起寄生虫感染的风险是非常少见的（在美国每年约有40例）。所有煮熟了的或素寿司都是安全的。并且我们还会建议孕妇避免食用由含有非常高的汞含量的鱼类制成的寿司。

咖啡因

有多少女性因为孕期要戒掉咖啡而对怀孕产生了恐惧感？事实上，适量的咖啡（每天不超过200毫克）都没有问题。此量的咖啡因与胎儿先天缺陷或是怀孕并发症并没有关系。一杯咖啡里含

有的咖啡因量大概就是那个数。一罐可乐内咖啡因含量大约为35～55毫克，绿茶内的咖啡因含量大约为25毫克，一块巧克力的咖啡因含量大约为35毫克。

孕期不可以做的事情

吸烟

我们建议在怀孕期间不要吸烟。研究表明吸烟可能会导致流产、早产、羊膜早破，胎儿体重偏低、胎儿猝死综合征、先天缺陷和胎盘并发症（详情见第九章高危妊娠中的内容）。

尼古丁对胎儿有直接的毒害作用。而且，尼古丁会减慢血液的流动速度，因而会限制胎儿接收氧气与营养成分的能力。所以，请立即停止吸烟。

饮酒

如果事先不知道自己已经怀孕，你在一次宴会上喝了杯酒，是否以后生出的孩子就会患上先天性缺陷呢？不，不会的。虽然

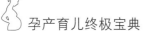

关于此方面的文章已有很多，但从科学上讲，我们还不能确定孕妇最多可以喝多少酒才能保障自身安全。

由于这个原因，很多医疗章程制定者都建议孕妇完全戒酒。但是，至今还没有任何研究能证明轻度饮酒（每周1～3杯）会对孕妇造成伤害。

重度饮酒是指一周内饮酒次数超过9次，这对胎儿是否会患有乙醇综合征（FAS）有很大影响。

患上乙醇综合征后，胎儿的身体便可能会发生一系列的变化，包括出生体重偏低，面部特征明显和脑袋偏小。

此外，智力也会发生变化，如患上学习障碍症和学习迟缓症。

使用非法药物

除了医生根据孕妇实际身体状况开出的合理药物以外，在怀孕期间和怀孕前后的短时间内我们都建议不要使用任何非法药物。

使用任何非法的药物都可能造成胎儿生长缓慢、胎儿出生体重偏低、早产和生育后胎儿对药物产生抗体。

怀孕时期的运动

没有患孕期并发症的孕妇从开始怀孕一直到分娩前都可以继续做运动。女性每天可以做三十多分钟的适量运动且每周不少于6次。（对于一些高危孕妇，我们会单独制定出运动量。这些高危情况包括早产、胎膜早破、阴道流血和先兆子痫）每一位女性都要确保在孕早期同医生讨论自己的运动习惯和健康史。

在孕早期，很多怀孕前的运动习惯都可以原封不动地坚持下来。那些运动通过将体内的自然脑内啡释放出来，可以帮助孕妇缓解早孕反应引发的恶心感，从而让孕妇感觉更舒服点。有些孕妇认为自己太虚弱、太疲乏，不能做运动。如果运动让你感觉很糟糕，那么就不要强迫着去做。最后，等到感觉舒服了，可以按照以往的步骤继续运动。

那些不经常出门工作的女性不要突然把自己变为健身迷。做一些影响度小的运动，如步行、游泳等非常合适有益。对她们来说，怀孕期间的心血管变化会给她们的身体带来压力，另一方面，那些定期运动的女性则可以根据当前的规律继续运动，因为她们的身体在怀孕开始的时候就非常健康。

无论你的运动计划是什么，在怀孕期间保证运动安全很重要的一点就是要检测自己的心率。你可以自行检测脉搏或是在运动器材商店内买一个心率监测器。一般来说，我们建议您将心率控制在每分钟140次以下。如果你在运动时不能正常地说话，那么就说明很可能你已经运动过度了。在怀孕期间，由于静止时的心率已经比以前的要高一些，很多女性惊讶地发现自己的心率每分钟很容易就会超过140次。

检测心率非常重要，因为当孕妇做强烈运动时，血液会从子宫和胎儿身体内流出并流向正在运动的肌肉。当心率超过140次，你的肌肉会需要大量的氧气。偶尔心率超过此量并不会带来多少坏处，但是长时间高强度的运动会减少胎儿接收到的氧气量。

◆ ◆ ◆ 运动过量的危险

贝丝是一位医疗代表，家里有一个刚学步的宝宝。她一直很热爱健身。她既参加三项全能运动又打沙滩排球，每一项运动都很剧烈。但是，当她怀上第二个宝宝时，她决定少做一些剧烈的运动，试着做一些对怀孕有益的运动。

贝丝第一次参加骑动感单车课程，就迷上了这项运动。她每周去上三次课，但是在第三十二周做例行检查时，我们发现胎儿不像我们预期中的那样成长得好。贝丝承认自己运动得很剧烈，而且也没有监测自己的心率。我们对她进行超声波检查，发现胎儿的腹部非常薄，并且子宫内羊水水平很低。我们立即告诉她不要再骑动感单车了。她所做的高强度运动把胎盘内非常重要的血液都带走了。于是贝丝改变了自己的运动习惯。在3个星期内，子宫内的羊水水平提高，同时胎儿也开始继续成长。一直到分娩前她都必须躺在床上休息。但谢天谢地，她的女儿在出生时非常健康。

◆ ◆ ◆

怀孕期间，哪些运动既安全又有效呢？以下是我们自己喜欢的一些运动项目：

骑动感单车/骑健身车

骑动感单车能够实实在在地让心率快速上升，所以你必须注意不要运动过量。

但是骑动感单车或骑健身车也有一个优点，即人们在骑单车时能够很容易地降低运动阻力，所以运动的强度也能快速降下来。因此，如果能够将心率限制在每分钟140次以下，那么便是非常好的。

对于那些由于腹部增大，身体平衡出现问题的孕妇，在健身车上做轻微的运动或适量运动会起到不错的作用。

孕妇瑜伽

我们三人都超级迷恋孕妇瑜伽课和普拉提课程。瑜伽对于人的身体健康很有帮助。对于那些有额外负担的孕妇来说，保持身体的灵活性可以防止身体拉伤和其他身体伤害，同时还能让身体为分娩做好准备。瑜伽对体内循环也很有帮助，它能减少关节所承受的压力。普拉提课程对于提升力量非常有用，它能够将身体的重力转化为阻力。

一节好的瑜伽课能让孕妇享有宁静而专注的时间。在那时间里，她可以感觉自己的身体、呼吸和精神状态。瑜伽课有一种让人宁静的力量，这种力量对孕早期的孕妇特别重要。

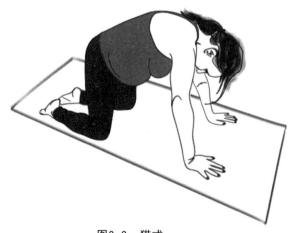

图2-2：猫式

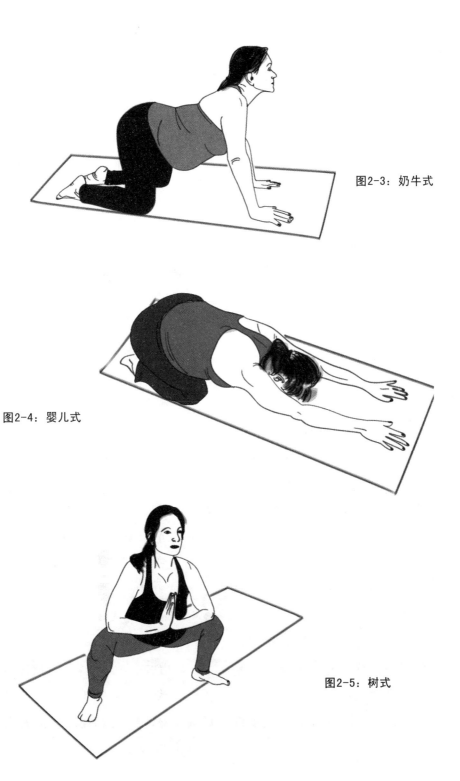

图2-3：奶牛式

图2-4：婴儿式

图2-5：树式

81

游泳

在怀孕期间游泳是一种极好的选择。它不会产生冲击力，所以对人的关节不会产生过多的压力。它有助于提升腹部深层肌肉的力量，同时还能提升身体的灵活性。很多游泳的女性都说，游泳可以帮助减轻手脚水肿或肿胀。在水中，她们常常感觉不到自己"已经怀孕了"。确实，在泳池里游泳或海洋里游泳是一件很不错的事情。

步行/慢跑

这也许是怀孕期间可做的最简单的运动。在孕早期，孕妇可以坚持自己以前的步调来跑步或是慢跑。但是，在孕中期时，运动的强度就必须降低，将心率保持在大约每分钟140次。同时在这段时期内，由于子宫胀大对膀胱产生了压力，孕妇慢跑起来很困难。你可能还没跑几条街道就想要去一趟厕所。由于这个原因，很多孕妇在这段时间内都不再进行户外运动，改为在跑步机上散步。

椭圆机健身车/爬楼梯机器

此类机器同样能够改变运动的阻力，将阻力降低到孕妇适合的水平内。它们的运动强度比较低，而且能够帮助孕妇保持肌肉的力量和提高心血管耐力。

循环训练/举重

如果一个女性在怀孕前就开始做这类运动，那么就不必停下来。阻力训练是保持肌肉力量的最好办法之一。做速度略快的阻力训练或是循环训练同样能够提高心率，锻炼心血管功能。

由于在怀孕期间，黄疸素会导致孕妇关节骨质疏松，我们建议孕妇在运动时采用少量多次的形式。一个很简单的指导方针就是举重的重量比在怀孕之前减少25%。

◆ ◆ ◆ *我的起伏锻炼*

我们三个人都推崇一种健康的生活方式，经常做体育运动，同时我们还希望自己能在这方面成为患者的楷模。第一次怀孕时，怀上赖安，我参加了所有的体育运动，如举重、跑步、做瑜伽和骑动感单车。直到分娩前，我的身体都保持着良好的状态，后来，分娩十分顺利，产后恢复的速度也很快。但是，回想起来，由于膀胱上的压力，我真的不建议在孕早期多跑步。你会经常想去卫生间，这种感觉很不舒服。我真的很喜欢骑动感单车，我觉得这是一种直到分娩前都对怀孕有很大帮助的健身运动。

但是，第二次怀孕时，我所经历的事情就和上一次大不相同。在试管受精之后，医生不允许我做任何费力的运动，所以我只能每天步行约4.8千米，一直到我怀孕的第十二周为止。一过孕早期，我就立马恢复之前的运动习惯，做举重运动和骑动感单车。但是，怀孕的第十四周的一天早上，举重运动结束后，我发现自己在一段时间里流血流得厉害，这让我感到非常忧虑。第二天早上，我去欧朗医生那里做了产检，她发现我患上了胎盘前置。我的胎盘位置非常低，盖住了子宫颈部。这时我开始改成进行步行运动和轻量运动。在第二十四周时医生再次确认了我的胎盘前置的症状。在那之后，医生不允许我在今后的怀孕期间里做任何运动，以免引起更多的出血。

我是那种不运动就会感到非常心烦的人，但是那段时间过得飞快，我也没有再次流血。37周后我顺利地生下了女儿。

我们常常鼓励怀孕的母亲做些运动，但是在一些特定情况下，有些运动项目是不可以的。你必须向医生咨询自己是否患有早产、宫颈功能不全、胎膜早破、先兆子痫或是胎盘前置等。

伊冯◆◆◆

需要禁止的运动

最需要禁止的体育运动就是那些对胎儿会造成危险的运动。不要做与身体有接触的运动，如篮球、足球或冰球。因为那些运动有可能会让你的腹部直接受到伤害。此外，要当心那些需要平衡力的运动，如高山滑雪运动、滑水运动、冲浪、单板滑雪或是体操运动。我们不赞成任何可能摔倒在地上或撞击到腹部的运动。

这些运动包括骑山地自行车或路骑自行车、直排轮滑和马术运动。在孕早期，你可以坚持做腹部练习，如仰卧起坐。但是，孕中期子宫不断长大，孕妇就会弯不下腰。如果你拥有私人教练或是健身老师，那么一定要告诉他们你怀孕了。有一些体育馆或是健身俱乐部对孕妇有一些限制条件。

更多照顾自己和胎儿

很多女性并不想因为怀孕而放弃自己爱美的天性和改变个人生活规律。但是有很多谣言四处流传，有一些孕妇承认她们害怕每天早上化妆，让我们来看看下面这个真实的故事。

◆ ◆ ◆ 妊娠斑

每一位女性都有让自己感到自豪的地方，丽贝卡也不例外。她的秀发光滑柔顺、肌肤完美无瑕。在第二次怀孕期间，丽贝卡在见我时感到很悲苦，因为她的脸上左眼下方出现了一小块黑斑。在孕中期，一些孕妇的脸上会出现大量的色素沉着，我们称之为"妊娠斑"。丽贝卡想快点把它祛除，于是便向我询问使用漂白霜淡化色斑是否安全，很少有研究证明它们对人类无害。因此，最好采用涂防晒霜和戴帽子遮阳的方法来避免强光直射，从而导致色斑颜色加深。只要怀孕一结束，可以使用更加有效的方法来处理这些色斑。

伊冯◆ ◆ ◆

粉刺霜和去皱霜

面霜里含有全反维生素A酸，是维生素A众多存在方式的一种形式，常用于治疗粉刺和清除皱纹，属于"C级"药物。这些面霜中的药物成分只有10%会被母体吸收，并进入血液流通循环。由于没有充分的研究实验来证明它们的安全性，一些产科医师建议孕妇不要使用这些产品。在怀孕期间不要口服任何含有维生素A的药物，并且不可以使用治青春痘特效药，因为它们可能造成胎儿先天缺陷。可采用局部治疗方法治疗粉刺，如过氧化苯甲酰或是某些抗生素霜/溶液。

洁面用品、保湿用品

在怀孕期间，可以安全使用。面霜和洁面产品里含有水杨酸，而且只有当面霜里面的水杨酸含量少于2%时，孕妇才可以使用。

牙齿美白

虽然现在还没有任何关于美白胶体对人造成伤害的记录，但是仍建议孕妇不要使用这些产品。

按摩缸/桑拿浴

在怀孕期间不要使用按摩缸或是洗桑拿浴。不断升高的中心温度会让胎儿的心率加快，从而带来潜在的危险。

此外，孕妇的体温超过约38.8℃会导致胎儿脊柱畸形。短时间内使用低于约37.7℃的按摩浴缸没有问题。

脱毛

由于怀孕期间孕激素增加，很多的孕妇会发现毛发增多。刮毛、激光脱毛都很安全。

洗热水澡

如果泡热水澡的水温只是略高于你的体温，那不会有问题。冲热水澡也没有问题，因为你没有浸泡在热水里，所以热量很容易散发出去。

看牙医

在怀孕期间可以进行牙齿清洁。如果使用了腹部保护罩，进行必要的牙科X射线检查也不会有危险。只要使用局部麻醉（如普鲁卡因），填充蛀牙和口腔外科（齿根管）手术都很安全。

防晒产品

防晒产品内含有一种染料，它停留在肌肤的表面，对孕妇无害。

染发和烫发

事实上，只有很少一部分的染发剂、烫发剂或是直发剂会被皮肤吸收，所以，在怀孕期间染发和烫发也很安全。长效染发剂内含有氨（阿摩尼亚），它具有一种很强烈的气味，让人闻了觉得恶心。由于这个原因，在怀孕期

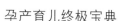

间使用半永久式的染发剂或采取挑染会更好一些。

日晒床

怀孕增加了皮肤的敏感性且此阶段皮肤也会晒得更黑，甚至比日晒床的长波紫外线效果还明显。这些射线会增加孕妇患皮肤癌的风险，但不会对胎儿产生影响。

修指甲/修脚/做水晶指甲

至今还没有发现先天缺陷与进行这类美容项目之间有什么关系。但由于在美甲的时候常常会产生很浓的气味，所以建议在通风性较好的沙龙内做美甲。并且要确保沙龙内的器材都已消毒。

其他安全问题

●**油漆和油漆稀释剂**：至今还没有证据证明孕妇待在有油漆或是油漆稀释剂的地方会引起胎儿先天缺陷。但是，很多孕妇会发现自己的嗅觉灵敏了，这些化学药剂散发出来的气味让她们觉得恶心。如果你需要待在一个刚刷了新油漆的地方，那么我们建议要保证那个地方通风良好。

●**大声喧哗**：常常会有人问在孕期是否可以参加摇滚音乐会。孕妇担心长时间的噪声会损害胎儿的听力，不要过于担心。想象一下处于游泳池水底的感觉，你就可以知道胎儿的感觉了，因为胎儿正被羊水囊里的羊水包围保护着。虽然胎儿可以听见外界的噪声，甚至会在子宫内移动来回应外界的强音或震动，但声音穿过羊水的频率并不是像在空气中传播得那样高，音量也没有那么大。所以，无须担心。

●**人工甜味剂**：这类食品添加剂不含有热量，但却能增加食物的甜味。最常用的人工添加剂是阿斯巴甜、甜叶菊和三氯蔗糖，食品及药物管理局认定它们对孕妇无害。低脂糖内含有的糖精对一般人没有危险，但是还没有证实对孕妇也没有危险。

关于宠物

猫和狗不会对胎儿的成长造成伤害。但是有一种叫作弓形虫的病菌会对胎儿产生危险。猫吃了被这种病菌感染的老鼠后也会感染上这种病，然后猫的粪便里就会含有这种病体。如果孕妇在处理这些猫的粪便时感染上了弓形虫病，那么就会引发严重的先天缺陷或是死产。所以孕妇不要给猫更换猫砂或是清理猫砂盒。孕妇抚摸猫咪或是抱着猫咪还是可以的。弓形虫病只存在某些猫中。狗的粪便里不含有此类生物体，孕妇可以清理狗的粪便。同时，如孕妇食用感染上了这种疾病的肉类，她也会患上弓形虫病。

🚫 **传言**

怀孕以后需要避开猫。

✔ **事实**

猫本身不会给胎儿的成长带来伤害，但是猫的排泄物会携带弓形虫病菌，而这种病菌会引发胎儿先天缺陷。不要靠近有猫的排泄物的地方，或是清理猫窝。

•**驱蚊剂**：各种驱蚊剂内都含有不同浓度的避蚊胺有效成分。如果按照其说明书上标明的建议剂量使用，那么对于孕妇就很安全。曾经有过蚊子传染疾病的案例，如蚊子会把西尼罗河病毒传染给还在子宫中成长的胎儿。所以预防这些昆虫的叮咬十分重要。

•**虱子药物**：学龄儿童常常会染上头虱，同时头虱在亲密接触者之间的传染度也极高，它可以跨越所有的社会经济圈，并且常常在新学期的开始阶段发生。怀孕期间的女性可能从她们的学龄孩子那里传染上头虱。

现今的医药学让药物治疗能够安全地解决这个恼人的问题。这些药物包括了尼克斯、氯杀螨和马拉硫磷，这些药物都属于B范畴类的药物。此外，"瑞德"属于C范畴类的药物。

什么能做，什么不能做

大多数孕妇，特别是第一次怀孕的孕妇常常为在孕早期能做什么和不能做什么感到十分担忧。面对着每天蜂拥而来的各种新的环境警告和实际生活中的各种警告，我们可以理解初次怀孕的女性的感觉。她们觉得应该把自己放在一个气泡里，避开任何可能

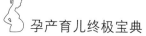

会对胎儿成长造成危害的事物。但事实上你和胎儿都非常顽强。现实世界并没有那么危险。只要记住，运用你所知道的常识并享受怀孕的时光。

孕早期能否旅行

我们想，一定是由于某个人坐飞机回家后就流产了，所以这一传言才开始出现。坐飞机引发流产这一故事像野火一样四处蔓延。如果必须乘飞机，那么我们可以很高兴地告诉你：这个故事不是真的。在怀孕晚期里，很多航班会不允许你乘坐，那是由于他们不想有人在飞机上分娩。

🚫 传言

在孕早期和孕晚期里绝对不要坐飞机！

✔️ 事实

无论你处于怀孕的哪一个期间，如果乘坐的是密封舱，坐飞机这件事情本身不会对你造成任何伤害。

处于海拔很高的密封舱内并不危险。主要的问题是由于坐飞机的时间太长，腿脚水肿或是血流不畅。在怀孕期间，血流不畅的风险要比以往更高。我们建议你每隔一段时间，至少每两个小时就在过道里来回走动一下。泰德软管或是外科护腿长袜也可以帮助减少这一风险。

孕期的性生活

每周都有很多人问这个问题，甚至有时每天就有很多。没问题，在怀孕期间进行性生活没有危险。事实上正常的健康孕妇在整个40周里都可以进行性生活。也就是说，只要你高兴就行。

🚫 传言

在怀孕期间进行性生活会伤害到胎儿。

✔️ 事实

事实上，不会伤害到胎儿！

这一传言引出了很多可笑的情景。阿兰诊断了一位孕妇，这位孕妇的性欲很强，但是因为担心会伤害到他们的胎儿，丈夫拒绝了她。她说："他不相信我说的话，除非听到医生亲口说！"而且她还真的要求阿兰打电话给她的丈夫以打消其疑虑。一些人事实上并不十分了解胎儿的具体位置，即在身体解剖学上所说的胎儿的具体位置。一些男性认为在进行性生活时，阴茎会抵触到胎儿的头部或是眼部，所以在他们的伴侣怀孕后，他们会变得很僵硬。子宫颈是子宫的入口，它处于阴道的底端，而且它至少有5厘米长。这构成了一个屏障，把阴道内的任何物质都安全地阻挡起来，不让胎儿接触到。

当然，也有例外的情况存在。如果你存在阴道流血，或出现胎盘前置、早产、宫颈功能不全或是其他的严重并发症，你的医生通常就会建议停止性生活。

怀孕期间能否做手术

很多的外科手术，特别是那种可以自主选择的手术，孕妇就不要去做了，待分娩之后再做。虽然全身麻醉相对安全，但是它们会直接传达给胎儿。当你沉睡时，你的胎儿也会一同沉睡。除非有绝对的必要性，否则我们想尽量少让胎儿接触这些药物。

如果在怀孕期间，发现了一些癌症征兆，如乳房肿块，那么一切必要的检查都应该做。你绝对不要延误任何诊断步骤，如活组织检查等。这一检查常常只需要进行局部注射而不需要全身麻醉。

🚫 **传言**

怀孕后绝对不可以做手术。

✔ **事实**

每年大概有7.5万例手术的患者是孕妇。其中很多的手术都直接与怀孕相关，如放置宫颈环扎术。还包括为治疗卵巢囊肿、阑尾炎和胆结石而进行的很多手术。

关于X射线

一般来说，孕妇和育龄女性都应该避开X射线，除非是对孕妇的益处大于对胎儿的危险。但是，如果需要用X射线为孕妇检查严重的病情，那么就不应该顾忌射线对胎儿造成的风险，而应采用X射线。

能够对胎儿生长造成危害的射线量大约是5拉德。超过100拉德就会导致流产或是死产。一般来说，如果检查所使用的射线少于5

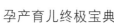

拉德，那么就是安全的。一次胸透的射线量只有0.000 07拉德，所以只有经过7万次胸透才会对胎儿造成伤害。同样，一次牙科X射线只有0.000 1拉德，只有经过5万次单独的X光射线照射，辐射的量才会达到5拉德。辐射量最大的X射线是对腹部进行的CT扫描或是脊柱的CT扫描，它每次的辐射量都达到了2.6～3.5拉德。所以如孕前进行了牙齿X射线扫描，你并不需要担忧。这些低量度的检查根本就不会对你的胎儿造成任何影响。超声波和磁共振这两种射线检查都没有辐射，所以它们对处于任何阶段的孕妇都是安全的。同时，那些需要经常坐飞机的人也不需要因为常常需要经过安检扫描而担心。因为她们所接触到的辐射量很有限。一次扫描所受到的辐射量只有做一次胸透所受辐射量的1/100。

意外伤害

女性的身体结构能够很好地保护胎儿，特别是在怀孕前的3个月内，子宫在骨盆的庇护下被保护得很好。所以，除非你摔破了自己的骨盆，否则任何一般的摔倒或是撞击都不会伤害到胎儿。此外若想要确保安全，驾车时就要小心，一定要系上安全带。事实上，怀孕期间不应该是一个受约束的时期，但是在这个时期内，很多的女性意识到照顾自己身体的重要性和拥有健康生活方式的重要性。"我放弃了很多成年人生活中不好的习惯，"凯瑟琳，我们接待的一位孕妇说，"我吸烟，狂吃垃圾食品，在周末时常常喝得大醉。但怀孕给我一个全新的视角来看待自己的身体和自己所做的这些事情。

因为，我忽然意识到，一个很重要的新生命正在与我一同分享这个身体。怀孕实实在在地启发了我，让我作出一些改变。即使在儿子出生后，我也设法让那些改变坚持下去。"

凯瑟琳的故事提醒我们，即使40周的怀孕时期已经过去了，但你已经成为一位母亲，有一个小家伙仍然需要依靠你，而且是你最好的宝贝。

第三章　孕早期：0～12周

◆ ◆ ◆ 怀孕检测

一位女性正在用她那修剪得整整齐齐的双手拼命地想要撕开非处方妊娠测试盒上的透明纸包装。"为什么这些东西都包裹得严严实实，像国家机密一样呢？"她嘟囔道。每尝试一次她就变得更加焦虑和狂乱。试了好几次之后，她一下子没拿稳东西，把牙刷和漱口水瓶子给打翻了。她在浴室台上摸索着找一些尖锐的东西。哦，找到了！一把小镊子！她用镊子插开玻璃纸并把包装纸拿下来，然后撕开盒子并把塑料棒拿出来。

不需要再次阅读使用说明书，因为另外两根已做完测试的棒子就仰卧在浴室台上。在去卫生间之后的60秒钟内，测试棒的窗口里出现了一条微弱的紫色的线。由于天黑，这位女性将测试棒高高地举向头顶上的光，眯着眼睛变换着角度看。她从台子上拿起其他的两根测试棒，进行比较。的确，今天的这支看起来要比前天的那支颜色更深。她知道孕激素一定是在上升而不是在下降，所以那些棒子上的紫颜色会越来越深。

但是会不会是灯光跟她开的玩笑呢？她撞出浴室的门，手上捏着3支测试棒跌跌撞撞地走向房子最东面的那一面窗户，将那些紫色的线在熹微的晨光中比较。她将测试棒放在面前，按刚才顺序排开。为什么四天前的那根测试棒的颜色比今天的颜色还要深？难道是？哦，不是！她应该是排错了顺序。

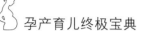

3支测试棒都证明了她想要的结果——是的，十分肯定这位女性已经怀孕了。现在，她对测试棒上那些深深浅浅的紫色非常着迷。

艾莉森：上面故事中的那位女性就是我。当我第一次知道自己怀上了儿子卢克时，我买了三支单独的家用怀孕测试棒。尽管我进行了很多训练，有丰富的经验，但我不信任其中的任何一个！当然，它们是对的。在我抽屉的某个角落里还保留着那些测试棒。

艾莉森◆◆◆

恭喜，你怀孕了

任何一位女性做完怀孕测试且测试结果呈阳性，很自然，她们想做的第一件事就是冲向妇科诊室。这种情况常常发生在她无月经期，大约4个星期内。在这阶段，有些女性有一些少量出血，这让她们感到忧愁，并会尽早地去诊所看病。不幸的是，到了第四周和第六周期间，我们都没法明确地告诉你任何有关怀孕是否健康的信息。所以，我们建议大多数的女性在月经首次没有来的大约两周内去看医生，那时候也就是她们怀孕的第六周。

当我们第一次为你进行产检时，我们为能够与你一起经历这即将到来的非凡经历而感到激动。在这次重要的会面期间，医生会再次查看你的病史和产科病史，并且对你做体格检查、超声波检查和血液检查。

如果一位即将成为母亲的女性在这之前没有做过任何孕前咨询，那么在开始时，我们会立刻让她使用孕前维生素。在工作中，我们还会给新来的孕妇一沓常规列表和指南，那里包括我们对饮食和运动的一些基本建议，同时还有一些如果生病了可以安全使用的药物的建议。

产检
孕早期的每一次检查可能包括以下测试或是程序：

· 测血压

· 称体重

· 蘸取尿液来检测蛋白质和葡萄糖

· 使用超声波或是多普勒效应来检查胎儿的心脏活动情况

一次怀孕所经历的时间为40周。如果进展顺利的话，从你第一次产检到怀孕的第二十八周之间，医生会希望你每四周就进行一次产检；在28～36周之间时，两周一次；接着一直到分娩前，你必须每周进行一次产检。

在怀孕的早期，某些情况下，你每月产检的次数不少于一次。一旦我们确定了胎儿的心脏活动情况，我们就可以将产检的工作安排开来。

如果你是一位高危孕妇（参见第九章），你就需要经常去进行产检。

孕激素

人体绒毛膜促性腺激素听起来很绕口，所以我们常常把它简称为HCG。它是一种由将来要发育成胎盘的细胞分泌出的一种独特的激素。它可以作为家庭验孕测试的一项激素指标，测试结果会以"加号"或"减号"的形式显示在用于检测尿液的小塑料棒上。常常在受精的8～10天之后，就立即可以在血液或是尿液的样品中检测到HCG。同时在上次月经来过的4个星期后也可以测到。在孕早期，人体绒毛膜促性腺激素水平每过2～3天就会增长1倍，在第十周的时候达到高峰。这种激素在孕妇所经历的无数的身体反应里，特别是在孕早期中起到了很大的作用。

孕激素的主要目的是保持卵巢内的黄体素，黄体素能够生成孕激素。孕激素是一种支持怀孕的激素，它依靠增厚子宫内膜给胚胎提供营养。

超声波

超声波让医生能够监测到胎儿的成长情况。由于无线电探测器和声波定位仪的发展，所以发明了医学超声检查机器并且在1957年投入使用，这项技术用高频声波代替了辐射。使用声波的方法更加安全，它给产科医学带来了革命性的变化。

自开始工作之后，我们都充分利用超声波。它是一个标准，我们

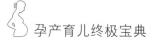

不能想象在孕早期一次都不使用它的情况。在怀孕早期的12周里，超声波检查可以在阴道内进行。进行超声波检测所使用的器具是一个细长的探测器。我们将它伸入孕妇的阴道内，就像在子宫颈抹片检查时使用的窥器一样。它没有疼痛感，但是会造成压迫感。这是当胎儿还小时让它们显现的最好办法。

孕早期的超声波检查能够回答每个人的最关心的问题，就是"我真的怀孕了吗？"大约在第五个星期时，我们用超声波就可以看到怀孕的第一个征兆，就是胎儿囊。在非常重要的第六周时，我们可以看到胚胎和胎儿的第一次心跳。超声波还能够回答第二个和第三个最常被问的问题，如"我是否怀了双胞胎或三胞胎？"超声波检查能确认胎儿的数量和胎儿的位置。我们可以弄清楚胎儿在子宫内而不是在子宫外。宫外孕是一种受精胚胎处于子宫外面的潜在危险状况。

当我们可以看到胎儿的心跳时，即使这时胎儿只有6周大，流产的概率也会急速地降低至5%。所以，如果到了可以看到心跳的阶段，那么怀孕成功的可能性就非常大了。对于刚刚怀孕的女性来说，这也许是最令人感到安心的消息了。

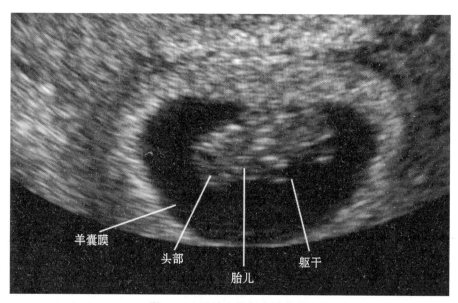

图3-1：8周胎儿的超声波影像

◆ ◆ ◆ 子宫肌瘤和心跳

只要朱莉安娜一进就诊室，我们就会知道，因为我们认识她那富有感染力的笑声。作为一个总是抱着积极生活态度的大学教授，朱莉安娜从几年前第一次怀孕就在我们这里就诊，一直延续到她搬到离家近的南卡罗来纳州为止。现在，她同丈夫和两个大些的孩子回到了洛杉矶。当她来做例行的妇科检查时，我们都为她又回到我们的生活中而感到非常兴奋。

当我给她做检查时，朱莉安娜提到自己最近做了很多的运动，目的是想要找回以往的身材。"不知道为什么，无论我做了多少腹部运动，都不能把这东西去掉"她说着，指了指自己的小腹。当我开始给她做检查时，我感觉到她的子宫增大了。我怀疑也许朱莉安娜患上了良性的子宫肌瘤。我让朱莉安娜移到超声波检查室内确认是否是子宫肌瘤，但是，我们看到她的子宫内有一个完全不同的东西，是一个婴儿！我开玩笑地说："看啊，你的子宫肌瘤居然有心跳！"

我再次让困惑万分的朱莉安娜安心，她的"东西"实际上是她长大的子宫，而在里面还成长着一个健康的胎儿。那时候，朱莉安娜怀孕已经有12周了，她和她的丈夫都感到十分的兴奋而且惊喜，因为他们的第三个孩子就要出生了。最后，他们产下了一个美丽的小女孩。

阿兰 ◆ ◆ ◆

确定你的预产期

随着怀孕持续进行，确定出你的分娩期（EDC），也就是预产期十分重要。当遇到并发症时，例如有可能胎儿会长得不是很好，我们就需要确定出确切的怀孕时间长短。此外，如果你过了预产期还没有分娩，我们就需要知道还能持续多长时间且不会对孕妇和胎儿造成危险。

医生有两种确定预产期的方法，即根据你的末次来经时间和第一次超声波检查来估计。估计的预产期是你最后一次来月经后的第280天。但是有些女性的月经周期没有规律，所以她们有可能不在预计的时间点排卵。由于这个原因，我们用超声波确定大约的分娩期。

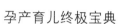

🚫 **误区**

怀孕时间为9个月长。

✅ **事实**

我们不能确定"9个月"的谬论从什么时候开始，也不知道如何让这种谬论停止。但是，在这里我们要作出报告：医学领域所认为的正常怀孕时间为40周。这40周时间从你怀孕的那个月里来月经的第一天时开始算起。

如果一位女性在孕早期没有来做检查，一直到孕中期或孕晚期才来，那么预产期估计就不会很精确。因为超声波数值的精确度会随着胎儿的长大而降低。

一旦预产期确定下来，就不会变了。但是，你的预产期只是经过计算得出来的日期。只有5%的胎儿会在算好的那一天出生。我们让孕妇们把预产期想象成一口突起的铃铛弧线的最高部分，

很多胎儿就会在那一时期诞生。但是极端情况总是会有在弧线左右两端的斜坡上就出生了。在第三十七周到第四十二周期间内出生的孩子都能算作足月的。

什么时候将怀孕这个好消息告诉别人

什么时候将怀孕这个好消息告诉别人呢？这是一个非常私人的决定。传统的做法是，等到孕妇度过了孕早期再告诉大家已经怀孕的消息。但是，由于可以更早地使用先进的超声波检查，一般来说，在第八周时我们就能获知胎儿的健康状况。当然，依然有孕妇过了8周后还是流产了。

一些孕妇选择等到做完基因测试才宣布消息。选择在那一测试之后或是怎么做又是另一个很私人的问题。对于这些敏感的话题，每个人都有自己的意见。听到消息后，即使他们都很关心你，但是有些人会觉得受伤，有些人会变得喜欢评价。这就是为什么我们建议你等到做完了那些筛选障碍测试后再开始跟那些不是很亲近的人说怀孕的事情。

另一方面，我们见过一位女性，她并没有将这个消息告诉任何人，但后来流产了。她觉得很悲伤、很孤独。在这种情况下如果告诉亲密的朋友和家人，他们一定会给予你支持。我们注意到有些女性不会告诉任何人，当流产了才坦白，那时才发现朋友或是同事都有过流产的经历，她们都非常地同情你。将个人的痛苦与另一个经历过相同事情的人分享是这种情况下最好的治愈良药。

• 不要控制你无法控制的事情： 我们常常在孕早期向孕妇解释一件事，那就是，事实上无论我们做什么，只要怀孕本来就很健康，那么胎儿就一定会健康地成长；同时，反过来，如果怀孕的健康状况不好，那么，无论我们做什么，胎儿也不会健康成长。这是不能强迫的事情。胎儿不健康一般都是由于无法改变的基因问题。

我们希望能够让孕妇感到宽心，我们会努力让她们明白，一旦卵细胞受精，那么在一段时间内它并不受我们的控制。

◆◆◆ *耐心等待*

当我怀上第二个儿子马克斯时，我进行了人体绒毛膜促性腺激素水平检查，测试结果很高。基于那个水平，我应该能够看见子宫内带着心跳的胚胎，但是这两个现象都没有看见。负责照顾我的医生担心这可能意味着我的怀孕不是很正常。后面的几周我要离开小镇，因为医生与我都担心这次怀孕不正常，所以我正在考虑着服用一些诱导流产的药物。一个同事走过来问我："你干什么啊？让事情自然发展吧。你去进行你的旅行，现在说它还太早了点。"我听从了他的建议，去旅行了，回来后又做了一次扫描……后来，就有了马克斯。

这个经历告诉我一个教训，我现在想把它传达给你：在孕早期如果产生了疑问，最好的对待方法就是不要去管它，让它自然发展。如果每周都看医生，检查血液和做超声波检查让你感觉更好，那么我们很高兴你来。如果你怀上了一个健康的宝宝，那么你只需耐心等待小

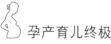

生命的降临即可；如果你的胎儿不幸出现了问题，那么就请顺其自然，一切总会过去的。

阿兰◆◆◆

孕早期胎儿的成长

孕早期的胚胎成长不是一件小事情。孕妇第一次在超声波里看见胎儿的心跳时脸上的表情让我们意识到作为妇产科医生是多么幸运。我们每天都能看到这些奇迹。

有些人说从孕12周开始孕早期就结束了，也有些人认为12周结束时，孕早期才结束。但是，我们认为孕早期应为84天或是12周满。

在怀孕的第四周，即受精后的两周以后胚胎就会进入子宫内并和它的生命之源，也就是母亲建立起联系。在后来的两周里，胚胎的脑袋变得越来越突出，手脚开始形成，同时心脏开始跳动，即使子宫只有2～3毫米大小。在怀孕的第八周，所有的主要器官都已形成，有手指、脚趾和耳朵。现在子宫大约有22毫米或者是2.54厘米。

从第十周开始，我们把胚胎叫作胎儿。它的眼睛开始可以睁开和闭上，手指甲也开始长成。胎儿可以自己移动、张开嘴巴或是眼睛斜看。在孕早期形成的所有器官都开始长大并成熟。孕早期结束的时候，胎儿已经有6～7厘米长，同时重达14克。由于子宫内发生这么多重大而复杂的生物变化，所以很多孕妇会在孕早期感到精疲力竭。我们告诉她们，这就好像是她们的体内正在进行着一项大型的建筑项目一样。

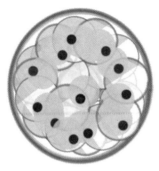

3天

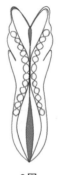

3周

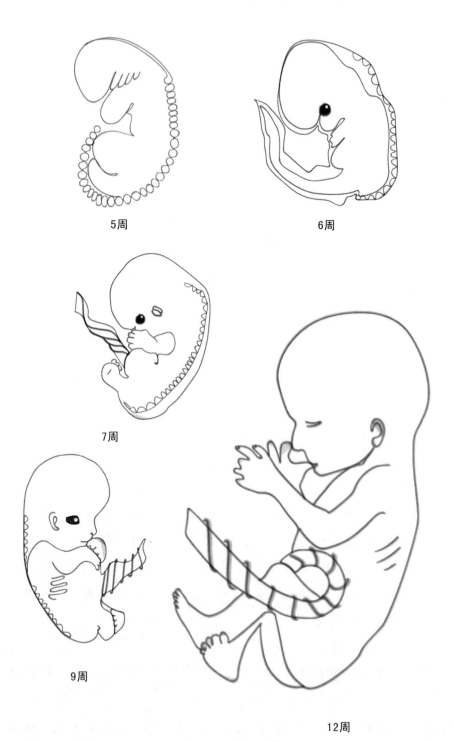

5周

6周

7周

9周

12周

图3-2：胎儿的成长

孕早期的症状

◆ ◆ ◆ 往日的光彩在哪里

只要患者在候诊室里对我们微微一笑，我们就能够提起精神。纳塔利就是这样的人，我从开始工作时就认识了她。她和丈夫一起有6年了，最后终于决定准备怀孕。纳塔利停止使用避孕药后的一个月内就有了好消息。两周后她满是希望地来就诊室看诊。我一走进房间就可以感受到她的兴奋。我们用超声波探视了胎儿，当她看见胎儿的心跳时，高兴得哭了起来。我们审查了所有的问题，给出了一些建议，然后她就离开了。

四周后，再次见到她时，我简直就不敢相信她就是我认识了多年的那个可爱的女性。她看起来憔悴、疲惫和痛苦。原来自她上次从我的诊室出去后，她一直感到恶心、疲惫和鼓胀。最严重的是，她心里充满了害怕与担心且脾气非常不好。她告诉我她不能应对工作中的额外压力，并且因此与老板争吵了起来。她绝望地问我："有没有可能在怀孕时我也能看起来漂亮，感觉舒服？我们期待的健康和绚丽都到哪里去了？我觉得我好像被一辆卡车压过了一次。"

当我告诉她我对那些老掉牙的传言的观点"说服女人怀孕一定是个诡计，否则，就没有人愿意怀孕了"的时候，我们一起大笑起来。当然，几星期之后她的症状就减轻了，她也成了那些漂亮孕妇中的一员。

艾莉森 ◆ ◆ ◆

事实上，这些随着孕早期而来的令人难受的生理感觉让孕妇都害怕孕早期。那些症状都直接或间接地与孕妇体内的HCG水平升高有关。人体绒毛膜促性腺激素导致卵巢内的黄体素包囊持续分泌孕激素。孕激素的意思是"促进"怀孕，换句话说，即它对胎儿的生长十分重要。在初次就诊时，我们常常想要警告新怀孕的女性，告诉她们可能会出现的症状的幅度。孕早期的常见症状有孕妇晨吐（恶心）、疲劳、乳房触痛、健忘、阵痛、头晕、头疼、少量流血。

晨吐

一般是由于HCG和雌激素水平升高而引起的。它的作用可能是适应进化需求、保护孕妇并避开那些可能会有危险的食物。在孕早期就会立即出现这种症状。有些孕妇在早期阶段经历的恶心和呕吐到后来会变成下午呕吐、夜间呕吐或是全天都呕吐大约有75%的孕妇会经历不同程度呕吐症状。很多孕妇在孕14～16周时感觉会好很多，但有少部分孕妇还是会感觉到恶心，她们的恶心症状一直会延续到孕20～22周；更有一些不幸的孕妇在整个怀孕阶段都感到恶心。大约有20%经历过严重恶心和呕吐的孕妇在下次怀孕时还会同样再经历一次。

我们还没有很确定的治疗孕妇呕吐的办法。我们现在正在与一种会引发这种症状的激素作斗争。所以，要战胜这一症状实在是非常具有挑战性。即使一些很强劲的药物，包括癌症患者使用的止吐药都不一定有效。但是它们能让一些孕妇得到解脱。这时候如果你真的觉得恶心没有胃口，那么也可以一餐不吃，错过一餐不会对胎儿产生危害。但一定要确保多喝水。

有一些应对这一阶段的恶心和呕吐的不同方法。一种方法是让饮食多变，包括在白天时吃东西少量多餐。另一种方法是避开会引发恶心和呕吐感的东西。让你觉得恶心的东西一定是有某些气味的。妇产科医生会给你开一些止吐的安全处方药物。甚至，一些孕妇会使用针灸或是特别的中药来帮助减少恶心感。但是，即便使用"自然"的中药，也要拿去给产科医生看一看，以确保它们不会与你所吃的其他药物产生相互作用。治疗恶心的非处方性办法：

- 姜粉胶囊1天两次
- 维生素B_6每天3次
- 抗敏安每天4次
- 莨菪碱（晕船症膏药）

大量的休息，将苏打饼干放在床边，即使在起床前也可以拿起来吃一些。这种方法比较有效。你也可以采用姜补充剂。我们接待的孕妇中曾有人说，如把脱水姜片与晶糖放一起服用，就能够解决孕妇晨吐症状。经科学研讨证实：姜和维生素B$_6$补充剂都能够缓解恶心感和呕吐。低糖功能饮料可以用来补充流失的水分，而且它们本身也可以减少恶心感。

◆ ◆ ◆ **我的晨吐经历**

并没有因为自己是产科医生就可以抵抗孕妇晨吐！当我孕20周时我还想呕吐，时间超过了大多数人摆脱痛苦的时间。

一怀孕我就开始有孕妇晨吐症状，在那段时间里，我准备去肯塔基赛马旅行，但最后不得不整个周末都待在旅馆的房间里。而且在怀孕前20周里，我的体重没有任何增加。这并不是一成不变的事。呕吐常常来得没有任何征兆。老实说，一段时间后我都习惯了这样，所以我根本就不去想它。我知道如果我不管它的话，感觉还会好一些。不幸的是，那些常用的方法对我一点用都没

有。所有的东西我都试过了，能够对我产生帮助的就只有针刺疗法。我的一个朋友是个针灸医生，所以我就去了她那里，针灸让我感觉好多了。作为一个受过西药培训的医生，我没法向你解释针灸具体是如何起作用的，但是我的态度就是只要它对我有帮助，我就去用它。

◆ ◆ ◆

疲劳

这也是孕妇们在孕早期经历的最普遍的一种症状。有些人觉得自己好像是被扔在一辆公共汽车上。孕妇感到精疲力竭并且总想打瞌睡。造成这种症状的罪魁祸首也是HCG。怀孕就需要多睡觉，这只是一个谣言，我们告诉很多孕妇，她们需要听从身体的安排。如果真的觉得很累的话，那就需要睡一会儿。

乳房触痛

常常是怀孕期间最早出现的症状之一。到第八周时，很多孕妇会注意到她们的乳房变大了，同时也变得极端敏感。这个现象是

由许多激素一起造成的，包括雌激素、HCG、催乳激素和孕激素。虽然并没有方法可以治愈这种敏感症状，但是穿支持性的胸罩和避免穿带有钢圈的内衣对这种症状有帮助。

健忘

"我刚才正在说什么来着？医生，我记不住了！"在孕早期出现的一种异常现象之一就是突然患了健忘症。

在产前预约时，孕妇会抱怨自己记不住自己想说什么，车钥匙放在哪里了或是去杂货店需要买什么东西。虽然对于这种心不在焉的现象我们还没有作出科学性的解释，但是我们认为这是由怀孕激素Beta-HCG引起的，我们将它戏称为"Beta 健忘症"。孕妇需要写下每一件事情来抵抗健忘症。当我们看到孕妇在产前预约时拿出胡乱地写在现金出纳机收据上、干洗存根上和餐巾纸上的问题列表时，就可以诊断出她是否有这种毛病。但是让人莫名其妙的是，怀孕结束了，这种健忘症也消失了。

绞痛

多数发生于孕早期。很多的女性说她们觉得就好像是要来月经了一样。在短短的大约3个月内，子宫从一个拳头大小长到哈密瓜大小。剧烈的肌肉拉伸造成绞痛感或疼痛感。我们没有什么可以减轻这种症状的办法，但是多休息一下并增加体内的液体会对其产生一点帮助。

头晕

在孕早期也很常见，但是随着预产期临近会出现高潮和低潮。很多女性对此都感到很紧张，特别是一些没有经历过这种感觉的女性。在开始时，是轻微的头晕目眩，然后就发展成一种寒冷、湿冷并伴随着恶心的感觉，然后视觉改变，有时候甚至昏倒。造成怀孕期间头晕的原因有很多，但是最常见的是血管和四肢的胀大。受孕激素的影响，血液都流到了脚底，脑部缺氧。此外，扩大的子宫会压迫骨盆血管，使血液回流到心脏的速度更慢。这和你躺着或是坐着然后突然站起来的感觉一样。有时候也可能会因为站得太久而头晕。其他引起头晕情况的原因为贫血（铁含量偏低）、低血糖（两餐间隔时间过长）和脱水。如果你开始觉得头晕，那么就应该躺下或是坐下，将脑袋放在两个膝盖之间。喝一些流质食物并且吃一点零食。头晕的感觉大约几分钟后就会过去。为了防止头晕，要经常吃点小吃，将血糖水平控制在稳定的水平内。在白天里多吃一些流食。从坐着到起立的时候动作要缓慢。

头痛

最经常发生于孕早期和孕晚期。隐痛、悸动式的疼痛或是颈部紧张。不幸的是，正常的怀孕都有这些头痛症状。在孕早期，孕激素会引起头痛，同时血流量升高、动脉和头脑内的经脉阻塞也会引起头痛。在怀孕的后一阶段中，由于受到紧张性疼痛以及颈部及背部的肌肉重量发生变化的影响，孕妇会出现压力性头痛。无论它们的起因是什么，治疗这些头痛的方法都是一样的。我们建议多吃一些流食，在舒适的屋子里放松或是做一次按摩。此外，还可以使用对乙酰氨基酚来应对。在疼痛严重时，还可以使用麻醉药。由于先兆子痫与头痛有关系，如果采取这些简单的缓解头痛的方法后头痛没有减轻，那么就需要告知医生。

少量流血

一些女性看到任何形式的血液流出，会自然而然地想象出最坏的情况。我们提醒所有的孕妇，即使完全健康的孕妇也会有30%的可能在孕早期出现不同程度的流血。这些流血常常都是胎盘植入子宫床时造成的植入性出血。这是胚胎在进入子宫壁时产生的不良反应。当这一情况发生时，新生的、脆弱的血管会破裂从而导致流血。只要是没有大幅度地流血、出现血凝块或是很严重的绞痛，不必为它太担心。可以理解，很多女性都很担心地问："如果我不是流产，那怎么会流血呢？"事实上，有时候，我们也不知道为什么会流血。但是，很多时候我们看见，有一些孕妇尽管在孕早期流了不少的血，但同样会有一个正常的怀孕经历。

我们理解，在怀孕早期，不看医生和不做超声波检测是很难分辨出什么是正常的或什么是不正常的。少量的流血常常不是问题，但是有时候它会暗示着一些并发症的发生。如果怀疑的话，不要犹豫，打电话给医生吧。

◆◆◆ **出生礼物**

我还记得在早期工作期间诊断过一位孕妇，叫塔玛拉。她从孕中期时开始让我诊断。在第八周问诊时，我们已经可以感受到胎儿心跳，于是我开心地把她送出就诊室，并且在她当天晚上的30岁生日晚会上公布了这个好消息。那一晚晚些时候，我在家里接到塔玛拉的电话。她满是悲痛地跟我说："客人们还在其他的房间里，但是我现在流出了血。"她一边说一边呜咽咳嗽着。我尽力地安慰她并让她明早上到我的诊室来检查一下。

当她来的时候，我又给她做了一次超声波检测。让我们倍感吃惊的是，在她的子宫里的胎儿完全正常。她高兴起来。虽然在后来的几周里，她还是继续流血，但她生下了1个健康的小女孩。塔玛拉的经历让我明白，尽管孕早期出现流血现象会令医生和孕妇情绪上产生很大波动，但仍有很多时候，事情都会进展得很顺利。

艾莉森◆◆◆

停止工作

一些女性在孕早期需要停止工作休假一段时间。如果一位孕妇流血很严重或是受到严重的恶心感和呕吐感的折磨，她就需要休假一段时间。在一些情况下，持续性呕吐表明了孕妇需要住院治疗，需要给她进行静脉输液直到症状稳定下来。孕妇出现这种严重的状况时，通常就会被认作出现了身体健康问题。

情绪波动

事实上，还没有发现任何科学研究能证明孕激素对孕妇的情绪状态会产生多大的影响。但是，有趣的是，我们同意，随着怀孕而产生的激素的确可能会使一些女性更加情绪化。

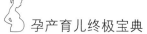

所有的孕妇在整个怀孕阶段都会出现情绪问题。一些孕妇有时会感到精神愉快，有时又会很沮丧、易怒、沉默不语或是满心忧虑。我们也见过一些孕妇在整个怀孕期间都在这些情绪中重复循环。很难指出这到底是由什么决定的。

如果有人跟你说，"你有这样的感觉那是因为你怀孕了"，你要对这句话表示怀疑。没有哪一种情绪是每一个孕妇都要去经历。我们相信，作为医生，我们的职责就是给他人提出建议，让她们知道未来有可能会发生的事情，证实她们个人已经历过的事情，并且帮助她们度过那段艰难的时期。我们需要让孕妇记住，她们很快就会变好。尽管在最初这3个月里出现了这些极糟糕的身体症状，但值得庆幸的是，怀孕初期的兴奋感会点亮她们的生活，帮助她们渡过难关。

根据我们的经验，怀孕给孕妇带来的情绪很多时候来自她的生活环境、过去的经历和她们应对怀孕这件事情时采用的办法。

◆◆◆ 无法控制自己的情绪

蒂安娜今年37岁，她在一个繁忙且著名的洛杉矶酒店的旅游预订柜台工作。我曾为她之前的两个宝宝接生，而且知道她和她的丈夫会是热情而乐于奉献的父母。

在她第三次怀孕初次前来问诊时，蒂安娜是哭着来的。她说自从发现自己怀孕以后，她就没有停止过哭。她觉得十分恶心并且不能工作。她的老板会因为她不能像平常一样镇定地照顾好酒店的客人而对她发火。她从工作中回到家里，又要面对着两个需要照顾的孩子，家里充满了生活的琐事。她坦白，不知道自己是否能够在工作的同时应付再增加一个孩子带来的压力。同时，最重要的是，对于又将有一个孩子降生她并不感到兴奋，这一点让她很内疚。她告诉我，丈夫为她感到担忧，他想知道平常总是很高兴的妻子到底是怎么了。

我告诉蒂安娜她的感觉很正常。感觉害怕、悲伤、疲惫和内疾都是早期怀孕阶段情绪要经历的部分。她决定坦白地跟丈夫和老板谈谈自己现在的感觉，并且最终决定将工作停止一段时间来让自己头脑清醒一些。怀孕4个月后，她又找回了往昔的自我。回顾过去，她说就像自己的身体被别人支配着一样。那段时期终于过去了，这让她感到非常高兴。

艾莉森◆◆◆

丈夫的支持很重要

我们很乐意看到丈夫或是其他的伴侣参与到这件事情中，为孕妇怀孕感到兴奋。

我们通常会告诉这些人：在孕早期孕妇可能真的感觉非常糟糕，所以要尽量尝试着理解。帮助她在房子里走动一下，主动做一些饭菜，让她有一些安静的时间可以休息，这些是你能帮助她度过这段艰难时期所能做的少有的几件事情。但是，同时我们还要告诉那些即将成为母亲的女性，不要把激素当作对伴侣苛刻和不尊重的借口。那种尊重和支持必须是相互的。

◆◆◆ 一种你没有听说过的症状

森是第一次怀孕，她在怀孕的第十周时来我这里就诊。我为她的胎儿做超声波检查，审查了她上次来就诊时做的测试结果，并且问她还有没有其他的问题。

她说有一些事情干扰着她，但是那些问题又让她觉得很难为情。我向她再次保证我听说过所有的事情，所以尽管问好了。

森清了清嗓子，开始跟我说，上个月她睡得很不好。我告诉她这很正常，特别是在孕早期。

森点点头，把脸侧过去，然后小声对我说："我睡不好的原因是因为我所做的梦。"原来她几乎每天晚上都做些有关色情的梦。她想知道如何让那些梦停止下来。我向她解释，这对于孕妇是很正常的。

因为激素会作用于身体的每一个部位。当她知道并不是只有她一个人经历这种事情时，她感到很放心。

阿兰◆◆◆

接受不可避免的事实

我们建议孕妇认清事实，孕早期可能不会是她们生命中很好的时期。一些女性会感觉恶心、呕吐，有时候甚至需要送到医院治疗，并且由于严重的脱水而需要输液。

一些女性会少量流血，但是即使是正常的流血也会给孕妇带来很大的恐惧感。很多孕妇都认为自己已经流产了。这段时间她们可能充满着担忧，最重要的是，她们在身体上忍受着无止境的折磨。什么人经受什么样的症状实在是没有一定的规律性。我们感到很惊奇的是，一些孕妇轻松地度过孕早期，但是其他的一些孕妇度过这段时期就像是经过无止境的宿醉一样。

也有一些孕妇在怀孕的一个阶段内极其痛苦，但是在下个时期内却没有任何问题。好消息是随着怀孕的日子慢慢过去，人体绒毛膜促性腺激素的水平会在第十周时达到最高峰，然后在第十四周前下降，同时这些症状也会最终消失。另一方面，如果孕妇之前感觉非常恶心，并且有严重的怀孕症状，在一天醒过来时忽然发现所有的症状都消失了，那么这也会是一个警告性标志。虽然很多时候，这标示着你经受住了这场风暴中最严重的部分。但是，有时候它也显示了一些问题。所以，如果那些症状在第十周前就忽然消失，请一定要告诉医生。

孕早期的产检

在首次孕前就诊时，可想而知的是，你需要做很多测试。这些测试包括测血压、测体重和验尿。也有可能进行一次全面的身体检测，包括乳房检查和盆腔检查（包括子宫颈抹片检查、衣原体和淋病检测等）。在一些情况下还要在阴道内进行细菌和酵母菌培养。最后，你要接受血液检查：采取完整的血细胞数量来检测贫血、血液类型、血液阴阳性、风疹免疫、梅毒、乙型肝炎、囊胞性纤维症和艾滋病。

妇科检查

在孕早期，我们会检查子宫和阴道内的传染病，如通过性传播感染的衣原体和淋病。任何测试的结果出来如果表现为阳性，我们会同时为孕妇和她的丈夫开出抗生素处方。虽然这种情况很少，但是如果不治的话，这些病会导致新生儿的眼部感染甚至失明。

尿检

在怀孕期间最常见的细菌感染是泌尿道感染（英文简称UTI）。泌尿感染的传统症状，如尿急和尿频，都是怀孕期间的并发症。

很有可能孕妇不会意识到自己的尿道已经感染，所以，第一次问诊时，我们会对每一个孕妇进行尿液培养检测。即使你没有患上那些症状，如果培养的结果为阳性那么你也需要进行抗生素治疗。如果不治的话，一些UTI感染的孕妇会发展成肾脏感染或是肾盂肾炎。这种情况更加严重，它常常需要住院并采用静脉抗生素注射法治疗。虽然泌尿系统感染不会引起胎儿的先天缺陷，但是不治疗的

话，会使孕妇处于早产或是流产的危险之中。不过值得庆幸的是，如果检测和发现得早的话，它很容易治疗，这样孕妇的健康状态就会保持住。

检测尿糖和尿蛋白

每次问诊，我们都会检测孕妇尿液中的葡萄糖和蛋白质含量。尿液中的糖或葡萄糖可以显示出潜在的糖尿病，而尿液中的蛋白质则可以显示出是肾病或是先兆子痫。

检测血型和抗体状态

在首次问诊时，我们会确定孕妇的血型。孕妇经常会问她的血型好不好。这个问题的答案是：血型并不存在什么好与不好。做这项测试是为了确定你是阳性血液还是阴性血液。它和血型没有关系。蛋白质决定血型，93%的人红细胞内含有蛋白质，他们是阳性血液。大约7%的人的红细胞内没有这种蛋白质，所以他们的血液是阴性。如果胎儿的血液为阳性而孕妇的血液为阴性，母亲的体内就会生出抗体来抵制胎儿红细胞内的那种蛋白质，导致一种称为胎儿水肿的情

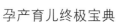
形，并且最后会导致死胎。由于这种潜在的危险，所有血液为阴性的孕妇，如果她们的丈夫血液为阳性的话，在怀孕期间都要打一针免疫球蛋白。孕妇可以让她的丈夫作检查，看是否需要打免疫球蛋白。免疫球蛋白阻止母亲体内形成那些抗体，并且免除出现那种情况的风险。如果管理妥善，它可以100%地一直保护着胎儿。打免疫球蛋白并没有什么风险。

风疹

我们在孕早期检测孕妇是否对风疹病毒具有免疫力。很多人在小时候都接种过抵抗风疹病毒的疫苗，但是在某些情况下这些疫苗的效力可能已经消失了。

我们通常建议孕妇在接种风疹病毒疫苗3个月之后再考虑怀孕。如果我们发现那位女性并不能抵抗风疹病毒，我们会告诉她们在怀孕期间要防止与患风疹的人接触。

如果在怀孕期间患上了风疹，就会引起诸多严重的先天缺陷。又由于这种疫苗内含有活病毒，所以怀孕期间的女性不能够接种疫苗，但是怀孕结束后就可以接种了。

乙型肝炎

所有的孕妇都要检查是否是慢性乙型肝炎病毒携带者。如果被发现是携带者，她的宝宝一出生就要立即接种乙型肝炎免疫球蛋白和疫苗，以防止将病毒传染给新生儿。我们还鼓励携带病毒的母亲在分娩后，向她们的主治医生或是肝脏专家寻求长期护理，定期检查肝功能以及肝癌的发生情况。

梅毒

在孕早期就需要监测梅毒。那些在怀孕期间发现患有梅毒的女性要使用青霉素进行治疗。如果不治疗而引起感染的话，会引起胎儿严重的先天缺陷。

艾滋病

在美国，每一个孕妇都可以进行艾滋病毒检测。如果一位女性患有艾滋病，但是却怀孕了，她可以使用抗病毒药物，以降低将病毒传染给胎儿的风险。令人高兴的是，由于反转录病毒药物越来越有效，病毒传染的可能性逐渐降低。此外，如果孕妇患有艾滋病，采用剖宫产就能大大地降低将病毒传染给胎儿的风险。如果没有这些治疗，大约25%的胎儿会传染上艾滋病毒。使用了这些药物治疗和剖宫产后，感染的风险会降到1%。

囊胞性纤维症检测

详细内容请看第一章33页。

孕早期遗传性疾病筛查

为什么你不可以被吓倒

当我们开始写这本书的时候，我们想要孕妇们可以放心。并不想要像如今的一些出版物和博客那样吓孕妇。我们也占用了一些篇幅来讨论遗传性疾病和糟糕的情况。当你了解后似乎会感到有很多害怕的事情。的确，如果你在寻找所有可能会发生的问题，那么整个怀孕的前景都似乎让人无法忍受。但是，即使很多的测试都是为了检测这些疾病，但绝大多数的孕妇都不会出现任何问题。我们告诉孕妇，很多疾病实际上是非常罕见的。所以，在现实中，宝宝健康的概率要远远大于患上罕见病或遗传病的概率。

单基因缺陷

在过去的十年里，DNA技术的进步让我们能够识别出很多基因病的起因。我们对孕妇进行验血，检查她们是否患有一些更常见的单基因缺陷疾病，如囊胞性纤维症、家族黑蒙性白痴等。采取哪种检测方法取决于孕妇的种族背景和家族病史。孕妇可以在初次会诊时就与医生讨论这些问题。更多关于这些疾病和可行的检查方法的详细信息请见第一章。如果检测结果证明你是这些单基因缺陷的携带者，那么你的丈夫同样需要进行检查。如果对方检测的结果也为阳性，那么胎儿也需要进行检查。

染色体数目异常

有一些基因疾病的发病原因是由于染色体增加或是染色体缺失。正常来说，一个胎儿从母亲那里接受一组（23条）染色体，然后从父亲那里也接受一组，共46条染色体。有时候卵子会出现

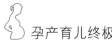

错误，会多出一条染色体，所以就导致了胎儿有47条染色体。这样的两个例子就是21体综合征和爱德华氏症候群。

染色体数目遗传异常更多地发生在高龄孕妇身上，因为她们的卵子内染色体数目更有可能会发生错误。不像其他的先天缺陷（如心脏有洞、唇裂和脊柱裂等病），其发生的概率与孕妇年龄无关，染色体数目遗传病的发生率随着孕妇年龄的升高而增长。一些患上这种疾病的胎儿甚至在怀孕期间就夭折了，但是其他一些胎儿会在出生后存活很短的时间，当然也有一些孩子，会很正常地活上一辈子。检测这些基因疾病有两种方法：筛选性测试和诊断性测试。筛选性测试是非侵入性的（验血和使用超声波），同时它能够显示疾病的发生比例，或发生的可能性，是否你的孩子在出生时会患上这些疾病。诊断性测试是侵入性的，它意味着直接对孕妇的身体进行分析，同时它会提供一个"是"或是"否"的答案。诊断性测试的例子有绒毛膜绒毛取样（CVS）和羊膜穿刺术。

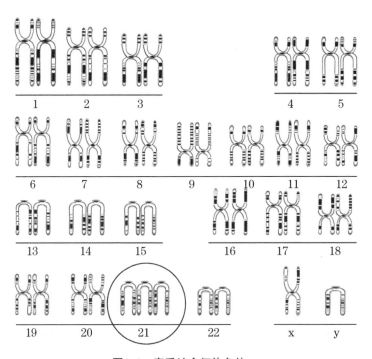

图3-3：唐氏综合征染色体

"我的胎儿正常吗？"这个问题是我们在孕早期最常听到的问题。我们向孕妇解释：先天性缺陷并不是很常见的问题，在所有的孕妇中发生的概率为2%～3%。我们可以检测出一些缺陷，但是绝对无法检测出所有的缺陷。现在的监测方法包括对孕妇进行验血，使用超声波和对胎儿进行直接的染色体分析。

基因和先天缺陷测试						■■■
检查	检查目的	时间	做法	精确度	赞成意见	反对意见
孕早期血常规检查	21三体综合征（唐氏综合征）、爱德华氏症候群	10～13周	验血，检查妊娠相关蛋白A和人类绒毛膜促性腺激素	它的精确度还没有公告出来	对胎儿没有风险	
颈部透明带	21三体综合征	11～14周	腹部超声波检测厚度，是否颈部长皮	65%		误报和漏报
四项检测	21三体综合征、爱德华氏症候群、神经管缺损腹壁缺损、综合征	15～20周	对孕妇进行验血检查，检查绒毛膜促性腺激素，雌激素三醇，抑制素-A和甲胎蛋白	21三体综合征80%，18三体征67%，神经管缺损80%，腹壁缺损85%	对胎儿没有风险	
完全整合地检查	21三体综合征、爱德华氏症候群、神经管缺损、腹壁缺损、小头	孕早期	第一期颈部透明带和4项检测相结合	21三体综合征90%，爱德华氏症候群81%	对胎儿没有风险	误报和漏报

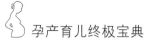

附 表						
检查	检查目的	时间	做法	精确度	赞成意见	反对意见
慢性绒毛活检	21三体综合征、爱德华氏症候群，同时还有其他的染色体畸变	10～14 周	通过宫颈口或腹部摘取小块胎盘检测	>99%	孕早期比较精确	流产的风险：1：100
羊膜穿刺术	神经管畸形，神经管缺损和腹壁缺损症相同	15～20 周	用针管通过腹腔采取羊水样本		精确	流产的风险：1：500
结构性超声波检查	检测有无缺陷，比如心脏有洞、脑部异常、唇裂	18～22 周	腹部超声波检测	60%～70%	可以发现会对分娩造成影响的缺陷	不要检查基因
单基因突变测试	囊胞性纤维症、家族黑蒙性白痴等	孕前或孕早期	对母亲进行验血，隔离特定的基因突变	98%～99%	易于操作	花费昂贵，所发现的疾病比较罕见

●**唐氏综合征：**唐氏综合征是最常见的基因数目遗传性疾病，而且只有当女性怀孕后才能够识别出来。美国国家卫生研究院的研究显示，在美国，每740名新生儿中就会有一名患有唐氏综合征。

唐氏综合征和孕妇的年龄有关	
年龄	发病率
25岁以下	低于1000/1
30岁	720/1
35岁	272/1
36岁	205/1
37岁	153/1
38岁	114/1
39岁	85/1
40岁	65/1
42岁	42/1
45岁	27/1

虽然我们认为孕妇的年龄越大则胎儿患上唐氏综合征的概率越大，但是，事实上大多数患有唐氏综合征的孩子都是由小于35岁的孕妇娩出的，因为在35岁以下的孕妇人数更多。事实上，55%的患有唐氏综合征的儿童由35岁以下的孕妇娩出的。由于这个原因，所有孕妇都必须接受唐氏综合征的检测。

患有唐氏综合征的人在学习和发育方面会出现问题，他们会患有先天性心脏病、听力丧失、先天性甲状腺功能低下、出现肠

道问题，同时还会出现视力问题和痉挛。一般来说，这些孩子在表面上就带有特征，包括：身材矮小、扁鼻子、眼睛倾斜、方脸、掌中有折痕（断掌）。很多途径都会导致孩子患上唐氏综合征，但他们的患病严重程度各有不同。很多人都见过患有唐氏综合征的演员克里斯·伯克。克里斯·伯克出演了电视连续剧《Life Goes On》里考基这一角色。很明显，他表现得很好，但是也有孩子处于这一系列的另一个极端上，他们不能自己进食而且还有其他的问题。

在这个时候，我们不能预计患了唐氏综合征会对孩子产生多大的影响。以前，患有唐氏综合征的孩子已经惯例性地被认为活不到成年时期。但是医疗的、物理的和职业性的治疗与教育技术进步，让很多患有唐氏综合征的人都能会活到成年、繁衍后代、生活健康。要不要抚养一个患了唐氏综合征的孩子，对于父母来说，这是个痛苦的决定，因为它并不是一种致命性的疾病，但是又有可能会带来一种他们完全没

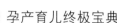

有想象过的未来。有些人会欣然地接受，并抚养他们患有唐氏综合征的孩子，但是也有一些人强烈地感觉到自己没办法应对。此外，一些患有唐氏综合征的孩子会活到成年时期，当他们的父母死后，就常常需要其他的兄弟姐妹或其他家庭成员来担当起照顾他们的职责。这是另外一个影响父母们的决定性因素。

◆ ◆ ◆ 做什么才有用

孕妇克劳迪娅和洛伦兹都是医生，他们来自医生世家。一对成就很大的相爱的德意志夫妇。克劳迪娅将她的事业停了下来，一心抚养家庭。她第一次怀孕时，生了一个健康的女儿。我们有幸能为她接生第二胎。第二胎怀孕时非常简单，过程也很顺利。克劳迪娅是个非常顺从的孕妇，她把自己照顾得很好，并且每次都来进行产前问诊。她染色体的血液检测呈阴性，超声波检测结果也正常。让每个人都感到吃惊的是，在分娩时，我们怀疑她的儿子患上了唐氏综合征。后来验血

检查她的染色体，结果证明我们的猜想正确。

但是，克劳迪娅和洛伦兹都没有感到难过。他们面对着磨难，将未来生活的终生成就转变为当好一对唐氏综合征孩子的父母。面对着抚养患有唐氏综合征孩子的巨大挑战，克劳迪娅冲在前面。她把停止工作的时间延长，把做物理治疗法、职业疗法和在学校与儿子一起进行特殊教育当作全职工作。这些父母有财力并且有决心去接受最好的护理。后来，他们选择了再生一个孩子，生了一个没有唐氏综合征的健康的女儿。

这个故事在可能的条件下有了个开心的结局，但是它也揭示了抚养患唐氏综合征孩子的现实问题——它可能成为一个家庭的终身挑战。

阿兰◆ ◆ ◆

●**爱德华氏症候群：** 爱德华氏症候群是第二种最常患的染色体数目异常遗传性疾病。每6 500名新生儿中就会有一名患上这种病。像唐氏综合征一样，在体内

多了一条额外的染色体，但是这次多的是第18条染色体。超过35岁的孕妇分娩出的胎儿更有可能会患上这种病。（如前面说过的，事实上，35岁以下的孕妇所生出的患有唐氏综合征或爱德华氏症候群孩子的总数要多一些，这仅仅是因为在35岁以下生育的女性人数更多。）爱德华氏症候群与严重的智力缺陷与多种身体问题如心脏缺损和小脑症有关。这些都是致命性的先天缺陷，死产和新生儿死亡的风险也很高。大约有40%的患有爱德华氏症候群的孩子只能活到1岁，但是极少数也能活过童年时期。

筛查

美国每一个州内都有自己的产前筛查程序。

虽然这些州内的测试会有一些细微的不同，但相对来说它们都很相似。这里我们特别说一下加利福尼亚州的测试。你需要同医生核实各州的不同之处。在加利福尼亚州的筛选试验一般有3个部分：孕早期的验血，孕早期的超声波检查和孕中期的血液检查。

1.孕早期的血液检查可以在第十周的当天和第十三周内进行。它的目的是检测怀孕期间产生的两种激素PAPP-A 和HCG。 PAPP-A指妊娠相关血浆蛋白A；HCG是指人体绒毛膜促性腺激素。

2.孕早期的超声波检查被称为颈部透明带检查，它可以在第十一周的两天内和第十四周的两天内进行。

具体地说，医生会测量胎儿颈部皮肤的厚度。厚度增加与唐氏综合征有关系。

3.孕中期验血一般在第十五周的当天和第二十周的当天进行。它常常被称为4项监测，因为它主要监测4种由怀孕引发的激素：人体绒毛膜促性腺激素、雌三醇、抑制素和甲胎蛋白（甲型胎儿蛋白）。

这3项测试的结果合在一起，形成一个对目前21三体综合征和爱德华氏症候群的风险评估。三者合一后，90%的患有唐氏综合征的胎儿和81%的患有爱德华氏症候群的胎儿都会被检测出来。当结果出来的时候，它会写上"患上唐氏综合征的概率为X分之一"。X可以是从5～100 000之间的任意一个数字。在加利福尼亚州，如果检测结果为患病比率高于1/200，则为阳性。当检测的结果为阳性时，孕妇就需要向专家进行一些遗传方面的咨询、接受超声波检测并且可能会需要做诊断性检测。

除了检测染色体21三体综合征和爱德华氏症候群，这一检测的第三个部分为孕中期验血，也称为"四项检查"。因为它还检测神经管缺陷（脊柱裂和先天无脑畸形）、先天性腹裂症（腹壁裂和脐突出）和小头症。这些疾病与孕妇的年龄没有关系，而与基因数量增多或环境因素有关。

筛选试验优于诊断试验的方面是，筛选试验没有任何风险。它不是侵入性的，无论如何不会对胎儿造成伤害。而相反，诊断试验在移动胎细胞时可能会引发感染或是导致羊水破裂而引发流产。筛选试验的缺点是：它并不完整。大约有5%的孕妇会收到错误的阳性诊断结果，即筛选试验的结果显示是阳性，但是胎儿完全健康。要记住，这些测试并不是要告诉你的孩子是否会患上唐氏综合征，而是想要告诉你胎儿患上唐氏综合征的概率有多大。举个例子，如果测试的结果显示患唐氏综合征的风险概率是1/50，那么还有49/50的可能性胎儿不会患上唐氏综合征。

◆ ◆ ◆ 概率并不是必然性

在放映《Deliver Me》第一季的时候，我们接待了一位律师孕妇，她叫克里斯汀亚，她的丈夫叫迈克尔，是一位医生。他们是一对积极且勤奋的夫妻。他们已经有了一个漂亮的女儿，同时兴奋地想要再添加一个孩子。克里斯汀亚35岁，检测时她选择采用四项检测法而不采用直接的羊膜穿刺术。基因咨询师告诉我们克里斯汀亚的检测结果显示胎儿患上唐氏综合征的风险升高。打电话告诉孕妇这种消息是件让人非常难过的事情。阿兰打电话给克里斯汀亚，告诉她测试的结果为阳性，胎儿有可能会患上唐氏综合征。我们将详细内容告诉他们，并简单地说了今后需要做的事情。挂电话几个小时后，克里斯汀亚的丈夫，迈克尔打电话过来说阿兰已经告诉了克里斯汀亚所有的事情，但是当听到"测试结果为阳性"这句话后，克里斯汀亚就什么都记不得了。阿兰又跟迈克尔说了所有的细节，并解释他们的孩子拥有正常染色体的概率还是很大的。这样，一下子所要说的话都说明白了，要做的事情也做了。

　　克里斯汀亚和丈夫还必须要等几天才能再去看产期保健医生，做超声波检查和羊膜穿刺术。在两周内他们只能对着结果无可奈何。他们经历着情绪上的大起大落，最后下定主意：如果有人愿意照顾这个有特殊要求的孩子，那么这个孩子就送给他。最后他们得到了结果——没有患上唐氏综合征——他们喜出望外地得到了一个健康的男孩，取名叫乔纳森。

◆ ■ ■

　　•**为什么35岁是不可思议的年龄**：遗传疾病的诊断性测试直接用于分析染色体的胚胎细胞，包括绒毛膜绒毛取样（CVS）和

羊膜穿刺术的胚胎细胞的直接移出。此时，由于孕早期阶段已经做过了绒毛膜绒毛取样，现在的这项测试也包括在诊断性测试中。关于羊膜穿刺术的详细信息可以查阅第四章。由于超过了35岁的孕妇更容易患上基因性疾病，所以诊断性测试的一般使用者为年龄大于35岁的孕妇。但是，任何年龄段的孕妇都可以提出要求进行这项检测。

　　很多的孕妇都问，为什么是35岁呢？选择35岁作为诊断性测试的年龄界限的原因跟这个年龄所涉及的风险有关。在35岁之前，由于羊膜穿刺术而引起的流产率高达1/200（后来这一风险率降到了1/500）。在35岁时怀孕，胎儿患上唐氏综合征的概率也是1/200。由于这项检测所带来的流产风险率与患上唐氏综合征的概率一样大，所以才选择35岁作为进行这项检查的年龄界限。

　　•**绒毛膜绒毛取样**：绒毛膜绒毛取样是一种可以在第十周到第十三周之间进行的一种基因检测。医生会将一个仪器伸入子宫内，移取一小片胎盘进行分析，

检查其基因的组成成分。我们可以查看是否它像患唐氏综合征一样有额外的染色体，或是染色体遗失。绒毛膜绒毛取样的精确度可以高达99%。

这一程序的操作方法有一个或两个。使用超声引导将导尿管穿过阴道口到达子宫颈或是将一根针穿过腹壁。医生会根据胎盘的位置不同而选择不同的方式。移出的胎盘细胞将会放在实验室里培养大约10～12天，然后完成染色体分析和染色体组型分析。这个过程感觉起来就像是进行长达大约5分钟的子宫颈抹片检查，这

会伴随着轻微的绞痛。我们建议孕妇在测试后的48小时内不要做运动尤其不要做剧烈活动。

绒毛膜绒毛取样的优点是具有及时性：在孕早期的结束阶段你就可以得到结果。所以，如果想要终止怀孕，需要进行的医疗程序非常简单、安全。此外，它的准确率也很高。它的负面影响是其造成流产的风险率高达1%，但是这会受医生医疗水平的影响。由于羊膜穿刺术所带来的流产风险为1/500，所以绒毛膜绒毛取样没有羊膜穿刺术那么受欢迎。绒毛膜绒毛取样的并发症包

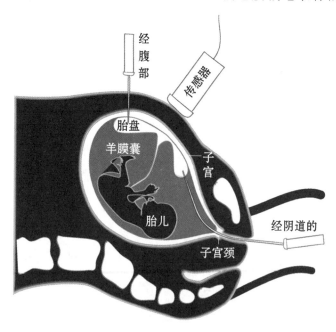

图3-4：绒毛膜绒毛取样程序

括出现大量出血，发热或是严重绞痛。另一个与绒毛膜绒毛取样相关的现象在以前被称为"肢体复位短缺"。

这种先天性缺陷的发生率大约为5/10 000。在前些年，一些医生认为在第十周之前进行绒毛膜绒毛取样会引起这种病症。但是经过对超过60万次的绒毛膜绒毛取样案例进行检测后，我们发现没有证据证明做这种测试会增加先天缺陷的风险。尽管如此，我们还是建议在第十周之后进行绒毛膜绒毛取样。

◆◆◆ 我经历的绒毛膜绒毛取样检查

两次怀孕我都做了绒毛膜绒毛取样检查，从一开始我都毫不犹豫地要做绒毛膜绒毛样检查。由于第一次怀孕时我33岁，第二次怀孕时我35岁，我非常想确定地知道在基因问题上胎儿都有没有问题。也许是由于职业的原因，我比一般的孕妇都要偏执些。我觉得不获得那些信息我就没法享受并拥抱怀孕的时光。从身体上来说，检查的过程并不困难，只

有5分钟，其中我感到有一点点的绞痛，在检测之后的24小时内有一点点不舒服，但是也没有什么坏事发生。

几周后得到检测结果对我来说是一个很大的解脱。所以，到大约第12周的时候，我就已经知道胎儿在基因方面都很正常。

绒毛膜绒毛样检的风险对于我来说很低，它们跟我想要立即得到确切结果的欲望相比起来要小得多。

艾莉森◆◆◆

◆◆◆ 我的孕早期检测

我41岁的时候怀上凯莉。怀上她时，我只差3个星期就42岁了，所以胎儿患上唐氏综合征的风险非常高：大约有1/40的概率。之前我流产过两次，所以一开始，我就对绒毛膜绒毛样检感到很紧张。我知道最后会做羊膜穿刺术，但我还是做了孕早期检测，因为我想知道，在等待做羊膜穿刺术时，我的风险到底有多高。如果孕早期测试的结果为不正常，那么我仍旧还可以选择提

前做绒毛膜绒毛样检。我的孕早期检测结果呈阳性，这就表示胎儿患上唐氏综合征的概率为1/78，这个结果比因我年龄而引起的风险概率1/40仍旧要好。

我仍旧觉得做羊膜穿刺术没有多大危险。在做羊膜穿刺术前，我要为检测的结果等上4周的时间，而且羊膜穿刺术检测之后还要等上10天才能获得最终的结果。除了所经历的这些问题之外，我的羊膜状况正常，这对我坚持怀孕的决心是个很大的安慰。

当孕妇不知道该做什么检测时，我就将这一策略告诉她们。一些孕妇的检测结果显示患上唐氏综合征的风险度非常低，并且这还帮助了她们决定是否要采用创伤性检测。同时，还有一些孕妇知道自己风险度很高后就决定不做创伤性检测。

伊冯◆◆◆

•**基因筛检检测具有可选择性**：在诊断者决定做这些测试之前，我们常常会问她们："这些检测的结果会对你的状况产生哪些改变呢？"如果孕妇回答说："我

不会考虑终止妊娠，所以那些结果不会对我造成什么改变。"那么不做任何的基因检测是最好的选择。但是如果孕妇说她会考虑终止妊娠或是想要提前知道可能的结果，以便她和家人能够为那一挑战提前做好准备，那么做基因检测是个很好的选择。

接到最后的测试结果后，我们会真诚坦率地与孕妇一起讨论。如果我们发现她的胎儿的确患有疾病的话，我们会把她引荐给遗传疾病咨询师，他们能够对疾病和潜在的结果作出详细的解释和说明。我们会给她们提供信息以帮助考虑是否要终止妊娠。很显然"患上了遗传性疾病"这个信息让人感到心痛，而且很难作出决定，但是你还是必须要亲自作出决定。

感染和发热

在孕早期阶段最经常感染上的疾病就是泌尿道感染、呼吸道感染和肠道感染。就如前面章节内提到的一样，很多的孕妇并不会知道自己的泌尿道已经感染了，她们直到在诊室内做尿液检测筛

查时才会知道。常常她们会口服抗生素来治疗这些疾病。

呼吸道疾病传染也很常见。很多的病毒感染会自己痊愈，对于这些疾病，我们常常会采用一些支持性措施——喝水，服用退热净、解除充血剂以及止咳药来治疗它们。但是，如果孕妇持续发热的话，那就必须同产科医生联系，因为她可能需要进行静脉输液或使用抗生素。

⊘ 误区

如果我感冒了或是被传染了，那么就一定会立即传染给胎儿。

✔ 事实

很多的传染都不会传送到胎盘。即使孕妇很难受，胎儿也常常还很好。

孕妇也有可能会感染上肠胃炎或是"肠胃感冒"。这是一种小肠感染上病毒的疾病，例如诺瓦克病毒或轮状病毒。这种疾病通过食物中毒、水或是其他已经感染的人传染。肠胃炎会导致恶心、腹泻、发热和腹痛，但是这种疾病也不会对胎儿造成丝毫影响，它只会引起脱水让孕妇感觉很难受。对于肠胃炎发作没有什么治疗的办法，而且很多的肠胃炎发作在几天之内会自动痊愈。对待它的办法只有休息和大量地补水。在严重的情况下，如果持续很多天病情都不减轻，那就只有采用静脉输液的方法来治疗。

睡觉的姿势

很多书上都会警告孕妇不要仰卧睡觉，有时候仰卧会增加孕妇的恐惧感。

⊘ 误区

怀孕后孕妇最好采取左侧卧，这种睡眠姿势最适合腹中的胎儿健康发展。

✔ 事实

虽然我们建议左侧卧，但是这种姿势的前提是能够保持良好的睡眠状态。

我们曾经在凌晨3点时接到孕妇打来的电话，她惊慌失措地说自己入睡时是侧卧的，但是醒来后发现自己是仰卧的。她担心自

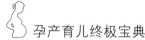

己已经伤害到了胎儿。但是在我们的临床经验里，从没有发生过由于孕妇仰卧睡觉而伤害到胎儿的病例。

医生建议左侧卧是因为在脊柱的右边有一根叫作"下腔静脉"的大血管。这根大血管负责将身体下半身的血液运送到心脏。从理论上说，胎儿和子宫的重量都会压迫大静脉，阻止血液通过大静脉输送到心脏、子宫及身体其他地方。

在孕早期和孕中期阶段，由于胎儿还很小，孕妇不管采取何种睡姿都不会压迫到胎儿。

但随着胎儿继续成长，孕妇的腹部越来越大，仰卧睡觉也会越来越不舒服。因为子宫压迫肺部，所以你会感到喘不过气来。

很多孕妇就会很自然地侧向一边睡觉，并用枕头支撑着腹部睡觉或是在躺椅上睡觉。

左侧卧是最健康的睡姿，如果觉得仰卧最舒服也可以，但是如果一旦出现呼吸不畅或是头晕的情况，请马上改变姿势。

如果你一觉醒来时发现自己仰卧或是右侧卧的话，不要担心，因为并不会对胎儿造成任何伤害。在孕晚期或分娩阶段，孕妇最多能够持续仰卧一小时。随着孕程进入下一个阶段，你的身体会越来越觉重，可以仰卧的时间会越来越短。同时，在下一章里，我们会以双重视角即医生和孕妇的视角根据怀孕的不同阶段来推荐一些合理的饮食与运动方法。

第四章 孕中期：13～28周

欢迎来到孕中期阶段

◆ ◆ ◆ 是谁在子宫中呢

"你想知道胎儿的性别吗？"

2001年5月，我怀孕已经17周了，我的围产期医生问了我这样的问题。这也是我曾千百遍地问过孕妇的问题。之前我一直都是为别人做这个检测，但是只有这一次我是真切地感受到了这个检测过程。

"当然！"

"是个男孩。"他说。

最后，我能实实在在地说我理解到了孕妇听到这话时一定会有的情绪：激动、高兴、喜爱和害怕。

我喜欢在做超声波检测时与孕妇待在一起。每次看见一位孕妇的面容上飘过我曾经历过的各种激动的表情时，我就觉得那是一种特权。这种事情让我的日子变得有意义。孕妇常常问我："你难道不对这些事情已经习以为常了吗？"也许是，但是当看到那些小生命在子宫内到处移动、踢腿、挥舞手臂时，好像是在说"你好"，那真是一种奇迹。

阿兰◆ ◆ ◆

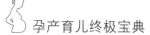

十分高兴地告诉孕妇，在第十二周时，新形成的胎盘会释放出很重要的孕激素黄体酮——β人体绒毛膜促性腺激素，以前负责产生黄体酮的激素下降了，同时孕早期的那些极其难受的早孕反应也消失了。对于很多人来说，恶心和虚弱感都开始消退。

只要到达了孕中期，流产的可能性就会减少到3%以下。生出一个健康孩子的可能性将大大增加。

此外，由于胎儿还不是很大，在这一阶段孕妇很可能会感觉不到它的重量。如果你是第一次怀孕，很有可能到了第二十周时你都不会表现出很大的不同。在这一阶段，很多的孕妇都还可以很舒服地弯下腰来捡东西，可以看到自己的脚趾。

孕中期之后大部分的早孕反应都消失了，这使很多孕妇会误以为胎儿出现了问题。

如果你在计划一次度假旅行，那么最安全的时期是14～24周之间的孕中期。

孕妇模特拍的风采照人的写真照一般都是孕中期阶段完成的。而且孕中期阶段还是一个可以让你第一次神奇地感觉到胎动的时刻。如果你愿意的话，还可以知道胎儿的性别。如果你已经知道了孩子的性别，很有可能你将会开始长时间地凝视那些粉红色的裙子或是蓝色的连体衣。但是如果你并不想知道胎儿的性别，你也可以尽情地享受这充满神秘与神奇的时段。在孕中期阶段，你需要每4个星期就去看一次医生。如果患有并发症，那么就需要更加注意。产检时，在就诊室里你可能进行以下的项目检测：

· 测血压

· 测体重

· 检测尿液中的葡萄糖和蛋白质

· 用多普勒胎儿监测仪检测胎儿的心跳

· 检测宫高

· 检查腿部水肿状况

· 向医生说出你所有的疑问和担忧

孕中期阶段胎儿的发育

在孕早期阶段我们用超声波测量胎儿的长度，即从头顶到臀部。

在孕中期阶段，我们使用三种不同的检测方式来确定胎儿的尺寸与重量：第一，测量胎儿头脑的横截面；第二，测量胎儿腹部的横截面；第三，测量胎儿股骨的长度或是大腿骨的长度。

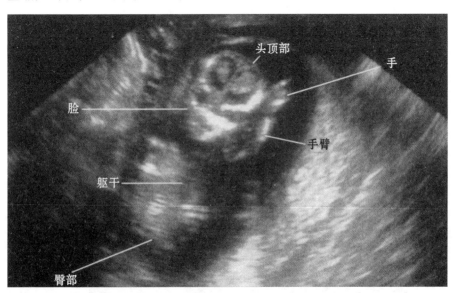

图4-1：12周胎儿正面超声波影像

孕12～28周胎儿的大小和体重			■ ■ ■
12周	约6厘米	约14克	
14周	8～9厘米	约45克	能够辨认出胎儿的性别
16周	约12厘米	约110克	胎儿的腿已经长成了
18周	约14厘米	约200克	胎儿的耳朵已经开始从脑袋的两侧伸出来了
20周	约16厘米	约320克	胎儿现在的活动越来越有规律了。在胎儿的脑袋上和身上长出更多的毛发
24周	约21厘米	约630克	胎儿的肤色是红色或是粉色的
26周	约23厘米	约820克	胎儿现在长出指甲了
28周	约25厘米	约1 000克	胎儿现在长出了眼睫毛，并且能够自由地眨眼睛了

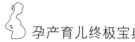
通过上一页的图表显示，我们可以看出，在12周时，胎儿大约只有6厘米长，大约有14克重。

在孕中期结束阶段，胎儿大约有630克。它的长度大约为21厘米，这比30厘米要稍微少一点。当然胎儿的身长和体重也可能在某些方面有一些浮动。

在这一阶段结束时，胎儿会开始踢腿、睡觉、走路、吞咽、排尿和吮吸手指。

子宫和羊膜囊的生长

怀孕之后，受精的卵子很快就会变成一个被称为"囊胚"的充满液体的球。囊胚由三层细胞组成。最里面的两层细胞会变成胎儿的身体，而最外面的一层细胞会变成胎盘和胎膜。在怀孕12周之后，胎盘就完全形成并且开始运作。

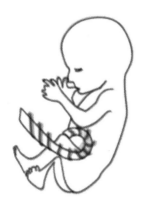

图4-2：胎儿在12周的实际大小

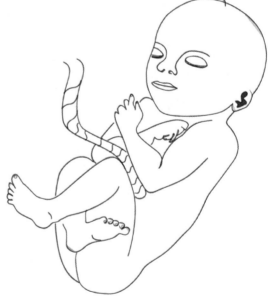

图4-3：胎儿在24周的实际大小

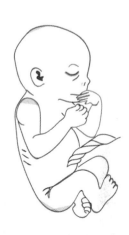

图4-4：胎儿在20周时的发育

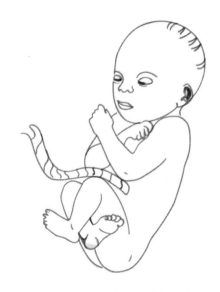

图4-5：胎儿在28周时的发育

胎盘真的是一个有着神奇作用的器官，它确实有重要的作用。它直接连接着孕妇和胎儿。不需要混合孕妇和胎儿的血液，就可以直接为胎儿提供氧气与营养，并且将排泄物和二氧化碳转移给孕妇，它还会产生很多的激素、蛋白质和其他对孕妇和胎儿都很重要的物质。

●**脐带**：脐带连接着胎儿与胎盘，而胎盘又连接孕妇。胎盘的一边连着子宫，另一半，那光滑的一边中间地带连着脐带，直接与胎儿的肚脐相连。在这一阶段，脐带一般有55厘米长。

脐带连接着两条动脉与一条静脉，它们在正循环的范围内以相反的方向运动着。静脉将营养与氧气从孕妇传送到胎儿，而两条动脉将废弃物和二氧化碳传回胎盘，并送它们出去。

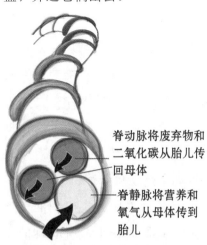

脊动脉将废弃物和二氧化碳从胎儿传回母体

脊静脉将营养和氧气从母体传到胎儿

图4-6：脐带的横截面

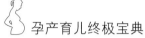

从脐带传输的血液绝对不可以被堵塞。如果发现胎儿发育不好，就要采用超声波检测脐带里的血液流通是否流畅。

●**羊水**：20周以后，羊水的主要部分为胎儿的尿液。与其他东西相比，胎儿的尿液里含有促进胎儿肺部生长与成熟的很重要物质。羊水还有缓冲的作用，成为了一个有保护性的水池，让胎儿能够有一个安全的环境成长并帮助胎儿保持稳定的体温。

多普勒胎心监测仪

孕11～12周时，就可以借助多普勒胎心监测仪听到胎儿的心跳声。医生每次都会将多普勒胎心监测仪放在孕妇腹部子宫的正上方。正常的胎儿心跳为每分钟110～160次。多普勒胎心监测仪使用声波来测量胎心率，所以对胎儿不会造成任何影响。

多普勒胎心监测仪可以帮助证实胎儿的心率是否正常。胎儿心跳如果低于每分钟110次，那么就可能预示着胎儿接收到的氧气不够。我们同样也监听心跳的规律性。心电图起伏较大可能预示着胎儿患有心律失常的症状。但是，只通过听心跳不能够确定胎儿是否患上了任何的先天缺陷或是其成长是否正常。心跳声是大还是小取决于从心脏到皮肤表面的距离远近，而并非取决于胎儿是否强壮或健康。

⊘ 误区

如果胎儿非常活跃，那么它出生后也会很活跃。

✔ 事实

作为医生，我们到处收集任何可以证明这一点或是反对这一点的可靠性研究文件。但我们什么都没有找到。

照现在情况来说，胎儿在子宫内的活动能力与胎儿出生到这个世界后的活跃性，没有任何相关的文件可以证明这两者之间存在着关系。

检测宫高

"宫高"是一种测量尺度，它以厘米为单位，测量从耻骨顶端到宫底的长度。孕20～34周期间，宫高的长度恰恰就是孕妇怀孕的星期数。例如，在第二十周时，宫高的长度就为20厘米，在第二十四周时，宫高的长度就为24厘米。每过一个星期宫高就会多长1厘米。它能够非常简单快速地让我们确定胎儿的成长情况的好坏。

但是，宫高的测量并不是十分的科学。例如，对于那些体重更大的女性，她们测出的宫高就会比实际的要更高一些，因为她们的腹部有更多的脂膜。

如果测出的宫高并不与实际的怀孕星期数一致，我们还是要确保宫高的增长随着星期数的增加日渐增加。例如，一位孕妇的宫高在第二十周时测出来是20厘米，但是一个月之后测量还是20厘米。那么这很可能暗示着胎儿在成长上出现了问题。

相反，如果一位女性在第三十周时，测量值为34厘米，那么这就预示着胎儿比一般正常胎儿都要大。在其他的情况下，我们会用超声波进行更深入的检测。跟踪每个月的进展以确定胎儿的成长是否正常。

感觉到胎动

孕早期，很多孕妇在感觉到胎动才开始不那么焦躁与迟疑。我理解，因为我也是那样的母亲。

胎动是指孕妇第一次感觉到体内胎儿的运动，那一刻对于任何孕妇和她的伴侣来说都是激动人心的。一般说来，孕妇第一次感觉到胎动是在孕10～20周时。在随后的阶段，你会提前两周感觉到胎动。

除非你有过怀孕的经历，否则很难形容出胎动时的确切感觉。胎动感觉起来就像是温柔的捶击或是轻轻敲弹。在开始时，敲弹的力度非常小，但是随着胎儿的成长，力度会渐渐地加大。

如果在孕16～18周时没有感觉到胎动也不用紧张。但是，如果在孕20周时仍没有感觉到胎动，那么就需要告诉医生了。很大一个原因可能是你对这种运动的感觉还不是很敏感。

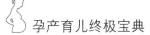

那么，为什么有些孕妇感觉不到胎动呢？因为一些孕妇的胎盘可能是在子宫的前面，或是前半部分。在这种情况下，孕妇和胎儿之间就会多了一层组织，使胎动的感觉不是很明显。同样的，如果孕妇太胖也有可能感觉不到胎动，因为她的脂肪层过厚，形成了又一层隔在孕妇与胎儿之间的组织。

孕中期症状

◆◆◆ 我的夜间生活

在工作了一天后，床对我来说就是热情迎接我的天堂。我不能继续像其他的医生一样随时工作，对患者做到随叫随到，因为在晚上有一些其他事情打扰了我的睡眠。但是，现在是早上4：00，我觉得我需要起床去卫生间！我难道不是在2：00的时候起来去过卫生间一次吗？

伊冯◆◆◆

膀胱的压迫感增强

随着子宫的增大，孕妇逐渐就会出现尿频和尿失禁。从身体构造上来说，膀胱正好在子宫的前面。随着子宫长大，膀胱就会日渐受到压迫。所以自然而然，你会频繁地感觉到想要去卫生间。很多孕妇晚上都要起来去卫生间好几次。此外，咳嗽或是打喷嚏会引起尿失禁。当她们不能控制住尿的时候，甚至会不能控制膀胱。

很多孕妇都会产生尿失禁，我们要求孕妇不要长时间不去卫生间，因为这样会引起泌尿道感染或是肾脏感染。肾脏感染也就是肾盂肾炎，它会给人带来巨大的痛苦，严重且拖延不治的话还会引发早产。我们告诉孕妇，最好的方法就是大量地喝水，冲洗肾脏和膀胱。所以，如果你需要去卫生间，那么就必须去卫生间。

食欲增强

我们看到超过50%的孕妇在孕中期阶段都开始特别想吃各种不

同的食物。现在，她们终于有一些胃口了，但是同时体重也不知不觉地在增加。

◆◆◆ 我的冰激凌梦想

我承认，在孕早期阶段，水果和蔬菜让我的呕吐症状陷入了绝境。

但是，在第二次怀孕时，进入孕早期之后，我吃咖啡杏仁冰激凌条简直就吃不够。由于我超级喜欢它，丈夫就把它们放在冰箱的盒子里。而我的腹网和臀部绝对不允许我吃任何的冰激凌条！

阿兰◆◆◆

如果这一点符合你的话，那么就请回看前面章节所说的内容，并且再次阅读在怀孕期间你的体重如何增长。

请记住，你每天只需要多摄入1254.6焦耳（300卡路里）就完全可以满足体内胎儿成长额外需要的营养。

我们并不是说，永远不吃特别喜欢的东西，只是，请记住常识，并且要提醒自己保持健康。

异食癖

一个忙乱的早晨在产科就诊室超声波检测室内，阿兰看见一位娇小年轻的女性来进行例行的产前检查。阿兰照着常规给她进行检查：测量血压，测量宫高，用多普勒胎心监测仪听胎儿的心跳，一切都正常。

在结束时，她照例问一句："你今天还有其他问题吗？"这位孕妇焦虑而难堪地深吸了一口气然后说："帕克医生，我现在特别想吃尘土，而且我还吃了些。这样行吗？我很担忧。"

异食癖是一种孕妇所经历的想吃某些非食品性的东西的一种症状。最常见的食物为淀粉、土壤、小石头、灰尘。在孕妇中有8%会经历这种症状，但是在某些族群中，它的出现率大约为30%。一些人认为造成这种情况的原因是她们想要用这些东西取代食物中缺少的铁或是其他的矿物质。当一位孕妇被报告说患上了异食癖的时候，我们常常会检查她的血细胞数量，并且常常建议食用补铁剂。吃那些食物会导致中

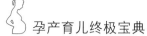

毒，因为那里面含有毒素，例如铅，它会影响孕妇对普通食品的吸收能力。

涎液分泌过多

涎液分泌过多是指过度产生唾液。有此种症状的孕妇会随身携带一个杯子，我们称为"吐痰杯"来收集过多的唾液。无论是需要咽下的唾液或是咽下唾液的行为都会引起她们的恶心感。大约有1%的孕妇会患上这种症状，科学家们现在还不知道造成这种不便情况的确切原因到底是什么。但是它一定跟淀粉过度刺激唾液腺有关系。庆幸的是，这种症状不会对孕妇和胎儿造成任何伤害，我们还见过一位女性在产后仍旧经历这种麻烦的情况。我们建议一些孕妇试着吃一些口香糖或是减少淀粉的摄入量，但是更多的时候还是尝试着在手边带着一个杯子为好。

小腿抽搐

很多的孕妇会出现此种症状，特别是在晚上。我们还没有弄清引起这种症状的原因。医生和科学家们都寻找过它的原因，研究过它的病因学，例如缺少钾、镁或钙。但是这些理论没有一个已经被证实。有可能是由于小腿支撑的重量太大而引起了肌肉疲劳。这种症状常常发生在小腿上，但是它也会影响到你的脚部与大腿。当发生小腿抽搐时，可以尝试以下方法：

·将踝关节弯曲，伸直抽搐的小腿，让你的脚指头可以指向头部。但抽搐加重时不要这样做

·穿护腿长袜

·睡前拉伸大腿和小腿

·在晚上之前大量地喝水

·在抽筋的地方做按摩

·采用局部热敷

·扶着一些东西作为支撑，或者在地板上蹲下

在孕早期，阿兰的小腿抽筋很严重。有一天晚上，抽筋得特别痛，小腿紧缩并且整条腿都不能动。后来通过做拉伸运动和按摩，疼痛得到了缓解。

再后来，白天穿上了护腿裤，那种绞痛就再也没有发生过了。"我不知道护腿裤的效果是否有科学证明，"阿兰说，"但是它对我很有效。"

心悸

如果你能感觉到自己心脏跳动得厉害或剧烈的节奏性跳跃，那就表明你患上了心悸。由于生理上的心血管系统发生了一些变化，这种情况在怀孕阶段很正常。因为孕期血量增加了50％，所以心脏需要跳动得更加有力来使血液流动。在很多人看来，这种症状从高度警觉心脏跳动得更加剧烈，甚至感觉到心脏的节奏性跳跃或是完全停止。还有一些人将这种感觉形容为心脏在胸腔里来回转动。这种状态常常让人感觉很不舒服。很多情况下的心悸都没有危险。它们常常只是持续几秒钟到几分钟的时间。但是，如果经常发生并且伴随着胸部疼痛、呼吸不畅或是头晕目眩的话，你就需要与医生联系了。

韧带疼痛

有一些疼痛是怀孕期间特有的。在子宫的两侧都会出现韧带疼痛，这被称为"圆韧带"。这种韧带从子宫的顶端延伸到腹股沟旁边骨盆的侧边。随着胎儿的发育，子宫也会胀大，这种韧带也会被拉长，进而在腹股沟旁边和内部产生一种拉伸的感觉。对于不同的孕妇来说这种感觉也不同。一些孕妇将它形容为刺痛感，还有人说它让她们很不舒服，因为每次起身时，行走或是在床上转动位置都会感到疼痛。在孕晚期，阿兰有这种感觉，每当走路时都需要花时间来拉伸腹股沟疼痛感才会消失。

对于为什么有些孕妇会患上这种症状而其他一些孕妇不会患上这种症状现在还没有任何解释。圆韧带疼痛只是怀孕的不良反应，而且这些症状对胎儿不会造成任何的伤害。但是，没有多少事情可以减轻这些不舒服的感觉，你所能做的仅仅是休息并且避免剧烈运动。也可以试着进行热敷，做拉伸运动，对局部进行按摩。严重时可去医院请医生诊治。同时也需要证实疼痛不是其他如阑尾炎或是宫颈功能不全等严重问题。当出现不正常的疼痛时，谨慎一点还是更好一些。如果有任何的怀疑，那么就去咨询医生吧！

◆◆◆艾莉森在韧带疼痛方面的猜想

当我怀着女儿凯特，在第18周时，一天早上我起床，感觉到右下方非常地疼痛。我几经努力还是不能走路。由于疼得太厉害了，让我都觉得很想吐。我甚至站都站不起来。我确信自己患上了阑尾炎。我又躺回去，喝些水，过了几个小时后，疼痛感缓解了一些。这时候我再想起来自己有可能是圆韧带疼痛。那一刻让我清醒了过来，让我知道了这么多年来我的孕妇们到底在抱怨些什么事情。

艾莉森◆◆◆

•**圆韧带疼痛与阑尾炎**：艾莉森自己都几乎将圆韧带疼痛误认为是阑尾炎。从这儿可以看出这两种症状是多么相似。阑尾炎会引起身体的右方剧烈疼痛，而这个地方又大致与圆韧带疼痛的位置相似。唯一的差别就是阑尾炎会导致孕妇早产。如果不及时诊治的话，会让孕妇患上很严重的疾病。在怀孕期间诊断阑尾炎是个很复杂的工作，因为子宫会将阑尾从右下腹部正常的位置上推到右上腹部。阑尾炎的症状可能会包括右边莫名其妙地疼痛、食欲减退、发热、腹泻、恶心、呕吐。一般来说，随着时间延长，这些症状也会加剧。如果你存在以上症状中的任何一个，不要仅仅只是怀疑成圆韧带疼痛，要给医生打电话或是去医院，请医生诊治。

皮肤的变化

很多怀孕的女性在孕中期阶段会开始注意到自己的皮肤开始发生了一些变化。很多这方面的变化都会让她们觉得不开心。

•**暗斑**：90%的孕妇的皮肤上都会出现暗斑。这些暗斑常常出现在脸上和胸部，同时在一些生殖器区、腋窝里和大腿内侧也会出现。它们的产生是由于黑色素分泌过多。当其出现在眼睛、鼻子和面颊上的时候，就会被称作黄褐斑，也叫作"妊娠斑"。此外，以前就存在的那些痣的颜色会增加。一些孕妇的腹部中间会出现一些线，被称作黑线。那些肤色偏黑的孕妇更容易长出暗斑。如果暴露在太阳光之下，这些黑色的变化就会更加明显。所以，建议在怀孕期间和产后出门时要戴帽子并且涂抹防晒霜。这些斑纹会在产后的6个月之内消失，但是也有一些永远不会完全淡化。

●**妊娠纹：**80%～90%的孕妇都会长腹纹，也称为妊娠纹。当皮肤的第二层（真皮层）受到了极度的伸展而被撕裂就会产生妊娠纹。这种现象一般出现在孕中期阶段的末尾和孕晚期的开始期间。它们最常出现的地方是腹部和乳房，也可能会出现在臀部和大腿上。如果胎儿身材比较大的话，患上这些症状的可能性也会增大。从遗传学角度来说，有些孕妇的皮肤类型能够预先处理这种妊娠纹。与误区和市场上宣传的说法相悖，现在还没有可靠的方法能够帮助孕妇防止这种妊娠纹产生。市场上有一些价格非常昂贵的乳液和化妆水，但是能够吸收到这些东西的只是表皮，即皮肤的最上面一层，而真正出现妊娠纹的低层真皮无法吸收。这些红紫色的斑纹最后会褪色成银灰色。在怀孕结束后，皮肤科医生可以采用激光疗法或是去疤痕手术来去掉这些斑纹。

●**粉刺：**粉刺是很多孕妇都会患上的另一种皮肤病。它的发生更有可能与体内的激素水平改变有关。粉刺会长在脸上也有可能会分布在背部和胸前。医生有可能会采用局部抗生素的治疗方案，例如，使用红霉素或克林霉素等。在怀孕期间千万不要使用青春痘特效药，因为它是少有的几种会引起胎儿先天缺陷的药物之一（见第一章的药物部分）。

🚫 **误区**

　　如果在怀孕期间长粉刺，一定会生个男孩，因为在你的全身里存在着很多睾丸素。

✅ **事实**

　　皮肤发生的任何问题与胎儿的性别之间没有任何关系。

●**微小发痒的肿块：**这些小肿块随时随地都会长出来。它们常常长在身体上、手臂上和腿上。口服抗组胺药如苯海拉明或是局部类固醇乳霜可以治愈。

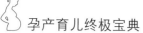

●**静脉曲张：**随着胎儿和子宫的长大，它们对盆腔血管会造成压迫，使血液从腿部流到心脏的速度减缓，从而造成腿部、外阴和肛门区域的静脉肿胀。这些肿胀就被称为静脉曲张。当它们在肛门部位出现时，就会被称为痔疮。它们不会对胎儿造成任何伤害，但是会让孕妇感觉疼痛、不舒服和肿胀。虽然不能完全地阻止它们，但是可以尝试以下的做法来缓解这些症状：首先可以穿护腿袜（我们知道护腿袜很紧，会让人觉得热，但是它们对缓解肿胀和腿部抽搐很有作用）。其次可以避免长时间地坐着或是站立着。要间歇性地走动，促进血液循环。最后还可以将腿部抬高或者经常运动。

●**毛发生长加速：**在怀孕期间，雌激素和雄激素改变着毛发的正常生长模式。它让毛发在生长期间长得更多，在脱落期间也脱落得更多。同时，如脸上、胸前、腹部和手臂也许也会长出毛。你可以用蜡去毛、刮片刮毛或是用钳子拔除它们。但是，在操作时要注意，一定要使用干净的器具。庆

幸的是这种变化在分娩之后的6个月内一般都会消失。

🚫 **误区**

如果在怀孕期间剪头发，胎儿的视力就会出现问题。

✔ **事实**

正如希望的那样，很明显剪头发不会对胎儿视力的发育造成损害。

阴道分泌物增加

孕妇最常抱怨的一件事情就是阴道分泌物增加，或是称为白带增加。你会发现自己的内裤总是潮湿的，这就迫使孕妇每天要更频繁地更换内衣、内裤。雌激素水平提高促进宫颈分泌出更多的黏液。

白带并不会引起发痒或是异味。这种分泌物可以是白色的、黄色的或无色。虽然会引起不适感，但是这种现象是很正常的，不表示怀孕出现了任何问题。在怀孕期间，由于激素水平的改变和pH值平衡的改变，孕妇很容易发生阴道感染。如出现以下的疾病就需要治疗了：

●**细菌性阴道病（BV）：**当阴道内的细菌丛水平不平衡就会出现这种症状。然后导致加德纳菌加剧生长。孕妇常常都抱怨有一股"腥臭味"。这种病不会通过性传播，而且，使用口服抗生素或是阴道抗生素能够治愈。

●**念珠菌病（酵母菌）：**这种病症是由一种称为白色念珠菌的酵母菌引起的。它会引起瘙痒、发热、阴道或是外阴肿胀，同时还伴随着黏稠的黄白色阴道分泌物。如果没有引起其他症状，就不需要治疗。除了会引起孕妇烦躁以及不适感之外，这种症状不会对胎儿造成任何影响。

●**毛滴虫：**这种症状由泡沫阴道分泌物引起，它会带来瘙痒和刺激感。使用口服抗生素能够很容易地治愈这个问题。由于这种病会通过性传播，所以丈夫也一样需要治疗。

便秘和胃灼热

由于黄体酮产生，便秘和胃灼热是很正常的现象。黄体酮让光滑的肌肉细胞放松，所以任何在你体内发生的事情都变得慢一些。由于大肠和小肠的运转速度变得更慢，所吸收的水分就更多，所以便会引起便秘和肿胀。这可以通过饮食上的改变来治愈，如增加水分的摄入，吃新鲜的水果和蔬菜等。

🚫 **误区**

如果在怀孕期间出现很多的胃灼热，那么宝宝出生时会有很多的毛发。

✔ **事实**

直到我们读了最近的一篇有趣的研究之后，我们才把这种说法当作那些在老妇人之间长久流传的谣言之一写出来。在那份研究中，共有64名孕妇——样本数很小。暂时的研究结果表明这种胃灼热和毛发之间的关系是成立的。

胃灼热或是胃酸倒流是由于随着括约肌放松，胃酸倒流到食管里，引起灼热感和食欲缺乏。可以试用以下方式来缓解症状：

·少食多餐

·在用餐3小时内避免仰卧或是弯腰

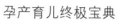

·睡前两小时之内不要进食

·使用抗酸药

当然，在服用任何药物之前都要咨询医生，如果这些补救措施不能够缓解胃灼热，那时就需要使用更强劲的处方药。

布雷希氏收缩（假宫缩）

在1872年，有一位叫小布拉克斯顿·希克斯的产科医师发现，在孕早期子宫肌肉就开始收缩，并且没有任何疼痛感。在孕中期，皮肤可以感觉到这种收缩，到孕晚期时，这种收缩会变得更加频繁。

如果你有布雷希氏收缩，很可能在孕中期就可以感觉到它们。这些收缩感觉起来就像是子宫无规律间歇性地紧缩或是"紊乱"。它们不会引起疼痛。每一位孕妇都会经历这种紧缩，但是有些女性的紧缩有规律性。出现这种布雷希氏收缩并不意味着你分娩的日子会早一些。

如果出现了布雷希氏收缩，那该怎么办呢？如果布雷希氏收缩在一个小时内出现的次数大于5～6次，那么你就需要服用成水化合物，喝几杯水，并且躺下休息。如果这种收缩继续存在，有规律并且伴随着疼痛，那么就需要与医生联系了。

你该如何辨别布雷希氏收缩和真的分娩宫缩呢？真正的宫缩有规律性、有节奏性，强度随着时间的推移而加强。一般来说，除非喝些水并且休息一下，否则它们不会消失。更重要的是，跟布雷希氏收缩不一样，真宫缩会让子宫颈发生变化。

◆◆◆子宫过度激烈收缩

孕妇艾普瑞是一名经验丰富的产科接生注册护士，她在辨认宫缩方面很精通。当她第一次怀孕时，在孕22周时，她开始出现规律性的布雷希氏收缩。我们做了所有可能的测试，使她相信这是收缩并不是早产。首先我们检查了艾普瑞的子宫颈长度和子宫颈的扩张程度。她的子宫并没有扩张过。最后，我们让她仰卧在床上休息。再到后来，她分娩的日子晚于预产期。在她的孕中期阶段，艾普瑞又开始出现子宫收缩，但是这次我们意识到，她的子宫只是倾向于收缩，而不是倾向于过早分娩。艾普瑞的故事告诉我们一些道理：虽然很多人在孕晚期都会经历布雷希氏收缩，但是这些假宫缩开始的时间非常早。出现布雷希氏收缩并不意味着不能足月分娩。

伊冯◆◆◆

更换主治医生

我们三人都担任过手术室里的不同角色——医生和孕妇。我们会认真对待孕妇的需求，让孕妇与医生愉快相处。我们都接收过不喜欢自己先前医生的孕妇，相反地，我们也被一些孕妇"拒绝"过，并由她们更喜欢的医生来取代我们。我们都意识到，如果一位孕妇真的不喜欢自己的医生，那么她们最好是换一个医生。

很显然，你的目标是从一开始就选对医生。如果你仔细研究的话，同时与你的健康指导者保持联络通畅，你便不需要更换医生。我们不建议在怀孕期间更换医生，但是有时候这种事情无法避免。如果决定要更换医生，过程其实并不麻烦。你只需要在一份医疗记录转让单上签名，从而将你的档案转移到新的健康指导者那里。一些孕妇不愿意见到自己的前任医生，她们也可以放心，因为她们可以在不需要与前任健康医生联系的情况下就能调转医疗记录。你可以让新的主治医生来转让或者你可以要求前任就诊室的前台员工帮忙将记录送到新的就诊室里。

> ⊘ **误区**
>
> 一旦进入孕八月，想更换医生已经来不及了。
>
> ✔ **事实**
>
> 虽然是这样规定的，但是我们还是建议你依据需要而定。在有些情况下，一直到分娩之前，孕妇都可以更换医生。

当然，你可以选择是否告诉医生你要离开和离开的原因。我们告诉孕妇，说出某些事情或是给出原因都不会对谁造成伤害。如果你对哪个医生或是工作人员感到心烦，或是谁做了某些你不喜欢的事情。但是你又不告诉他们，那么医生怎么能知道有问题呢？

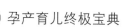

也许在以后，医生会改变自己的政策或是做法。我们三人都更乐于把孕妇服务好而不是一直想我们到底做了什么而把孕妇吓跑了。

调整你的运动

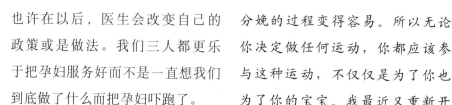

◆ ◆ ◆ 艾莉森的日常锻炼

三人之中，在日常运动方面我做得最不好。虽然我在年轻的时候参加过很多运动比赛，但是工作和家务让我很难保持定期的日常锻炼，除了在怀孕期间。一定有某种母亲式的内疚感控制着我。我本可以懒一点，但是为了宝宝，我绝不可以偷懒！

我极度迷恋产前瑜伽。这对于我和胎儿都是一段极其安静的冥想时光，也是一段拉伸身体，与身体的变化协调一致的时光。同时，它还给我能够与其他孕妇一起分享她们的快乐与担忧。

产前瑜伽对于臀部、腰部和骨盆都非常有好处。我确定它对分娩有帮助，同时还能帮助你让分娩的过程变得容易。所以无论你决定做任何运动，你都应该参与这种运动，不仅仅是为了你也为了你的宝宝。我最近又重新开始了瑜伽运动，我仍旧非常喜欢它，看到我的两个宝宝学着我做一些动作并且说"喔"让我感到很开心。

阿兰◆ ◆ ◆

在孕20周左右时，子宫开始长大，它的顶端已经到了肚脐的位置。

随着腹部一天天地变大，做一些含有旋转动作的运动会变得很不方便。一些运动，如网球、高尔夫甚至一些瑜伽都会变得更有挑战性。你很可能会发现慢跑也会变得困难起来。此外，在上下弹跳时你还会遗尿。在这一阶段，很可能你需要对日常运动作出一些调整。但是，那些影响力小的运动，如游泳、步行、骑健身车，对于锻炼心血管还是很有效的。同时，产前瑜伽，既可以作为一种温和的锻炼又可以保持身体的柔韧性，为以后的分娩做好准备。

孕中期的产检

有时候，我们会允许孕妇的母亲或是婆婆出现在例行的产科检查过程中。无论什么时候，如果祖母出现，就常常会给我们带来很多欢乐。我们常常都感觉到从她们的经验和智慧里能够学到很多东西。在一个房间里出现隔代的母亲会提醒我们在过去的几十年里，甚至在近几年内，现代妇产科已经进步了很多。当祖母们在超声波屏幕上看到未来的儿孙时，她们常常感到很吃惊。她们还记得自己经历过的那些担心与害怕，她们的女儿将要接受的大量能够让人知道怀孕很健康的测试，让她们感到很欣慰。

事实上，现在孕妇可以做的测试有无数种，而且可以肯定在将来还会更多。任何孕期检测的目的都是想要告诉人们胎儿很健康的信息。请记住，所有的检测都是自主选择的，你有权拒绝一些甚至是所有提供给你的检测。

"你可以告诉我宝宝的性别吗？"这是很多即将为人父母的人想了解的众多问题之一。有时他们甚至在第一次检测时就问这个问题。如果在孕早期你没有通过绒毛膜绒毛样检查出来的话，那么找出答案的最早时间就是在孕中期使用超声波或是羊膜穿刺术得到结果。

结构性超声波检查

◆ ◆ ◆ 胎儿的性别

一对年轻夫妇来做例行的孕期检查。他们计划在后面几周内进行结构性超声波检查。孕妇非常兴奋，她非常想尽快知道孩子的性别。而她的丈夫，解释说只有等到分娩才可以知道宝宝的性别一直是他们家的传统。在一阵讨论之后，我建议，在超声波检测数据出来之后，胎儿的性别会写在一张纸上，并且将这张纸放在信封里带回家。如果他们决定看的话，他们就有机会一同知道结果。这对夫妻轻松地叹了口气同意了这个折中的办法。

阿兰 ◆ ◆ ◆

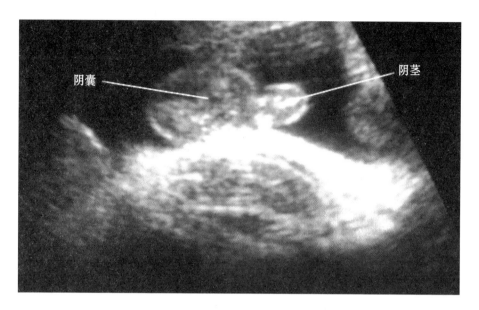

图4-7：胎儿性别为男性的超声波影像

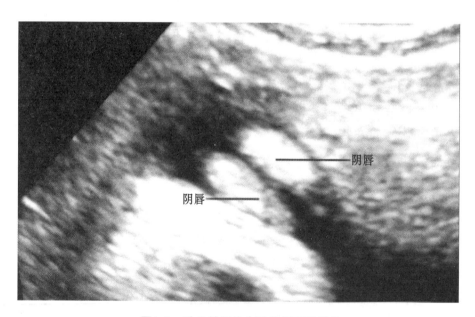

图4-8：胎儿性别为女性的超声波影像

孕18～20周时我们会为孕妇采用结构性超声波检查。在这个阶段父母想要知道宝宝的性别，这就是为什么到了做结构性超声波检查时，很多父母都感到非常的兴奋。但是，作为医生，我们更在意的是胎儿是否患上了任何先天缺陷。我们要检测胎儿的大脑、心脏、肾脏、膀胱、腹部、腹部脐带的插入处、脊髓、手臂、腿和面部的细节部分。此外，我们对胎盘的位置、羊水和胎儿的位置进行检测。

我们还能够检测脐带内血液的流动能力。这能够帮助我们确定胎儿是否接收到了所有所需的营养。最后，通过测量胎儿的头部、腹部和股骨（大腿骨）长度，我们可以估计出胎儿的大小和重量。根据它们，我们不仅可以确定出合适的分娩日期，还能够给我们胎儿成长的有关信息。

但是，是否每一个孕妇都需要做这种检查？如果孕期受到了并发症的影响，常常你至少需要做这些超声波检查中的一项，而且它们之中潜在的小部分会一直监测着胎儿。但是，如果是位低风险孕妇，就不需要进行这些超声波检查。因为研究证明，对于低风险孕妇来说，例行的结构性超声波检查不会很大程度地促进怀孕的结果。最后，是否需要接受结构性超声波检查需要由孕妇和医生一起作出决定。

我们的意见是，结构性超声波有很多优点。虽然，先天性缺陷并不多。但是在分娩之前知道这一信息的好处就是能够让每个人都有时间想想需要做哪些特殊的准备。它还给父母一个精神上、情感上和经济上机会，让他们能够对这些并发症可能会引起的任何变化做好准备。

◆◆◆ 知识就是力量

我们认为只有一个词可以用来形容我们手术室内的技术护士伊莎贝拉——神奇。

当伊莎贝拉处于孕中期时，通过超声波检测，胎儿被检测出患有腹裂，这是一种胎儿的腹壁没有正确合拢的症状，胎儿腹内的部分器官，如肠或肝脏跑到了胎儿的身体外面，漂浮在羊水里。因为我们在胎儿出生之前就意识到了这个问题。所以能够紧密地跟踪胎儿的生长过程。伊莎贝拉从儿科医师那里接受了分娩前的咨询，得知了胎儿出生后会出现的情况。在安排好的分娩日，我们安全地帮她接生出了一个漂亮的女婴，并且一出生后就立即送到儿童医院里去。在那里一个小儿外科手术小组正在严阵以待宝宝的到来。在当天宝宝就成功地完成了手术，弥补了她的先天性缺陷。现在她已经4岁了，身体非常健康。

◆ ◆ ◆

虽然我们这样宣传结构性超声波，但即使是由非常有经验的超声波专家来检测也只能检测出60%～70%的结构性先天缺陷。这并不是一项完美的技术。

● **3D和4D超声波**：妇产科内标准的超声波是二维的，就像使用共鸣一样弹到腹内的组织。当回音传回传感器时就转变为图片。2D超声波可以非常准确地测量到胎儿的绝大部分。近年来，3D和4D超声波已经被发明。在3D超声波中，成千的图片在同一时间集合起来，组成了含有三维和深度的图片。在4D超声波中，3D的图片还可以动。

医学上讲，很多先天性缺陷都可以用标准的2D超声波检测出来。虽然3D和4D图片显示胎儿的情况更加直观，而且很多的3D和4D超声波都可成为父母的纪念品，但是对于使用这些超声波所造成的后果还没有任何清晰的证明。虽然它们看起来很安全，但因为它们是新科技，所以没法评估长期将胎儿组织暴露在超声波下所造成的影响。很多这类设备提供的超声波都是为了把它们变成纪念品，为了娱乐的作用，而不是用于检测胎儿是否健康。它们常常由机器来实施而并非由医生来操作。

四项测试

四项测试是第三章里讨论的基因筛查程序的第三部分。这是指在孕15～20周时实施的一项血液检查。它主要筛查唐氏综合征（21三体综合征）、爱德华氏症候群、神经管缺陷、先天性腹裂和奥三氏综合征（SLOS）。

跟所有的基因检测一样，这项检测也是可选择性的。孕妇常常问是否推荐做这项测试。关于是否选择，并没有任何的对与错。你做的所有决定取决于综合你、你的家庭和医生三方面的意见。

检查孕妇血液内的4种物质：

·人体绒毛膜促性腺激素（HCG）：由胎盘产生的一种激素

·雌三醇：由胎儿肾上腺、胎肝和胎盘一起产生的一种激素

·抑制素A：卵巢和胎盘制造出的一种蛋白质

·甲胎蛋白（甲型胎儿蛋白）：由胎儿肝脏产生的一种蛋白质

四项检测的准确性：

·唐氏综合征：80%

·21三体综合征：67%

·脊柱裂：80%

·先天无脑畸形：97%

·先天性腹裂（腹裂，脐突出）：85%

整合屏幕的检测率:将孕早期时的检测和四项检测结合：唐氏综合征，90%；爱德华氏症候群，81%。（见第三章113页的图表）

请再次记住这仅仅只是一个筛选性检测，它与诊断性检测非常不同。筛选性检测会告诉你患上这些病中的任意一个的概率有多少，但是不会给你一个确定的答案。如果检测的结果为阳性，它也并不意味着胎儿就患上了这种病。它只是意味着胎儿患上其中一种病的风险更高一些。此时需要进行基因咨询，采用结构性超声波，以及羊膜穿刺术检测。大部分父母的筛选性检测的结果都为阴性。

四检测结果被错判为阳性的概率大约为5%。这就意味着有5%的可能性病症的血检筛选结果为阳性，但事实上胎儿却很正常。

羊膜穿刺术

羊膜穿刺术是一种常常在孕中期（孕15～20周）进行的诊断性检测。它可以对"胎儿的染色体是否正常？"这个问题给出确切的答案。它还可以告诉你胎儿的性别，胎儿是否患有神经管缺损或是腹壁缺损。并且它的正确率为99%。

由于所使用的针长得吓人，羊膜穿刺术对于很多人来说会感到恐惧，但事实上相对来说它是一

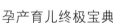

种比较快捷简便的方式。围产学家和高风险产科学家一般都会操作这一检查。

◆◆◆ 我的羊膜约会

阿兰的羊膜穿刺术预约。在围产医生的办公室内，大多数的时间我们都会与孕妇讨论一些事情，因为我们能知道她们所做的决策。但是这一次我们自己变成了孕妇，医生的助理向我和丈夫打招呼，带我们进去进行羊膜穿刺术咨询。几个星期以前，我丈夫问过我做这个测试到底是为了什么，但是今天，他抓住我的手说："你真的需要做这些吗？"

我告诉他："不是的，我们并不是一定要做这些，但是这个测试一定会给我们更多与胎儿有关的信息，因为我已经35岁了。"我们做完咨询，签订协议书，然后就被带进做羊膜穿刺术的房间内。医生将腹部探测器放在我腹部的上方。我们就可以看见17周大的马修在母体内四处活动，非常安闲自在的样子。然后，医生从将要放针的地方提取一小袋

液体，整个期间我都在专注地看着屏幕。医生把我的下腹部清理干净，然后在皮肤上就有了一种快速尖锐的刺入感，就像是抽血时的感觉一样。随着针插入子宫壁，我感觉到在刺入的地方有种轻微的绞痛感。我可以在超声波上看见羊水里针在闪光，大约10秒钟后，我听到一声"好了"。医生再次让我看到马修，让我看到他很好。

阿兰◆◆◆

●羊膜穿刺术的检测过程：

具体检测过程为：孕妇仰卧，医生用超声波查看胎儿，估计它的大小，检测胎儿的宏观构造，以确定不存在任何明显的异常。

接下来，助理会将传感器拿过来（我们放在腹部的超声设备）。医生用抗菌剂在需要插入针头的地方进行清洁消毒。并不是必须使用抗菌剂。超声波常常用于引导针进入羊水之后，从而医生可以精确地看到针所在的位置和针需要放在何种位置。医生大约会抽取20立方厘米的羊水。医生将针移除后，还会再查看一

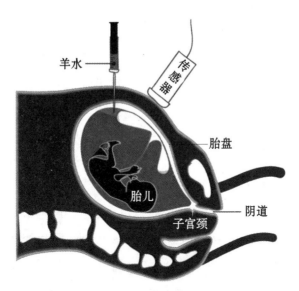

羊水

传感器

胎盘

胎儿

阴道

子宫颈

图4-9：羊膜穿刺术

次胎儿的心跳是否正常。回家后医生会建议她们在当天剩下的时间内保持休息，24小时内避免运动或是进行性生活，而且在未来的1～2天内要保持心情放松。还会建议孕妇不要在检测后的两周去很远的地方。

与羊膜穿刺术有关的并发症很少并且很罕见。但是，如果有严重的腹部疼痛，阴道羊水大量泄漏，或是发热到38℃，那么请跟医生联络并进行检查。在过去，羊膜穿刺术所引起的流产率大约为1/200，但是近年来，这一并发症的发生率为1/500。这一程序最有可能造成胎儿流产的风险不是出于针头损伤而是出于感染。虽然腹部的皮肤已经清洁过了，且使用了无菌注射针，但是还是有很小的被感染的风险。同时如果这一过程导致羊膜囊破裂，胎儿就会暴露在阴道内的细菌下。这也会引起感染进而导致流产。但是，这种情况的发生概率非常小。

●**需要做羊膜穿刺术的人群**

1.任何年龄段的任何孕妇。在过去，我们只建议年龄为35岁或是超过了35岁的预产期内孕妇采用羊膜穿刺术。而当前推荐的是：无论什么年龄，只要孕妇要求做这项测试，那我们就为她们做这项测试。

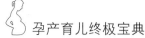

2.如果孕早期或是孕中期做的血检结果为阳性的话。

3.之前的胎儿出现过染色体畸形。

4.孕妇或其丈夫患有染色体畸形。

5.结构性超声波发现了严重的畸形。

6.父母双方都携带常染色体隐性遗传疾病（见第一章33页）。

无论何时孕妇问我们"我该怎么办呢？"我们都不会给她一个"你应该做什么"或是"你不应该做什么"的答案。我们所能做的就是向她们给出相关的信息与数据，同她们分享我们个人的羊膜穿刺术经验。最终如何作决定是自己的事情。

另外一个很常见的问题是，孕妇会问我们："如果我想要保住胎儿，那我为什么还要做羊膜穿刺术呢？"我们常常会被问到这个问题。如果无论结果是什么，你都会保留胎儿，那么的确不需要做羊膜穿刺术。但是另一方面，这一检查可以给你提供宝贵的信息，让你为胎儿可能会有的特殊要求做好准备。

筛查孕期糖尿病和诊断性测试

在高风险章节中详细谈论了孕期糖尿病和妊娠期以前的糖尿病，详细信息请见本书其他章节中的内容。

筛查孕期糖尿病（在怀孕期间患上的糖尿病）一般在孕24~28周进行。如果还有额外的风险因素的话，如以前怀孕时就患过孕期糖尿病，医生可能会建议在孕早期就开始检查。基于现在有关于孕期糖尿病的会议，一些医生不会对每个孕妇都进行筛查，只是筛查孕妇是否属于低、中、高风险人群。

在我们的行医过程中，我们会检查每一位孕24~28周的孕妇。

•口服50克葡萄糖后进行测试：在这一测试中，孕妇会喝下50克的葡萄糖溶液，然后1小时之后进行血检。不需要节食，一天之中的任何时刻都可以进行。如果血液中的葡萄糖水平超过130~140毫克/分升，那么测试的结果就为阳性。大约有20%的孕妇测试的结果为阳性，因此需要继续进行后面的测试——100克测试，以便能够诊断出孕前糖尿病。

很多女性都害怕那一小时检测，因为别人告诉她们，要喝的东西味道很不好，会引起呕吐或是神经过敏。此外，所喝的东西里面用来提升血液含糖量的糖会同一小片白面包内含的糖是一样多的，所以，你不会因为糖量的增加而感觉异常。

●100克口服葡萄糖耐量试验：在测试的第二阶段，你将要三天都食用高碳水化合物的食品（意思是你可以吃任何想吃的东西）。然后节食一晚上（8～14个小时），早晨起来后进行第一次血检。在节食葡萄糖检测之后，你会喝下100克的葡萄糖溶液。随后的一小时、两小时和三小时分别检测一次血液。如果这四个检测结果中有两个或两个以上超过了截点，就需要进行糖尿病诊断。如果四个结果中只有一个超过了截点，就不需要检测糖尿病。以下是各个截点：

- 节食　　>95毫克/分升
- 1小时　　>180毫克/分升
- 两小时　　>155毫克/分升
- 3小时　　>140毫克/分升

最后参加100毫升检测的孕妇内有15%～20%将进行糖尿病检测。

全血细胞计数

在孕中期，我们还会经常复查孕妇的血细胞计数，看其是否贫血。在同样的测试里，我们还可以检测出血小板数量。

最常见的贫血是血液含铁量低的贫血。由于体内的铁储量被快速地用于为自己和胎儿造血了，随着孕期的推进，可能会患上贫血症。如果发现贫血，可以要求在每天的孕期维生素里加入补铁剂。

血小板是一种起到"粘黏"作用的血细胞，它可以帮助止血。如果医生告诉你，你的血小板数量偏低，不用担心，很有可能它只是由怀孕本身引起的。我们将这种称为"妊娠期血小板减少"。通常这一症状只是轻微性的，不会对胎儿造成伤害，而且分娩之后也会自动痊愈。但是如果血小板数量太低了，医生会把你推荐给血液病医生以确定你的

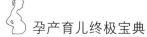

血小板没有什么更严重的问题。但是如果患上了严重的血小板减少症，便很有可能在分娩时不能使用硬膜外麻醉来应付分娩时的疼痛。

这是因为硬膜外麻醉需要将针插到靠近脊髓的位置。若这个位置出血的话就会引起并发症。

促甲状腺激素（TSH）

医生很可能还会检测你的促甲状腺激素，以确保你没有患上甲状腺疾病。

孕中期潜在并发症

以下是一些在孕中期易出现的潜在并发症。但无须过分担心，这些情形中的很多都非常罕见，所以，除非认为它们对你有用，否则你甚至可以同时跳过这一部分和高风险章节。

• 早产／胎膜早破：在第37周之前出现宫缩或是羊水破裂

• 先兆子痫：怀孕引起妊娠高血压综合征

• 孕期糖尿病：检测由怀孕引起的血液内的糖含量

• 胎儿宫内发育迟缓：当胎儿生长形势不好的时候

• 宫颈功能不全：在胎儿足月之前宫颈虚弱或子宫颈打开

写这章节的目的并不是让你害怕或是引起不必要的恐慌，而是想要让你了解以后有可能会发生的事情。在下面的章节，我们会继续探讨这些问题。我们也会分享一些孕妇真实的生活故事，当然也包括我们自己。让你了解即使是检测出患有妊娠并发症，只要好好照顾和治疗，也可以保持健康并分娩出一个健康的宝宝。

分娩课程

到现在，我们很可能会疑惑："到底怀孕的经历像什么呢？"孕中期是开始思考即将到来的分娩日的最佳时期。这里有一些我们父母常常表达的问题和忧虑：

1. "我不知道在这场经历中会发生什么样的事情。我希望自然地分娩，但是我也接受所有的可能性。那些可能性是什么呢？"

2."我决定不采用止痛药或硬膜外麻醉。亲身经历每一件事情，对我来说都很重要。"

3."当我一走进分娩室时，我就想确保麻醉科医师会对我进行硬脊膜外麻醉。请问我可以现在预约硬脊膜外麻醉吗？"

4."我需要进行外阴切开术吗？每个人都需要吗，怎样判断？"

5."你会用上真空吸出器以及产钳术吗？"

6."我怎么知道什么时候该来医院呢？"

7."我想进行母乳喂养，那该怎么办呢？"

8."我从来都没有换过尿布。"

9."我可以参观医院吗？"

10."我很忙，我觉得自己没有时间参加任何分娩课程，你真的认为我需要参加一个吗？"

通常情况下，你不可能从繁忙的产科医生那里得到所有这些问题的答案。所以我们强烈建议如果可以就参加分娩课程。如果你是第一次怀孕，分娩课程可以让你知道在分娩时分娩室内的情况。孕妇和其伴侣可以让自己对各种相关的程序和术语更加熟悉。掌握这些信息为减少整个分娩恐惧感迈出了一大步。参加这些课程的确需要花费一些时间，但是孕妇常常觉得自己没有那么多的时间用在这上面。然而，这里有一些可选择的项目。如果时间有限的话，你可以在空闲时间里经常去图书馆查找DVD，然后在家里舒服地观看。

我们觉得，父母做的任何事情在那一重大日子到来时都会派上用场。这里有一个我们三人都愿意用的比较：当我们还在医学院学习时，我们想要在实际进行手术操作之前，尽量地熟悉自己将要做的每一个外科手术程序。所以当我们真正进入手术室自己操作那些器具时，我们已经阅读了所有可以读的相关信息。例如向我们的导师问了成百上千个问题，观摩其他医生的操作过程。因为之前我们的准备很充分，所以当实际需要操作时，我们要舒服得多。与此相同的是，虽然很显然分娩课程和母乳喂养课程不能为实际的事物完全做好准备，但是如果提前熟悉了那些过程的话，会减少很多的焦虑和压力。在这些课程里，一些分娩指导师会传授一些教人放松的方法。但是，对于疼痛的忍受程度仅仅取决于个人。世界上所有的课程永远都不会告诉你哪个级别的疼痛是可以承受的，和当那些疼痛出现时你该如何应对。

一些课程还有母乳喂养和基本的婴儿护理。他们还教授父母婴儿心肺复苏术。这些课程不但传授了知识，还让父母感到安心，事实上，很多参加分娩课程的孕妇都是第一次怀孕。但是，对于非初产妇也提供有"补习者课程"。我们向孕妇们推荐来医院上课，或是参加由前接生护士开办的私人小班课程。这些都是获得全面母乳喂养信息的好地方。

孕中期结束阶段

在孕中期接近结束时，你就开始出现孕妇常有的"蹒跚"态

了。因为随着腹部增大，重心开始转移，让你不得不在走路时跨更大的步子。

忽然，你发现起床很难，或是从椅子上起来也很难。"我看不到自己脚下地板上的东西！"是常有的抱怨。即使是最宽大的常规牛仔裤都无法穿上。现在，你终于需要买些孕妇装了。当度过孕28周时，我们常常感到非常高兴。虽然直到过了孕37周，胎儿才会被称为"宝宝"。

但是，如果由于一些原因，需要立即分娩，只要是在孕28周之后，它就非常有可能存活下去，只要在出生后继续在新生儿重症监护室内接受护理即可。进入了孕晚期，随着腹部不断增大，肿胀也不断加剧，身体上需要做的每一件事情都会变得更加困难。我们告诉孕妇，虽然腹部继续增大带来持续的不适感，但是她们必须注意到它的价值。在"最终旅途"结束时，你就可以双手抱着自己的宝宝——这一天的到来比你想象中要快很多！恭喜你顺利度过孕中期！

第五章　孕晚期：29～42周

◆◆◆ *漫长路中的最后一段*

孕早期令人难忘的早孕反应，甚至由于脱水而去了好几趟医院。孕中期阶段很轻松，虽然吃得很多，但感觉自己好像变得很性感。我的头发更厚，指甲变得可爱起来，我实实在在地觉得自己很绚丽夺目。

在孕晚期开始时，我忘记了孕早期时所经历的那些困难，正在享受着孕中期阶段的高峰时，忽然一下子所有的都变了。我不能再次看见自己的双脚。说实在话，我不想进入这个阶段，因为它们实在是太肿胀了。那种性感的感觉消失不见了，取而代之的是感觉自己像是只搁浅的鲸鱼，因为在晚上翻身真是个很大的工程！

菜提卡（阿兰接待的孕妇）◆◆◆

最后的冲刺

孕晚期指孕29～40周。在孕晚期出生的孩子，即使是早产儿，也会有很大的概率存活下来。当一个胎儿在妈妈的子宫里待到28周之后，我们都会轻松地呼口气，因为即使此时发生早产，也只要在新生儿重症监护室内好好照顾，她或他便有90%的存活概率。

在孕晚期，你可以进行所有的日常正常活动，只要你自己觉得可以，并且不触发任何并发症的话。孕妇也可以继续工作、开车、做运动，如果还在学习可以

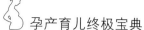

继续学习——除非医生建议她停止。甚至一直到分娩前你都可以进行性生活，虽然孕妇们通常都不大喜欢。

频繁地进行产检

在这一阶段要看医生看得更勤。因为在这一阶段，会出现很多并发症。我们需要更加严密地监控你的血压和胎儿的长势。一般来说，你需要每隔2～3周就来看一次医生，在最后一个月时，一周来一次。每次问诊你都会进行以下的检测：

- 测血压
- 测体重
- 检测尿蛋白质和葡萄糖
- 多普勒检测胎儿的心率
- 测量宫高
- 评估流血、疼痛、羊水泄漏和胎动
- 子宫颈检测
- 再次解决一切问题与担忧
- 讨论出生计划

在怀孕的最后一个月内，你需要每周都看一次医生。你会进行第一次子宫颈检测。医生或是助产士会触摸你的子宫，看它是否已经扩大并为分娩做好准备（更多详细信息见第六章）。

虽然我们不能精确地预计出分娩的日期，但是检查会让我们知道是否分娩已经临近或是你还要等些时间。

此外，我们可以确定胎儿的头部已经转向了下方，估计出胎儿是否开始向骨盆挤压。

子宫颈检测本身会有一点不舒服。此外，在检测之后，你也许会出现一些轻微的流血。不要担心，那些血并不是来自胎儿，那仅仅是因为柔软的子宫颈被触碰后极容易流血。

你可能会在洗澡的时候发现流血，但是也可以在检测完就立即发现少量的鲜红色血液。这种流血或是滴血会持续1～3天。

对于那些即将成为母亲的人，意识到一个重大的时刻将要发生。在这一阶段，孕妇会清楚地感觉到胎儿的移动，毫不怀疑，她将可以看着一个宝宝从自己的子宫中被娩出。

在这个关键时刻，怀孕的影响毫无疑问被扩大到最大化了，同时也更具有挑战性。在孕20周时，我们很多的孕妇还可以穿自己的牛仔裤。她们的移动性也没有受到多少影响。但是，在孕晚期，一切都改变了。

对于那些在同事之间一直成功掩饰的孕妇来说，迹象终于显露出来。孕妇意识到自己只能穿着很大的衣服和宽松的裤子到处走动，那个日子是一个过渡性的里程碑。

◆◆◆ **对于评论感到无所谓了**

当进入孕晚期的时候，我想我听到了每一位女性关于她们长时间痛苦地与分娩作斗争的故事。我相信每见到一个孕妇就会触发她们分享自己的经历，但在此之后她们便评价我的外表。"哦，天哪！你好大啊！""你看起来精疲力竭。"但我个人喜欢听到的是："你的预产期是什么时候啊？哦。亲爱的，你不会那样做的。"对此，我常常会回应一个微笑说："好的，谢谢你！"

莱提卡（阿兰接待的孕妇）◆◆◆

随着星期数增加和胎儿越来越重，你会觉得怀孕让身体很不舒服。你的腰部和臀部会更加疼痛，并且压迫到你的耻骨。你很有可能会患上胃灼热，而且可能每餐吃得很少。因此在睡觉之前绝对不可以吃东西，除非你想一整晚都为此付出代价。在孕晚期想要拥有良好睡眠会变成你的另一难题。在婴儿出生之前，这些症状都会持续加重。

B型链球菌筛查

孕晚期，你从与血液有关的检测中脱离了，在这一阶段没有任何血检。可能会需要进行超声波检查，以便能确定胎儿的位置，并且计算出胎儿的重量。每一名孕妇都会进行一种名叫B型链球菌的细菌检查。人体内含有多种菌株，都有好有坏。它们协助体内基本的功能的运作，如消化和排泄。B型链球菌是其中的一种。B型链球菌在消化系统或是女性的阴道内占控制地位。如果孕妇患上了B型链球菌，她们的身体不会出现任何症状，而且也不会传染给其性伴侣。

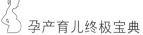

目前在美国，B型链球菌是引起新生胎儿感染上细菌并导致死亡的主要原因。如果一位孕妇是B型链球菌携带者，那么胎儿经阴道分娩时，就有1/200的可能性会感染上这种细菌。这种感染会引起脑膜炎、败血症或肺炎。那些出生时感染了该病的宝宝，死亡的可能性大约有5%。

由于在新生儿中这一疾病的严重性，我们会在孕35～37周检查所有孕妇的B型链球菌。在测试中，医生会从孕妇的阴道和直肠内用棉签蘸取一下。如果孕妇的检查结果为阳性，即有20%～30%的可能性。那么，在分娩时，我们会对其采用静脉注射抗生素，以防止传染给胎儿。静脉注射抗生素后，胎儿感染上细菌的可能性就从1/200下降到1/4 000。我们使用静脉注射的方式而不是采用口服抗生素，因为分娩减缓了消化的过程，而且有可能会让药物失效，而静脉注射使抗生素进入身体系统的速度更快，从而能够更快地消灭阴道内的细菌。那些计划采用剖宫产分娩的产妇不需要采用这种防范措施，因为胎儿并不需要经过阴道分娩。对于采用剖宫产的产妇，我们也会对她们进行B型链球菌检测，但是，这只是为预防孕妇开始分娩但却没来得及采用剖宫产的情况。

等待分娩

随着预产期的临近，胎儿就开始准备进入这个世界。孕34周后，胎儿所有的器官都开始运行了。它会摆动着手指和脚趾。心脏继续跳动，头部持续快速成长。最后成熟的器官为肺部但在孕34周时也已经成熟了。孕34～40周之间，胎儿的体重会增加1 500克。

孕晚期胎儿的成长

在第28周时，胎儿大约只有38厘米长，体重大约为0.91千克。但是，在孕中期的末尾阶段，胎儿的平均体重只刚刚超过约3.2千克。那意味着，在未来的12周里胎儿的体重至少需要增加约2.7千克！这种快速的增长解释了为什么实际上只有仅仅一夜的时间，孕妇的怀孕特征便看起来更明显了。在最后的6周里，这一增长速度会变得更快。

孕晚期胎儿飞速成长 ■■■			
周数	长度*	重量	备注
30	约27厘米	约1 300克	眼睛开始睁开，皮肤渐渐有光泽
32	约28厘米	约1 700克	出现脚指甲，睾丸下降
34	约30厘米	约2 100克	手指甲长到了指尖处，皮肤粉红光滑
38	约34厘米	约2 900克	脚指甲长到了脚趾尖处
40	约36厘米	约3 400克	手指甲长度超过了手指尖，出现阴囊的睾丸

（*指头部到臀部长度的测量）

胎动

即将成为妈妈的孕妇在孕20周时，可以感觉到胎动。特别是在孕24周后，几乎每天都可以感觉到胎动。一些孕妇问是否胎儿动得太多了。这个问题的答案是："否。" 胎儿运动表明它正在获取更多的氧气和营养。这是我们评定胎儿健康的最简单办法。胎儿像新生儿一样都有睡眠周期。通常情况下，它们睡一个小时然后醒一个小时。如果你试图在胎儿睡觉的时候感觉它，那么你也许会担心是不是哪个地方出现不好的事。经常，只要你给它时间，胎儿就会醒过来又开始活动了。

许多孕妇告诉我们胎动在夜晚时更加明显。但事实上，胎儿并不知道是白天还是黑夜，它24小时内都进行着同样的运动。

记录胎动次数

对于胎儿来讲，多少运动量才算正常呢？我们设计了一种监测胎儿活动的方法来帮助你了解胎儿的活动情况。这就是"胎动次数计数法"。这种方法能帮你掌握胎儿日常的活动情况，即胎儿如何运动、何时运动最活跃、喜欢休息多长时间等。熟悉胎儿的运动习惯便于你在胎儿运动异常时有所察觉。而对于胎动次数的记录，除非医生特别建议，否则无须特别严格。只有在孕妇处于高风险状态时，严格的记录才是必要的，比如孕妇患有妊娠高血压综合征、心脏病或是胎儿宫内发育迟缓，抑或已过了预产期很长时间但依旧没有分娩。

如何计算胎动：在计数胎儿踢动次数时，我们建议你找一个安静的地方仰卧，你可以吃点东西，然后试着去感受胎儿的运动。一般来讲，一小时内，孕妇能感受到的胎儿运动次数为10次。胎儿的每一个小的动作都可以记作一次运动。但当孕妇真正专注于感受胎儿的活动时会发现，她们能够感受到的胎儿运动频率为10～15分钟。如果你感受到的胎儿运动频率低于10次/1小时，可能是胎儿正在睡觉，那么就重新计数一次。如果仍不足10次，那么你就需要去看医生了。

感觉胎动次数偏少的原因：胎儿的可感运动次数偏少有以下原因：你没能完全集中精力；测量时胎儿正位于后膛位置；你的胎盘位于子宫前膜；膜壁被厚厚的脂肪覆盖；羊水不足；胎儿供氧不足。前几种状况并不要紧，但后两种问题就比较严重了。这也是为什么一旦测量出胎儿活动异常就应该及时就医以排除羊膜的流体偏低和胎儿供氧不足的可能。这两种状况一般不会发生，但也绝非没有可能。

胎动不足时的应对方法：首先，你要到私人诊所或是医院接受胎心监测（监测胎儿的心率以及一段时间内子宫的活动是否正常）。我们称为无压力测试。我们会通过几项心率检查来确保胎儿没有遇到供氧不足的问题，并通过超声波来检测羊水指数。如果这两项检测都显示正常，那么就可以确认胎儿一切状况正常。

关于胎动的一些疑问：胎儿的运动量会随着临产期的临近而减少吗？不会，胎儿会保持孕早期时的运动频率。但随着胎儿的增大，子宫内部活动空间减少，胎儿的运动便更加难以察觉。过去你可以感受到胎儿的小拳头撞击到腹部，现在可能只是感觉到胎儿在动。要感知这种运动可能必须更加专注，但依然是可以感知得到。

每年我们都会遇到一两个从未感受到胎动的孕妇。我们检测胎儿的心率，检测羊水的状况，甚至通过超声波检测来推断胎儿的活动情况。但孕妇却对于胎儿的活动毫无感觉。对此现象我们无法作出准确解释，有一种可能，就是孕妇子宫内神经不够敏感。

我们还遇到一些孕妇担心子宫中胎儿运动量过大或担心胎儿突发某种疾病。胎儿的活动表明胎盘状态良好，胎儿接受氧气含量正常。孕妇可能觉得胎动有些变化无常。胎儿之所以扭动可能是因为胳膊或腿被卡住了，而这种运动会使孕妇感到奇怪。还有一种可能，就是胎儿正在打嗝。它是间歇性的，在孕晚期发生频率更高。打嗝儿现象只有在胎儿横膈膜附近的膈神经受到刺激时才会发生。所以，请不要担心，胎儿的打嗝儿是没有任何危险的。

我的胎儿发育正常吗

妈妈们也好奇于她们的胎儿是否长得足够大……或者是不是太大了。一旦孕妇开始显怀，走在街上，似乎每一个人都在评论她的腹部有多大以及这代表了什么，但他们的观点几乎总是错的。人们会告诉一位孕妇她的腹部太小了，根本不像是怀孕8个月的人，或是大声质疑胎儿的健康状况。另一种情况，他们会惊叫"你的腹部真大！"或是询问是不是双胞胎或是更多。这些来自家人、同事甚至陌生人的"高见"往往并不令人感到欣慰，也不准确。

你大可放心，进入孕晚期后，医生或助产士会大体上知道胎儿有多大，发育得怎么样。正如我们在之前提到过，孕20周起进入怀孕的第二阶段。我们开始通过测量基底高度，即耻骨到子宫上端的长度，来监测胎儿的生长。我们也会通过周期性超声波检查来检测胎儿是否发育正常。孕妇会为自己的腹部的大小或者说子宫中胎儿的大小而感到焦虑，这很正常。尤其是当她几乎每天都会听到许多不请自来的评论的时候，她的焦虑就更加不足为奇了。尽管如此，你还是应该让医生而非那些过度反应的亲朋好友来决定你的焦虑是否是必要的。

◆ ◆ ◆ 瑜伽课上的评论家们

瑜伽课上，初次怀孕的埃伦感受到了身体的放松、精神的慰藉。凭借我在几次怀孕期间上瑜伽课的个人经验，我可以证明，我们完全可以做到不与孕期相同的产妇比较。埃伦也是如此。在她的瑜伽班里有几个孕妇的怀孕时间跟她大致相同，但他们的腹部都比埃伦的大，因此埃伦会接连地受到这样的评论："你甚至都看不出来她是个孕妇！"再次来到课堂时，埃伦就显得十分焦虑了。"我的胎儿不会出什么问题吧？"我为她测量了基底高度，结果正常。我告诉她一切正常。的确存在这种情况，一些孕妇腹部虽然因绷紧而较小但依然正常，还有些孕妇的腰背部较长因此胎儿看起来没那么大。不能仅仅因为其他的孕妇腹部更加凸显就认为你的胎儿不够健康。如果你感到焦虑，请不要轻信瑜伽课上的"评论家"们。你大可向医生或是助产士倾诉，他们会帮助你打消疑虑。

阿兰 ◆ ◆ ◆

对于声称有朋友善意地告诉自己她们的腹部太大（或是太小）的孕妇，我们建议她们告诉朋友自己已经接受了医生的检查且胎儿安好。

孕晚期的症状

对于已经处于孕晚期的孕妇，过大的腹部带来的不便使孕晚期十分艰难。而且这些困难简直是无法回避的！你会发现这时连从椅子上站起来都很困难，更别提想要在床上翻身了。你很难看清脚下的地面，并且由于身体的重心不同于往常，走起路来会像小鸭子一样摇摇摆摆。在孕晚期，你可能容易感到疲惫、焦虑、烦躁。

但另一方面，在这一阶段你的内心也会充满兴奋和期待。此时你可以到婴儿商品专卖店去购物，享受为宝宝准备各种东西的过程，并做好其他的各项准备工作。所以尽管这段时间你经历了身体上的一些折磨，但你应该看到自己所取得的成就。更值得高兴的是，你的宝宝很快就要降生了！

笨拙和跌倒

孕36周，进入孕晚期末期。胎儿的迅速生长会使孕妇觉得更加不适。这时额外的重量开始对身体产生压力，对关节、血管造成长期不利影响，你身体的每一部分都迫切需要解除这种痛苦。

处于孕晚期的孕妇会失去对自己体型的判断。我们就接待过在火炉边做饭时把自己肚子烧伤的患者，所以请你一定小心。

孕妇分娩前会出现关节、韧带松弛的现象，这样能使分娩过程进行得更顺利，但这也使腰部的稳定性减弱，因此跌绊甚至摔倒的事件在此阶段更容易发生。如果孕妇跌倒时手、膝盖或者臀部着地，伤到胎儿的概率不大。然而，如果跌倒时撞到了腹部，就可能伤到胎盘甚至胎儿。一旦类似的事情发生，请立即到医院进行检查。

后背疼痛

你正背负着装有"约13.6千克石头的包袱"。你不得不一整天都携带着它，而且每天如此，一刻也不能放下。因此，许多孕妇抱怨自己很累，感到后背和关节都特别难受也就不足为奇了。处于孕晚期的孕妇抱怨最多的就是腰疼，几乎75%的孕妇都会抱怨腰疼。那些超重或是怀孕后体质变差的孕妇尤为如此。腹部的长期超负荷使脊柱末端向前凸，这就导致背部肌肉为了拉直脊柱而绷紧。正是这种脊柱末端的弯曲，也称脊柱前凸，使孕妇感到一种隐隐疼痛之感，正如她们向我们描述的那样。那些没有强大中枢肌肉力量的孕妇或是那些有了好几次怀孕经历的孕妇感受到的这种隐痛往往更加强烈。

对于后背疼痛的一种简单的治疗方法是一种老式热垫疗法，它有助于放松脊柱周围的肌肉。首先为了防止伤及皮肤，我们应确保电热垫温度适宜。仰卧在电热垫上，抬高双腿或是弯曲膝盖，使腰部及髋部神经免于受力。使用支撑性的腰带，也能减少腰部所受到的压力，并帮助后背重新变直。如果孕妇感到不舒服，还可以向脊椎按摩师或者理疗学家寻求帮助。

同大多数孕妇一样，我们三人都将产前瑜伽视为"救命稻草"。产前瑜伽有助于促进背部及骨盆中枢肌肉的伸展，使大腿内侧肌肉和臀部得到锻炼。它还能防止或缓解背部疼痛。

最后，我们建议孕妇家属尽可能多地为她们做些按摩。这对于孕妇来讲是一种帮助，这种帮助在孕晚期显得尤为重要。

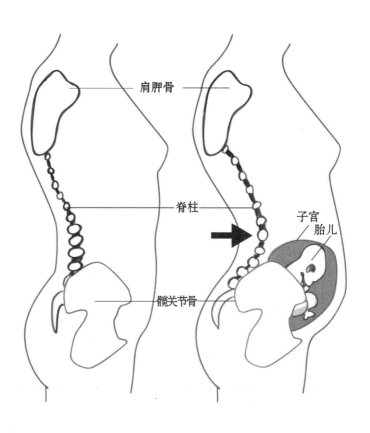

图5-1：脊柱前弯症

神经疾病

当神经受到各种形式的损害时，会产生神经疾病。疼痛、麻刺、烧灼、麻木之感便会随之而来并沿着神经通路或皮节蔓延。怀孕期间，这种神经疾病是十分常见的，因为周围组织内部不断膨隆会压迫神经。来自子宫的直接压力也会挤压神经。最常见的神经疾病有腕管综合征和坐骨神经痛。

腕管综合征：30%的孕妇会受到腕管综合征的困扰。它是因为正中神经在腕管内受压而引起手指有麻刺、灼烧之感。它也可能导致手指麻木、虚弱无力、抓握困难。如果孕妇之前所从事的工作涉及反复性的腕关节运动，比如整天在电脑前打字，则更容易患有腕管综合征。治疗腕管综合征的方法是用夹板将手腕固定，使其得以休息。这样可以促使积聚在腕关节处的多余水及血液流回心脏，缓解神经压力。

坐骨神经痛：坐骨神经痛是由于子宫对坐骨神经施加压力过大产生的。坐骨神经起始于腰骶部的脊髓，经臀中部抵达大腿、小腿后侧。坐骨神经痛也可能是由于坐骨神经根部附近肿胀而导致的。其症状包括疼痛蔓延到臀部和大腿后部，腿部力量虚弱，有刺痛感。孕妇可以向脊椎按摩师或者理疗师求助。

其他：类似地，孕妇会感受到腹部的局部区域出现"灼热点"或感觉麻木。她们会抱怨皮肤上某一部位发热、灼烧或麻木。这也可能是由于子宫压力或者组织肿胀导致的神经压迫。随着胎儿的增长以及胎儿在母体子宫中的移动，对母体的压迫就会减轻，症状也会消失。

痔疮

痔疮是增大了的静脉，类似于静脉曲张，发生于直肠中。它是由于子宫膨隆带来的腹部内部压力增大导致的。过大的压力导致周围血管肿胀。一般来讲，痔疮只是件令人讨厌的小事，但也可能变成严峻的问题。曾有因为痔疮过于严重而放弃阴道分娩转而采取剖宫产的孕妇。此类人群的痔疮内部已经出现血块儿，剧烈

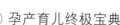

的疼痛使她根本无法自然分娩。通过增加饮水量及纤维的摄取量来避免便秘可以防止痔疮。一旦得了痔疮，我也可以使用治痔乳膏、金缕梅、虎口垫治疗（具体用药请遵医嘱）。在浴缸中用温水浸泡，也就是我们常说的坐浴也可以对其起到缓解效果。同时，也建议孕妇避免过长时间地保持坐姿。对于从事的工作要求其保持坐姿的孕妇来说，一个圈状的气垫会有所帮助。在怀孕期间形成的痔疮一般在分娩后就会自然消失，但可能没有完全根除。事实上，一些人是在分娩后才患上痔疮的。如果患者产后仍然受痔疮困扰，那么建议其找肛肠科医生做进一步治疗。

牙龈和鼻子出血

很多孕妇发现她们刷牙或是用牙线洁牙时牙龈会出血。而且可能会突然毫无意识地流鼻血。这都是由于孕妇血容量增加导致的。但体内总的血容量由5公升增长至7公升半，且体内所有的血管都会膨隆，尤其在孕晚期。口腔和鼻内脆弱的血管也会增大，因此即使受到很小的甚至是微不足道的刺激也可能流血。孕妇如果在怀孕期间牙龈严重出血，就应该看牙医。要想防止流鼻血，也可以试着使用生理盐水制成的鼻喷雾来保持鼻通道湿润。生理盐水制成的鼻喷雾是非处方药，很容易在药店买到（具体情况请遵医嘱）。

鼻塞

30%的孕妇会感到鼻塞加重，这是由于血容量增大、雌激素增多导致的。雌激素能刺激黏液的产生并导致鼻通道自身肿胀。鼻塞并不会带来什么危险但却令人十分不适。使用生理盐水制成的鼻喷雾或抗组胺剂都可以使症状得到缓解。

呼吸短促

迅速增大的子宫推动孕妇的膈膜，使腹腔、胸腔、肺部相互分离的肌肉上移，这就缩小了孕妇用于气体交换的实际空间，最终导致肺容量减少。由于在孕晚期，孕妇的体型更大、体重更重，甚至心血管的形状都有可能同6个月前不同。这会导致呼吸频率加快，并发出沉重的喘气声。这种症状直到你分娩后才能真正根除。一些孕妇可能发现一旦仰卧，症状会更加严重。睡觉时用枕头垫在身下可能会感觉舒服些，此外在椅子上坐着可能也会好些。

乳房变化

在孕早期，孕妇会经历第一轮的乳房变化——膨大，有压痛之感。然而，这仅仅是开始，怀孕期间孕妇的乳房一直在不断发育直到分娩后为止。

把乳房结构想象成一棵树：一棵长满了不同树杈和树叶的树。奶水是在树叶，也就是腺体内产出的。它流经枝杈（管道），到达树干（乳头）。乳房结构就在雌激素、助孕激素、泌乳素等激素的影响下发育成熟。

怀孕期间，孕妇的乳房会增大1～2罩杯，乳房重量也会增加。乳房膨隆带来的不舒适感使许多孕妇感到痛苦。带一个舒适的文胸，既可以防止乳房下垂又有助于缓解这种不舒适感。

在孕晚期或是更早，孕妇的乳房里会流出白色或黄色的液体，这就是初乳。当向着乳头的方向按摩乳腺组织的时候，一半的孕妇会有大量的初乳流出来。但是否有大量初乳流出并不代表分娩后是否会有大量的乳汁。

肋软骨炎

肋骨间尤其是肋骨关节处发炎医学上称为肋软骨炎。怀孕期间，孕妇的胸腔扩张，肋骨间的肌肉被向外拉伸。当孕妇深呼吸时，胸腔会增大，从而引发剧烈疼痛。通常孕妇会感到一旦碰触到某一具体部位时就会十分疼痛。对于未怀孕的患者，我们通常采用非甾体抗炎药物的治疗方法。但不幸的是，一旦进入孕期，便不能采用这一疗法。你可以采用电热垫疗法，还可以请脊椎按摩师按摩或是找针灸医师接受针灸治疗。

◆ ◆ ◆ *肋骨疼痛*

我在怀孕时得了肋软骨炎。它是我经历过的最糟糕也最令人讨厌的疾病。左侧背部有一个部位简直要把我逼疯了。我感觉全身都很难受。它整整折磨了我两周多。最终，分娩时我接受了硬脊膜外麻醉，疼痛立刻消失了！那时我多么希望自己怀孕的最后几个月就接受了硬脊膜外麻醉。但分娩后我就再也没感到疼痛。

艾莉森◆◆◆

脐疝

大多数人在一生中大部分时间里很少会思考自己的肚脐，但孕妇却对自己的肚脐有着强烈的"意识"。肚脐实际上是身上的一块伤疤，胎儿通过脐带与你相连。肚脐通常呈内凹状，我们称为"肚脐眼"。但怀孕期间，子宫从内向外推挤产生的压力会使原本内凹的肚脐向外突出。对此你不用担心。

然而有时候这一区域的肌肉拉伸过度，肚脐处未完全封闭，导致腹部填充物（肠）向外冲击，脐疝就是这样形成的。脐疝的形成意味着部分小肠从脐带附近的薄弱部位被推出，孕妇的"肚脐"会变得更大，而当她们做弯曲、拉伸活动或是咳嗽时，可以看到肚脐部位突起得更多。分娩后大多数的脐疝现象会消除，但如果脐疝过大或令孕妇感到疼痛，就需要在怀孕期间或产后用外科手术方法封闭。

孕晚期的水肿

怀孕期间，孕妇的部分身体组织会有多大程度的肿胀完全取决于个人。幸运的孕妇只有轻微的肿胀或者根本不肿胀；其余的则不断地遭受其折磨。有很多孕妇在孕晚期只能穿人字拖或凉鞋，因为她们的脚已经胀得穿不下往日的鞋了。

水肿是一种由于水分流出血管，被周围组织吸收的现象。早在孕早期，我们就可以看到这种水分的流动。到了孕晚期，尤其对于容易发生水肿的孕妇，这种现象更加明显。水肿通常发生在腿部、脚部、手部等，但有时腹部皮肤也会发生水肿，导致皮肤出现橘皮状纹理，我们称为"橘皮征"。

如果发现有此症状，也请不要担心。大多数时候，它只是令人讨厌，但并不意味着你自身或是你的怀孕出现了任何问题。然而在有些时候，过分肿胀可能导致先兆子痫。基于这个原因，如果孕妇再次发生水肿，我们则会为其测量血压。而且，如果孕妇只有一条腿发生水肿，便应该立即去看医生，因为这可能是说明你体内有血凝块迹象，我们称其为深静脉血栓。

许多孕妇都意识到了一天中体内血液的流动。当她们睡觉的时候，血液聚集在手部。当她们走路的时候，会发现很难攥上拳头或是指尖有麻木、刺痛感，这是一种腕管综合征。白天里她们大部分时间里都是直立的，血液会在重力作用下流回腿部和脚部。这往往使得孕妇在晚上感到肿胀和疼痛。

为了缓解这种不适感，孕妇可以在白天穿护腿长袜，晚上使用腕关节夹板。游泳或洗温水浴也可能使症状得以缓解。适当的简单行走可以刺激循环，使更多的血液回流到脚部。然而，那些体型较大、体内水分较多的孕妇会发现连走路都成了一件困难的事。对于深受肿胀困扰的孕妇，我们建议其将腿抬高到心脏之上以缓解水肿症状。

孕晚期并发症

贫血

怀孕期间，孕妇体内铁含量迅速消耗，以帮助胎儿造血，同时提高50%以上孕妇的血容量。这一增长能够保证足够的血液通过胎盘滋养胎儿并防止孕妇在分娩时由于血液流失造成贫血。请记住，未怀孕的女性体内的血容量大约为5升，但是在怀孕期间，随着血容量增大，其体内的血液大约为7升。即使使用了孕前维生素，仍有大约50%的孕妇会发生贫血。

孕妇发生贫血时，她通常会感到疲倦、头晕目眩。情况严峻时，对胎儿铁元素的供应不足，也可能导致贫血，且会导致孕妇心力衰竭等严重后果。在孕晚期，我们会对孕妇是否贫血进行检查。如果检测显示孕妇有缺铁的

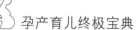

孕产育儿终极宝典

危险，我们则会建议孕妇增加膳食中铁的含量或是建议其空腹补充额外的维生素C，维生素C可以促进小肠对铁的吸收。

妊娠瘙痒性皮疹

妊娠瘙痒性皮疹，英文简称PUPPPS。这种疾病简直是一场噩梦，每200位孕妇中就会有一人患有该种疾病。这是一种从腹部开始出现的极其疼痛的红色皮疹。这种皮疹可能会遍及全身，除了肚脐、脸部、手掌和脚掌以外。白色人种、初次怀孕的孕妇以及怀有多胞胎的孕妇（怀有双胞胎或者更多）更容易患有该种疾病。妊娠瘙痒性荨麻疹性丘疹及斑块病通常在孕晚期开始出现。但有15%的孕妇是在分娩后才患上此病。对于这种疾病的治疗方法包括局部涂抹类固醇膏、沐麦片浴以及口服抗组胺剂（具体情况请遵医嘱）。问题严重时可以口服类固醇。唯一的根除方法是等待分娩。我们这里曾经有一位孕妇甚至不得不提前进行人工催产，因为难以忍受的瘙痒使她已经快要把自己抓得脱皮了。

患了妊娠瘙痒性荨麻疹性丘疹及斑块病的孕妇会感到发痒难忍。不过，它并不会对胎儿造成什么影响。它不同于孕期的任何其他皮肤性并发症，一旦分娩，症状会自动消除。脱落的皮肤也会重新长回来！

胆汁淤积

胆汁淤积的症状表现为浑身瘙痒。不像妊娠瘙痒性荨麻疹性丘疹及斑块病患者，胆汁淤积的患者皮肤上并不会出现可见的皮疹。它是由于胆汁在肝部输送速度减慢导致的。但是，这种状况在不同种族的人群中发生的概率是不同的。例如，这种疾病在北美国家就比较少见，每500～1 000位孕妇中才会出现一个胆汁淤积症患者。但是在智利，每25人中就可能有一人患有此病。这种瘙痒通常出现在孕晚期，手掌和脚掌也可能会有瘙痒之感。

我们可以通过测量血液中胆汁酸的指数来诊断孕妇是否患病。其治疗方法包括口服抗组胺或者口服考来烯胺或胆烷酸等药物（具体情况请遵医嘱）。

胆汁淤积会对胎儿有消极影响吗？研究人员对此尚无定论。因为有研究声称它会增大胎儿的猝死概率，所以为了安全起见，一旦孕妇被确诊患胆汁淤积症，我们会密切关注胎儿的状况，实施胎儿检测并用超声波检测羊水指数。并且，会建议患者在孕37～38周做提前分娩。

孕晚期的运动与生活

进入孕晚期前，对于往日的活动孕妇只需要做些小的调整，大部分活动几乎都能照常进行。她们可能依然进行着长时间繁忙的工作，依旧到健身馆做运动，甚至依然可以进行性生活。但是进入孕晚期，由于胎儿生长，子宫膨隆，这些往日普通的工作以及日常的娱乐活动突然间变得很困难甚至根本无法进行。在这一阶段，孕妇可能第一次意识到为了胎儿的健康与安全，她需要放慢生活的脚步，并且，令她们有些吃惊的是，她们可能发现自己此时已经失去了独立生活的能力。在这最后阶段，你很难知道自己可以做多少运动。

当阿兰第一次怀孕时，她能够照常工作直至顺利地产下宝宝，她感到自己充满了能量，简直棒极了。

但当她第二次怀孕时，她感觉就没那么好了，她更容易感到疲倦，进行日常活动则更加困难，而且她患了妊娠高血压综合征。请记住，每一个人在怀孕时的感觉都是不同的，同一个人在不同次怀孕时的感受也有所不同。请你遵从身体的呼唤，尊重直觉。

睡眠

随着预产期的临近，你会感到一天比一天难以入睡。对此我们可以作出合理的生物学解释：

· 胎儿的运动量大

· 宫缩

· 胎儿头部对膀胱产生过大压力，使孕妇不得不频繁地去洗手间

· 感到胃灼热

· 不能找到一个舒适的位置

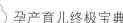

对于那些真正遭受失眠困扰的孕妇，我们推荐一种不需要处方便可以直接销售的促进睡眠的药物，如抗组胺剂（苯海拉明，具体情况请遵医嘱）。其他药物，如安眠药是处方药，需要凭处方购买。因为人们还无法证明它们对于孕妇来讲是否安全，所以只在孕妇严重失眠时才服用。医生会帮你制定安眠药的使用量。我们建议孕妇这样看待这件事。新生儿的降生是人生的一次总彩排，它意味着每天夜里，每隔2～3个小时你就必须起来照看一下宝宝。如果让你从一整夜美美地熟睡8个小时一下子过渡到连续几周半夜频繁醒来，我们的身体系统便会感到很不适应。这即将到来的宝宝诞生后的新的睡眠模式对我们来说是不适应的，或许，分娩前的这种睡眠模式正是帮助我们适应这种新的模式。

筑巢本性

无论我们自认为我们是多么文明，我们的生物进化过程始终在不断进行着。在孕中期和孕晚期阶段，许多孕妇都感到有无法控制的强烈欲望想要重新组织她们的生活。这一现象我们称为筑巢本性。筑巢本性并不是我们虚构的东西。它是哺乳动物和鸟类都具有的原始的直觉。这种直觉促使它们去创造一个隐蔽、安全的地方以繁殖后代。作为人类，我们的基因中携带着这种直觉的种子。孕妇可能会发现自己喜欢打扫房间、整理衣物或是收拾车库。许多夫妻在宝宝出生前会进行一次大搬家，因为宝宝诞生前他们需要更大的空间。伊冯一家在凯莉诞生的两周前不得不搬到一所公寓，这样她和丈夫就可以重新建构他们的小家，为即将诞生的宝宝留出一定的空间。她精力异常充沛，搬了家，重新布置了新家，并处理了一切相关工作。如果你或你的爱人也是如此，请不必紧张。不用担心自己是不是在"发疯"，这么做只是在这一阶段出于母亲的本性。

旅游

正如我们之前所说的，乘坐飞机本身并不会对胎儿造成伤害。但如果你在孕24周之后打算去旅游，你就应该考虑许多其他方面的严重问题。

胎儿在孕24周之后降生就有成活的可能，这意味着没有母体的能量供应和保护，胎儿在母体外依然可以生存。我们建议孕妇在孕24周之后不要去偏远的地方。

◆ ◆ ◆ 假日里的惊喜

我们这里曾经有一位初次怀孕的女性——露西。圣诞节时，她想要去看望居住在克利夫兰的家人。假期到来时，她已经怀孕28个周，但这完全没有使这次旅行变得复杂。她没有多想，便从洛杉矶飞到了俄亥俄州。旅途一直很顺利，直到圣诞节之后的一天，露西突然要分娩。家人立即把她送到了当地医院。医生试图阻止分娩但没有成功。她产下了一个健康的女婴。但宝宝很小，只有约0.91千克。宝宝被放在呼吸机上施以治疗并转到有新生儿重症监护室的医院接受治疗。心灵受到创伤的露西得知女儿最终会没事后终于松了口气。但这时医生告诉她新生儿必须在新生儿

重症监护病房再住院3个月。突然间，露西面临着一个事实：她的家庭和事业在洛杉矶，但她的宝宝在克利夫兰接受呼吸机治疗。她不得不请假与家人搬进了克利夫兰，以便照顾宝宝。离家三个月后，宝宝终于出院，她们又举家迁回了洛杉矶。

◆ ◆ ◆

驾驶

在整个怀孕期间都可以驾驶。但应该使用孕妇安全带的腰带拖着子宫中的胎儿。如果车发生了事故，哪怕是受到最轻微的颠簸或是子宫处的安全带受到了拖拽，都应该到医院接受检查。

胎儿的位置在不断变换

许多孕妇在怀孕36周时来向我们询问其胎儿在子宫中的具体位置。她们会焦急地问："我的宝宝的运动方向是怎样的？""你看正常吗？"虽然到孕36周，胎儿的位置以及出生时

的状态，即胎儿的头是在上方还是下方，但在宝宝真正出生前，我们可能无法告诉你胎儿头的确切位置。所以，你不用过分关注胎儿头的位置——大多数的胎儿都会及时地找到那条最通畅的路径。我们将胎儿在子宫中的角度分别称作胎产式、胎位、胎先露。下面我们分别了解以下这几个术语：

胎产式

胎产式是指胎儿在子宫内的角度。只有当胎位呈纵向（直上直下）角度时才能从阴道产出。如果胎位为侧向（朝向一侧）或倾斜（呈对角线）角度，则需要进行剖宫产或者做胎头倒转术。我们会在后面讲述这一内容。

胎位

胎位指的是胎儿的头部在产道的转动。当胎儿的后脑位于孕妇耻骨之下，则胎儿处于枕前位。枕前位出生的胎儿面部朝地，是最容易分娩的胎位，因为胎儿可以收紧下巴使头部直径达到最小，以便顺利穿过骨盆。

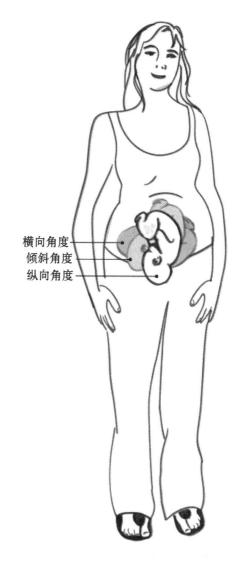

横向角度
倾斜角度
纵向角度

图5-2：胎儿的胎产式：纵向式

174

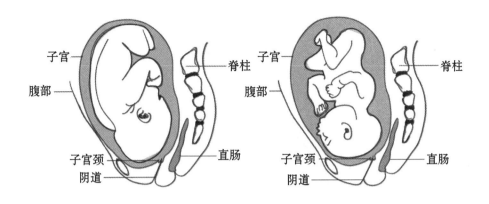

图5-3：胎位：枕前位　　　图5-4：胎位：枕后位

处于枕后位的胎儿的后脑部靠近孕妇的脊柱，宝宝出生时脸部向上，或"一面向阳"。位于枕后位的胎儿也不能弯曲颈部，因此分娩时胎儿头部直径更大。与枕前位相比，枕后位头部直径的几毫米之差会使枕后位分娩困难许多。

⊘ 误区

如果你遭受"背部阵痛"或者感到背部收缩的频率更多一些，这说明胎位是枕前位。

✓ 事实

无论胎儿是枕前位还是枕后位，孕妇"背部阵痛"的概率是一样的。一些孕妇会在身体不同部位感受到分娩痛。

胎儿在孕36周会进入胎位，在怀孕的最后一个月里我们可以通过扣诊或超声波检测手段来确定胎位。

胎先露

胎先露指在纵向胎产式中胎儿的哪个部位最先露出来。

1.头先露（头先露出）。

2.臀先露（臀部或脚部先露出）。

臀先露的胎儿出生时，臀部或脚部先露出来而非头部先露出来。尽管在孕28周出生的宝宝臀先露的概率为25%，足月降生的宝宝臀先露的概率仅为3%～4%。

我们可以通过扣诊或超声波检测手段确认胎儿是否为臀先露。

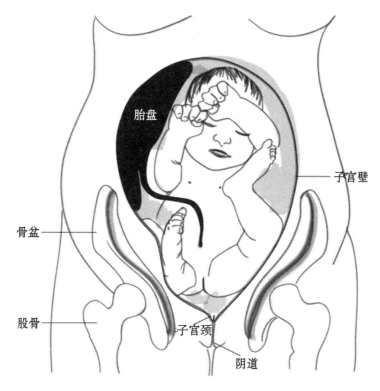

胎盘

子宫壁

骨盆

股骨

子宫颈

阴道

图5-5：臀先露

宝宝出生时臀部或脚部先露出来的最简单的原因是胎儿的头部在肋骨间已经被塑造成楔形，而宝宝的臀部卡在了孕妇的骨盆。尽管臀先露的宝宝先天缺陷的概率稍高，但并不意味着胎儿会出现什么问题。臀先露导致的先天缺陷很容易通过超声波被检测出来，因此在孕早期就可以被诊断出来。

阴道臀位分娩导致的最严重的并发症是胎儿头部受挤压。胎儿头部受挤压是由于胎儿的头部比臀部大。如果子宫颈扩大使体积较小的臀部和脚部先通过，体积较大的头部就会被卡住了。这种情况被称作头部压迫。它是一种产科突发事件，可能导致胎儿缺氧。

出于这一原因，如果我们发现足月宝宝出生时会是臀部和脚部先露出来，我们会向孕妇提供两种选择：做剖宫产或通过胎头倒转术使胎儿转向。在美国及世界其他地方，有很多医生成功地帮助孕妇进行阴道臀位分娩。如果你打算选择阴道臀位分娩方式，一定要确保医院有经验丰富的产科医生以及能够处理突发事件的医疗团队。不要在家或没有处理紧急情况的能力的医院进行阴道臀位分娩。

外头位倒转术（ECV）

如果接受外头位倒转术，也称ECV，医生会尝试人工将胎儿转向头部向下的位置。研究表明，ECV成功的概率为35%～86%。（这一范围很广是因为每一个案例中都存在着不同的变量。）幸运的是，如果医生成功地使胎儿转向头部向下的胎位，通常情况下，胎位便会一直保持着头部向下。

那么，哪些变量影响了外头位倒转术的成功概率呢？如果你符合以下情况，你成功的概率就会大得多：胎儿的大小适中；孕妇曾经有过怀孕经历；羊水较多；胎儿的头部没有卡在孕妇的骨盆处。但是，如果胎盘位于子宫前侧或者孕妇自身体重偏重，成功率就可能低一些。

外头位倒转术需要在医疗机构进行，因为在这一过程中以及在这之后，孕妇和胎儿都需要被监测。因为许多胎儿在孕36周后都会自己找到路径到达颅顶位的胎位，因此通常进入孕37～38周，如果胎儿还没能够进入颅顶位，孕妇才开始考虑接受外头位倒转术。

接受外头位倒转术之前，医生会对孕妇使用一些药物来使其子宫肌肉得到放松。然后，在超声波的引导下，将胎儿的头部推动到一个方位，使其臀部朝向相反的方位。在这一过程中，会尽量使胎儿完成一个180度的方位转变，使其头部处于下方位置。在推动胎儿移动的过程中是需要用一定力的，这使得一些孕妇无法忍受这一过程。

外头位倒转术具有一定的风险，比如衣胞破裂、胎儿被脐带缠住、胎盘早期剥离，即在接受外头倒转术过程中胎盘从子宫上脱落。一旦这一过程中有任何这些并发症发生，我们都会采取紧急剖宫产手术。

有很多孕妇前来咨询就她们自身而言，她们可不可以采取一些手段帮助脚和臀部位于下方的胎儿掉转过来。对此，我们建议孕妇在接受ECV之前请医生进行艾灸治疗。艾灸是一种传统的中医疗法，是通过在你的小拇指尖旁边燃烧一种药草来刺激某一穴位，促使胎儿自己移动到头部冲下的位置。关于艾灸疗法的研究十分有限，但研究显示，它是可以增大胎儿从臀先露变为头先露运动的概率的。而且我们认为，它对于孕妇和胎儿的健康都不会造成什么损害。所以在接受外头位倒转术之前，不妨尝试一下。

提前做分娩计划

随着分娩日期的临近，有一些事情是可以控制的，但有一些事情是难以控制的。因此我们建议你开始做一些实际性的规划。例如规划一下如何度过产前最后的这段日子，如何迎接重大日子的降临，如何面对这即将到来的重大改变。再例如你需要休假一段时间，需要准备一下婴儿房，需要制订一个出生计划以便于一旦临产，和医生能及时进行沟通。

人们说得很对：家里有了宝宝的确会改变你的生活。许多孕妇，尤其是初产妇，完全没有意识到一旦宝宝降生，她们就要面临失眠的问题；她们没有意识到作为母亲，有许多事情要做。（参见第七章，在那一章节里我们会谈论更多关于如何为宝宝的降生做好准备的内容）一旦宝宝降生，休息的时间就很少了。所以我们建议孕妇在怀孕的最后阶段，即使感到自己身体状况很好也应该休假一段时间的原因。

一些孕妇拒绝连续休假几天甚至几星期，她们想要一直工作直到分娩。从根本上讲，这是个人选择问题。如果你感到整日待在家里十分无聊，我们建议你选择半天休假模式，而非全日制假期。这样也可以在休假的半天里放松自己，并为分娩这一紧要关头做好准备工作。这段时间的休假将成为珍贵的回忆，我们的亲身经历以及这里其他孕妇的经历都可以证明这一点。

◆◆◆一夜之间阿兰由医生变成了母亲

我费了一番苦功才学会休假。在第一次怀孕时，我十分幸运，轻松顺利地度过了那些日子。除了腿部有些肿胀，身体上没出现什么问题，因此怀孕期间我依旧全力工作。

我现在还记得，当我感到自己要分娩，冲出办公室跑向医院时，办公室护士西尔维娅大声地冲我喊道："帕克医生，你慢点！不要跑！当心跌倒伤了自己！"我原本认为自己已经做好了一切准备。

我应该是在周三催产，因此我打算周一、周二休假两天，等待周三分娩。在这之前的一周里，我总是随叫随到。而且那周医院异常繁忙，电话不断。周日晚上回到家里，我已经疲惫不堪了。我对自己说："终于可以享受两天休假了。放松一下，去外面走走，在宝宝来临之前完成我最后的差事。"

但当夜凌晨两点，我的衣胞破了！马修出生了！结果我计划的两天休假变成了短短的几个小时。我的计划就这么被打破了！这并没有给我带来什么坏处，但是回想起来，我感到要是我当时给自己留了充足的时间就更好了。因为一旦马修降生，我的生活就改变了，变得加忙碌了。没有过怀孕经历的女性在读到这里时可能会不禁感到奇怪，"宝宝出生前，我周末在做什么？"只有那些已经身为人母的女性才会真正理解我的意思。

◆◆◆

日益增大的腹部，日益增长的忧虑

随着预产期的临近，许多孕妇开始向我们倾诉其内心的恐惧，尤其是对于即将分娩的忧虑，这种情况是可以理解的。

因此我们尽量在孕妇怀孕晚期尽可能多地陪伴她们。不仅仅给其做身体检查，还要与其进行情感沟通，帮助其消除忧虑。在孕妇分娩前与其谈论她们的希望

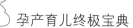

与顾虑是十分重要的。在分娩当日，几乎一切事情都是难以控制的。因此在分娩之前帮助孕妇掌握一些相关知识，使其放松心态，对于帮助其缓解压力是十分有效的。

候这种方法会使产妇感到更加惊恐。桑德拉在分娩时，镜子的使用并没有使她掌握如何用力，反而使她更加恐惧。因此，对于是否在分娩时使用镜子我们会尊重孕妇的选择。

胎儿如何顺利通过产道

大多数产妇分娩时，很难观察到宝宝的头和身子将如何从阴道的狭小通道被娩出。如果她们不了解其结构，这对她们来说是件十分令人恐惧的事情。

一位处于孕晚期的孕妇前来向阿兰咨询，并请求准许她在分娩时通过手镜来观察自己的分娩过程。"帕克医生"，桑德拉问道，"你能向我解释一下胎儿的整个身子是如果从那么狭小的通道里出来的吗？"我们试着向她解释，数百万的女性都要经受这样的挑战。自从大自然创造人类时就是这样的。通过在镜子中观察可以帮助产妇更准确地知道应该什么时候用力，向什么方向用力；如果她看到宝宝的头部已经露出，阴道通道打开，她就可以知道自己用的力是对的。但有时

我可以"自然"分娩吗

总有孕妇向我们问这样的问题，对此我们必须调查之后才能作出回答。我们发现，孕妇对于自然分娩的定义是不同的。在提出这样的问题时，一些孕妇想知道她们会是自然阴道分娩还是需要接受剖宫产。然而一些其他孕妇想要知道的是她们分娩时是否需要注射或服用药物。

孕妇完全有权利选择不接受任何药物，进行非介入性的完全自然分娩。一些孕妇清楚自己不想忍受子宫收缩时的巨大痛苦，但一些孕妇做好了充分的准备来迎接，她们会选择其他的方式来缓解疼痛而拒绝使用药物。

在美国，20%～30%的孕妇是接受剖宫产手术产下宝宝的。在大多数情况下，自然分娩还是接受剖宫产手术，是直到孕妇临

产时才能确定的。只有少数情况下，我们会提前决定实行剖宫产手术（胎儿出生时会是臀先露、腹中胎儿是双胞胎或多胞胎、出现了胎盘前置现象、孕妇选择性再次接受剖宫产手术）。

但是，尤其对于第一次怀孕的妈妈，直到宝宝真正出生的那一刻才可能知道会发生什么状况。导致宝宝无法自然分娩，必须接受剖宫产手术的两个最常见的原因是：胎儿无法顺利通过产道或者自然分娩会对胎儿带来危险。

胎儿能否顺利通过产道取决于胎儿的大小、产妇骨盆的宽窄以及胎位。尽管我们可以对胎儿的体重以及孕妇骨盆的大小有一个大致的了解，我们依然无法确定胎儿会如何通过骨盆。例如，如果婴儿的头部有些偏斜，偏离了产道的中央或者胎儿稍稍伸长了颈部，只会使分娩时最先从产妇子宫里出来的头部稍微增加了几毫米，但考虑到产道空间非常有限，这区区的几毫米就会产生巨大的影响。我们无法控制甚至无法预测胎儿是否有能力收紧自己的小下巴，扭动着通过骨盆，从里面"爬"出来。同样，我们也无法预测胎儿能否忍受分娩的痛苦。每一次收缩用力，都会导致胎盘内的血流量大量减少。但因为每一次收缩只持续一分钟，大多数胎儿都能经受住这血流量的减少。然而，要连续几个小时经受这种痛苦，有些胎儿就承受不住了。一些胎儿开始出现"胎儿宫内窘迫"，必须接受剖宫产。我们希望想要自然分娩的孕妇都能如其所愿顺利分娩。但我们同时也意识到，这不是一场独角戏，我们还有一位重要的演员——胎儿，因为它对于这出戏的情节可能另有安排。

分娩时因用力导致排便怎么办

许多孕妇都会担心自己在分娩时会因为用力导致排便。的确，这种现象可能会发生。但是，无论你是否相信，这种事情的发生不失为一件好事，因为这可以说明，你的用力方法是正确的。但事实上，大多数孕妇在听到我们说这是一件好事时都不禁大吃一惊。从孕妇的角度讲，这的确有

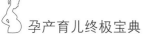
些尴尬。但是从医生的角度来看，如果看到孕妇在分娩时有粪便排出，他们反倒安心了。

胎儿是否会脐带绕颈

脐带绕颈是指脐带缠住胎儿颈部的现象。25%的宝宝在出生时都会出现脐带绕颈的现象，但无论如何，这并不会对宝宝的出生产生什么消极影响。如果你这么想，事情就很容易理解。我们现在讨论的是，有1根0.6米（2英尺）长的花园浇水软管浮动在一个非常狭小的空间，而它的旁边是一个处于运动状态的胎儿。胎儿扭来扭去，一不留神，就会发现自己被戴上了一条"脐带项链"。但请不要忘记这一点：胎儿并不是通过嘴的呼吸来获取氧气的，胎儿所得到的全部氧气是通过血液从胎盘中获得的。因此有东西缠绕住胎儿的颈部并不会影响胎儿的呼吸。此外，脐带自身的厚度和坚实度保证了其难以在这一运动过程中被挣断，因而不会威胁到胎儿的呼吸问题。

脐带很薄，因此想要通过超声波检查了解脐带的具体状态是十分困难的。然而，即使可以通过超声波检查得知脐带的状态，这也只会使许多孕妇徒增忧虑。"如果胎儿脐带绕颈，我该怎么办？"很不幸，我们无能为力。通常来讲，我们不鼓励孕妇试图了解自己的胎儿是否被脐带缠住了颈部。因为脐带绕颈很少会对胎儿产生影响，更重要的是，无论是否会对胎儿产生影响你都无计可施。而且因为胎儿处于不断运动的状态，过一段时间它们很可能将自己解脱出来。

> **⊘ 误区**
>
> 如果怀孕期间曾经有过迈过电线的经历，那么胎儿就会被脐带缠住。
>
> **✔ 事实**
>
> 25%的胎儿都会有部分身体被脐带缠住，然而这和母亲的活动是毫不相关的。所以请不要陷入误区。

事实是这样的：即使有些孕妇在临近分娩时被告知胎儿发生了脐带绕颈，但在实际分娩时脐带也通常会从颈部上解开而不会发生什么问题。最糟糕时，脐带绕颈会降低胎儿的心率，给胎儿带来痛苦，甚至可能需要进行剖宫产。但具体是否需要实行剖宫产取决于许多因素，包括胎儿会经受多长时间的痛苦折磨、胎儿的心率最低会降到多少、发生脐带绕颈时孕妇是否临近分娩。多年的实践经验告诉我们，只有极少数的胎儿会因为脐带绕颈而死亡。请记住，有25%的胎儿都会出现脐带绕颈的现象，但会对胎儿造成影响的却微乎其微。

意外怀孕了很焦虑

许多夫妻面临意外怀孕问题。这种事情的发生通常是因为这些夫妻认为他们的年纪大了而且很少发生性行为，因而忘记采取防御措施；或者因为曾经有过不能生育的问题而认为自己不会怀孕。宝宝在那个时候降临对她们来说是很意外的，但她们还想要留住这个宝宝。如果家里已经很久没有过这么小的宝宝，再次怀孕对她们来说有很大压力。

发生意外怀孕，尽管孕妇在怀孕期间会感到十分焦虑，对于是否继续妊娠犹豫不决，但令我们感到十分欣慰的是，大多数孕妇最终还是能够想方设法迎接宝宝的到来。

◆◆◆ 意想不到的惊喜

玛吉，40岁；丈夫，马修，50岁。他们的夫妻关系十分融洽。五年前，专家们告诉他们，玛吉的卵巢已经老化，不能怀孕了。但事实证明，专家们预测失误了。玛吉生育过两次，但当她第三次怀孕时，玛吉和丈夫都非常震惊。

他们没有打算再要一个宝宝。玛吉告诉我她还没有做好准备迎接这个宝宝。想到这个突然降临的宝宝将会给他们的生活带来巨变，她不禁感到十分厌烦。然而，毫无疑问，她最终还是决定继续妊娠。

尽管整个孕期，她都为第三个孩子的降临带来的生活变化感到焦虑和担心，但当宝宝真正出生后，一切都改变了。母性本能地产生作用，她很快地调整了自

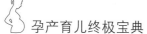
己。在分娩6周后来医院检查时，她告诉我，她已经无法想象自己的生活里没有小儿子山姆会是什么样子。

伊冯◆◆◆

压力过大会影响胎儿吗

日常生活中，我们难免会感到有压力，但这通常并不会对胎儿产生不利影响。对于压力是否会伤害到胎儿这一问题的研究数据大多来源于那些受到极大压力的孕妇的信息。比如那些经历了战争、饥荒或是患上了严重的疾病的孕妇。压力与流产、先兆子痫、早产、胎动之间似乎并没有什么关联。然而，一些研究曾表明孕妇过分焦虑与出生后宝宝的行为能力障碍有一定关系。但偶尔的夫妻间的争吵、工作上的不顺并不会对胎儿造成伤害。

是否需要进行凯格尔健肌法锻炼

凯格尔健肌法并不会使分娩过程更加顺畅！除非你想要与尿失禁抗衡，否则怀孕期间无须进行凯格尔健肌法锻炼。

🚫 **误区**

凯格尔健肌法锻炼会使你在分娩时更加顺畅。

✅ **事实**

研究表明，凯格尔健肌法可能会对防止产后尿失禁有所帮助。但很可能这种锻炼并不会使孕妇在分娩时感到更加容易或困难。

凯格尔健肌法是一项能够增强骨盆底肌肉的锻炼。这种锻炼可能帮助你缓解压力性尿失禁。压力性尿失禁是指当你咳嗽、跳跃或打喷嚏时出现遗尿的情况。

在怀孕期间出现了这些状况，那是因为怀孕期间，孕妇腹部重量增加，日益增大的子宫给膀胱造成压力。

通过凯格尔健肌法的锻炼可以增大肌肉张力，有效避免遗尿的情况发生。

但这种锻炼并不能确保你在自然分娩时更加容易。进行凯格尔健肌法锻炼方法：

1.确定耻尾肌的位置。当你去卫生间的时候，确定耻尾肌的位置是最容易的。尿液排出后，你需要在还没有结束排尿的时候自动终止排尿过程。为了终止排尿过程你所收缩的肌肉就是耻尾肌。但请注意不要依靠腹部、臀部或者大腿部的肌肉来终止排尿。

2.尽可能地用力挤压耻尾肌5秒钟，然后松开手，放松5秒钟。

3.重复做10次。当你的耻尾肌变得更加强壮时，每次挤压可以持续10秒钟。

4.每次挤压10下，每天至少3次。

进行凯格尔健肌法锻炼一段时间后，处于阴道和直肠间的会阴肌会变得更加强壮紧缩。

然而，在分娩时，是腹部肌肉而并非阴道部位的肌肉在用力。阴道部位的肌肉越放松，越具有弹性，分娩就会更加容易。

这也是为什么有过分娩经历的母亲在再次分娩时不需要像第一次分娩时那样用力，而且分娩时间也会缩短。

当娩出宝宝后，你可以考虑进行凯格尔健肌法锻炼使肌肉复原，缓解产后尿失禁问题。

何时能恢复体型

一些孕妇会为她能否恢复到孕前的体型而担心。我们会告诉她们一定可以恢复到原来的体型，只不过这需要一定的时间。平均来讲，恢复到产前的体重需要9个月。子宫恢复到正常大小需要6～8个星期。子宫恢复正常以后，可以恢复产前的日常活动，包括洗澡、性生活以及进行一些强度较大的锻炼。然而，由于在怀孕的最后阶段，大多数孕妇体力活动大量减少，我们建议孕妇产后逐渐加大运动强度，直至恢复到怀孕之前的状态，切不可操之过急。刚刚产下宝宝的至关重要的几个月我们称为"怀孕的第四阶段"。在第七章里我们会重点强调在这段期间需要特别注意的问题。

分娩计划

准备迎接宝宝的降生不仅仅是设想一种理想的分娩方式，还应考虑一旦发生意外应该如何应对。这段日子，许多人带着分娩计划来到医院。写下自己的分娩计划并与医生分享，已经成为孕妇重新掌握对分娩过程控制的途径之一。分娩计划是关于孕妇希望如何分娩的一个说明，在实际分娩过程中会被用作参考。

制订一个分娩计划有几大优点。分娩计划能够使孕妇主动地掌握医生和医院的情况。为了能时刻准备着抵抗压力，迅速决定采用何种方式分娩，孕妇需要向医生寻求意见，而分娩计划的制订能使她们在进行意见交换时更加沉着冷静、富有逻辑。此外，一个分娩计划能够帮助一位孕妇记住并长期关注许多她们未曾想到或者根本不会想到的问题。

而对我们来说，一个分娩计划能使我们洞察孕妇的恐惧和忧虑。一些孕妇交给我们的分娩计划仅仅是一张纸，上面潦草地写了几句话。而另一些孕妇的分娩计划则格式正式，内容齐全。经验告诉我们，无论何种形式，一份分娩计划都能使我们开始掌握并化解孕妇对于分娩的疑问和恐惧。但是，没有一份纸质的分娩计划也未尝不可。许多孕妇会与我们口头交流她们所遇到的各种问题，这种方式在我们看来也是非常有效的。

分娩计划具有可变性

一个分娩计划可以使孕妇在处理分娩的相关事宜上更加主动。但是分娩之日真正到来之时，它只能作为一种最理想化的分娩方式。真正分娩之时，我们建议孕妇灵活应对，必要时立刻作出调整甚至抛弃原有的分娩计划。

我们这里曾经有一位孕妇，她决定不使用任何药物，而采取纯自然分娩方式。结果在经历了48小时的痛苦分娩过后，她哭喊着要求使用硬脊膜外麻醉剂，并且由于胎儿无法顺利通过产道而采取了剖宫产的分娩方式。但与之相反，我们还有一位孕妇本来已经安排好要做剖宫产手术，因为胎儿是臀先露。所以在计划进行手术的几个小时之前，胎儿自己转到正确的位置使这位孕妇后来能够采取自然分娩方式分娩。孕妇所期待的理想分娩方式可能与客观事实发生冲突，因此，应该尽早地提前告诉医生你的分娩计划以便一旦发生冲突可以进行必要的调整，而这种调整甚至可能涉及转院。

制订计划

●**预估分娩的方案**：你需要描述你理想的分娩过程。一般包括：你是否希望在分娩时最低限度地使用药物？你是否在意能不能到处走动？你是否想接受静脉注射？你希望分娩室里保持安静吗？你希望谁在分娩室里陪伴你？

●**胎心监测**：在分娩时会有仪器监测产妇的宫缩以及胎儿的心率。监测需要使用便携式二维脉冲探测仪，要把一块小垫用皮带束在腹部，或者是将监测装置在内部与胎儿相连。信息的收集可以采取连续式或间歇式。可以指定孕妇喜欢的监测方式。

●**增加运动量还是人工诱导**：如果因为医学上的原因使产妇必须进行催产，那么你希望采取什么样的诱导方式？人为地刺破羊膜、使用催产术还是采取步行等更加自然的催产方式？

●**麻醉剂／止痛药**：如果有可能的话，你是否希望避免使用止痛药物？你希望一到医院就使用硬脊膜外麻醉剂吗？

●**剖宫产**：如果你需要做剖宫产手术，你想让谁在手术室陪着你？你希望在分娩时将手术用布帘放低以便你看到自己的分娩过程吗？

●**外阴切开术**：实行外阴切开手术就是在产妇的阴道和直肠处切开，以便增大空间使胎儿能够顺利被娩出。你是希望做外阴切开手术"切开"，还是等着分娩时自然"裂开"？

●**分娩过程**：你对于分娩的位置是否有特殊的偏好？你是否希望通过镜子观察分娩过程？你打算在宝宝出生后马上抱你的宝宝，还是等到宝宝洗干擦干之后再抱？

●**分娩之后**：你希望谁来剪断脐带？

●**产后的婴儿护理**：药物注射、洗浴。你希望给宝宝使用抗菌滴眼液、注射维生素K吗？是希望母乳喂养还是配方奶喂养？

1.我希望谁在分娩室陪着我？

187

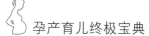

2.我是否能够自由走动?

3.想采取哪种胎心监测方式?

4.我能够尽量少做阴道检查吗?

5.我是否接受止痛药物,包括硬脊膜外麻醉的使用?

6.我希望分娩室的气氛如何?我能够通过降低光的强度、播放音乐或使用其他设备来缓解痛苦吗?

7.我能够洗淋浴或盆浴吗?

8.多长时间还没有分娩,我才可以选择让医生使用催产素人工诱导?

9.多长时间没分娩我会接受医生的建议实行剖宫产?

10.我能在宝宝刚刚出生后就把宝宝放在自己的胸脯上吗?

11.我能够决定由谁来剪断脐带吗?

12.我希望母乳喂养还是配方奶喂养?

13.我是否会使用橡皮奶嘴和奶瓶?

14.所有的胎儿体检项目都能够在分娩室完成吗?

15.我的宝宝会一直待在我的身边吗?

分娩计划如同雪花没有哪两片是完全相同的。有些孕妇的分娩计划可能有厚厚的15页,上面详细地列举了每一项内容,甚至每一个微小的细节。而有些孕妇对我说:"帕克医生,一切就按你说的办吧。"

下面是一个我们收到的一个孕妇的分娩计划。很详细,也很具有代表性。

预估分娩的方案:

只要有可能,我希望在家里分娩而不去医院。

我希望能尽量少做阴道检查。

框架眼镜或隐形眼镜哪个舒服,我想戴哪个。

我希望分娩时降低灯光亮度。

如果可以的话,我想要吃一些流食、含一点冰碴或者咬着一些用水浸泡的布来缓解疼痛。

监测:

我不想使用胎儿监护器对我的宝宝进行持续监测,包括体内监测。少量的间歇式的监测是可以接受的。

外阴切开手术:

宁可在分娩中出现阴道撕裂伤也不要做外阴切开手术。

增加运动量/人工催产：

我不想被人工刺破羊膜。

我不希望使用催产素，我希望采取更自然的方式。

麻醉剂/止痛药：

我不愿意接受持续的静脉注射，也不想使用任何药物。

我可以使用应急静脉注射夹。

剖宫产：

除非别无选择，否则我不想采取剖宫产分娩方式。

如果需要剖宫产，我需要预先知道并参与决策过程。

刚刚分娩之后：

我想要在分娩过后立即抱抱我的宝宝，请把宝宝放在我的胸上或者腹部上。

请不要剪脐带剪得太早，我想让脐带血流入我的宝宝体内。

我希望由我的丈夫来剪断脐带。

我想要马上用我的母乳喂养我的宝宝。

我想要自然地将胎盘娩出。

我不希望有人挤压我的腹部或者采取其他非自然的手段强迫胎盘娩出。我不希望被例行地使用催产素。

我不希望给我的宝宝使用硝酸银滴眼液或者抗生素滴眼液。

我希望让宝宝贴在我身边而不是放在保温灯下。

如果我的宝宝必须离开我去接受医务护理，必须让我的丈夫或者母亲全程陪伴。

如果没有意外情况发生，我希望对我的宝宝进行体检时让我的宝宝仰卧在我的腹部，并使用一个毯子为我们取暖。

在宝宝接受检查以及为宝宝洗澡时，我希望自己能够陪在宝宝身边。

我不希望看到移出的胎盘。

分娩之后，我希望能有一小段私人时间来自然排尿，而不是直接插入导管导尿。

哺育：

我不希望我的宝宝接受包括葡萄糖水、特制婴儿食品之类的东西。

包皮环割术：

我希望包皮环割在医院完成并由我的丈夫或母亲全程陪护。

照相/录像：

在我怀抱宝宝的第一时间给我照张相。

其他事项：

丈夫和母亲是我的支撑，我希望分娩时有他们在身边陪伴。

上述的分娩计划是阿兰接待的一位孕妇提供的。这位孕妇在后来是阴道分娩，而且是没有使用任何药物的纯自然分娩方式，几乎完全遵照了她的意愿。

然而，根据经验来看，任何孕妇制订这样详细的分娩计划都是有其潜在的原因的。当阿兰坐下来和这位孕妇及她的丈夫攀谈时，她了解到，这对夫妇过去在接受医疗治疗时曾经有过不好的经历。他们感到自己的感受被忽视了，完全没有参与决策制定的权力。

他们担心在这次分娩时也会感到同样的无助。这是她第一次分娩，是她人生中最具有纪念意义的时刻之一。

他们最终真正想要我们做的是确保他们随时了解事情发展的状况。他们的分娩计划俨然是一种恳求的语气，"你能不能告诉我们发生了什么事情？求你了。"他们在考虑回家分娩。但得知阿兰会站在他们的立场上全力以赴地尽可能保证分娩按照他们的意愿进行后，他们决定留在医院。他们的宝宝现在已经一岁了，很健康。

◆◆◆ **事实与计划背道而驰**

我们这里有一位孕妇叫杰玛。她很乐观，并以这样的心态影响着身边的每一个人。这个三十岁的芭蕾舞蹈老师对自己的身体状况很了解。整个怀孕期间，为了保持健康，她做了一切她所能够做的事情，做好了一切准备迎接分娩。我们都坚信她一定能够自然分娩。

然而，尽管她做了这么多的准备工作，大自然却为杰玛做了额外的安排。

她的分娩持续了大概有三天半。她一开始是在家分娩，当她来医院时，她已经不再沉着、冷静……而是变得疲惫、痛苦甚至绝望。她坚持只要有可能就一定要自然分娩，并且拒绝使用任何药物。但经过几个小时的痛苦挣扎后，她最终不得不接受了硬膜外麻醉。硬膜外麻醉能使她得到一些休息，她太需要休息了。她睡了一觉，恢复了一些体力，终于得以自然分娩。最初她感到很失望，她曾经把这一天设想得那么美好，但一切都化为了泡影。我们安慰她，让她知道这不是任何人的错。

后来谈及这件事，她对我们说："你们知道吗？我现在已经很淡然了。毕竟我没法决定任何事情的发展，也没法控制或改变任何事情。

我决定不去想它，让这件事就这么过去吧！"杰玛最终生下了一个健康的男婴，使这件事有了一个完美的结局。

听了这个故事，每一位孕妇都应该记住，为分娩之日做得最好的准备就是准备好迎接任何可能发生的意外并坚信无论发生什么你都能挺过去。

◆ ■ ■

入院待产包的准备

提前准备好分娩时所必需的物品是很明智的。我们建议你去医院前准备好以下物品。

给孕妇准备的：

· 哺乳乳罩

· 羊毛脂乳头保护霜

· 拖鞋或者袜子

· 自己穿着舒服的衣服或者睡衣，也可以选择医院提供的长袍

· 小型手提式电扇（电扇可以使你在分娩期间保持凉爽。）

· 带有红花的矿物油或者维生素E油（它们可以使你的会阴在分娩时慢慢伸展。）

· 洗浴用品（洗发露、护发素、香皂、牙膏、梳子等，医院会提供这些物品，但妈妈们通常更喜欢自己常用的品牌。）

· 影碟播放器或者音乐播放器

· 照相机或者录像机

· 分娩计划

· 医保卡（若没有提前登记，需要将医保卡也带来。）

· 枕头

· 唇膏

给宝宝准备的：

· 儿童安全座椅

· 儿童座椅上的颈部靠垫

· 婴儿指甲刀（如果宝宝的指甲过长，在医院时应该为其修剪，以防宝宝抓伤了自己。）

191

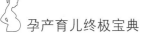
- 运送宝宝回家的全套装备
- 尿布、柔湿纸巾、婴儿包毯、婴儿服
- 奶瓶、奶嘴等

保存脐带血

过去的几年里，保存脐带血已经变得十分普遍了。脐带中的血液里含有干细胞，分娩之后可以收集起来。这些干细胞对于一些血液及免疫系统疾病是有帮助的。据美国儿科学会调查显示，脐带血的使用率在1/20 000～1/1 000之间。

现有的血库分为公共血库和私人血库两种。公共血库保存的脐带血服务大众。最具公共性的血库通过国家合作捐助项目为需要脐带血的孕妇寻找合适的血源。私人血库则以盈利为目的，它保存血液供给捐献者家庭成员使用。它为特定的孕妇保存脐带血以供其自己使用。

我们保存脐带血也是为了自己的宝宝。我们建议孕妇把脐带血收集并统一贮存起来，这就相当于给自己的宝宝买了一份保险——我们都希望它永远都不会被派上用场，但将来会发生什么事情谁又能预料呢？当然，考虑收集并保存脐带血的高额费用以及使用脐带血的低可能性也是很明智的。

我将要在何时分娩

事实上，尽管现代助产术已经取得了惊人的进步，但我们依然无法准确地知道你将会在何时分娩，除非你已经确定在某一具体日期进行剖宫产分娩。我们对于分娩的相关原理尚不完全理解。我们知道有这样一种物质，它与胎儿产生的激素有关，它能够增加胎盘内激素的含量，使子宫对催产素更加敏感。然而，这种物质何时产生、为什么会刺激这种物质的产生至今仍是自然界的未解之谜。

有时，一位孕妇可能白天时子宫颈还是完全封闭的，但当天晚上就会产下宝宝；然而也有可能，孕妇宫颈扩张3～4厘米并且持续几周。大多数的孕妇会足月分娩。在预产期前三周到预产期之后两周内任何时间分娩都被视为足月分娩。

大多数孕妇的分娩时间 ■■■■	
＜37周	13%
37～39周	54%
40周	19%
41周或更久	14%

如果一位孕妇曾经有过至少一次怀孕经历，回顾她第一次分娩的经历能够帮助我们确定这位孕妇的分娩模式。曾有过早产经历的孕妇，再次怀孕时，胎儿更可能倾向于早产。这些问题都是我们在对孕妇的分娩模式进行预测时最应该考虑的问题。

胎位下移

"我的宝宝胎位何时能够下移？"胎位下移，意味着宝宝在母体里位置下移，婴儿进入产道。你会感到肋骨或者阴道膈膜下方所受到的压力减少。你可能突然感到胃部灼热感得到缓解，或者感到膀胱或耻骨受到的压力增大了。

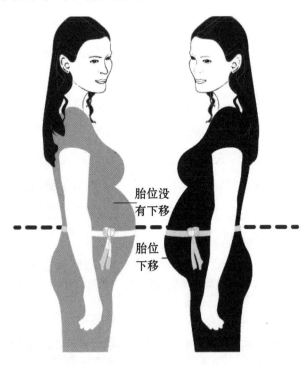

胎位没有下移

胎位下移

图5-6：胎位下移和原有胎位

误区

一旦你感到胎位下移或者胎儿所在位置"很低"，这意味着你很快就要分娩。

✔ 事实

胎儿移动到骨盆的时间与最终的分娩时间的关系尚不明确。

大多数初次怀孕或者腹部肌肉绷紧的孕妇，直到实际分娩时才会发生胎位下移，它是指子宫收缩推动胎儿在母体内下移。而那些腹壁肌肉松弛或者有过怀孕经历的产妇，在整个孕期胎位都是较低的。

何时去医院

进入怀孕的最后阶段，孕妇会因脱水以及错误的子宫收缩信号而多次被送往医院，但这并不是徒劳的，至少能够找到一条通往医院的最近的线路。

随着分娩日期的迫近，孕妇会不断地向我们追问："我应该什么时候给医院打电话？"或者"我总打电话合适吗？"

对于医生来说如果孕妇不确定自己是否要分娩，也应该及时跟医生联系。对于初产妇尤其如此，因为没有经验，还不知道真正分娩时会有怎样一系列的感觉。不要忽视你的直觉，如果你不确定胎儿正在向你传达怎样的信息，你就应该马上联系医生。我们经常告诉孕妇："请你倾听身体的呼唤，你的直觉是很准的。"

出现以下情况，要及时联系医生：

1. 像经期一样的出血。

2. 孕妇在怀孕36周之前，每隔10～15分钟会发生一次宫缩；在怀孕36周之后，每5分钟发生一次宫缩。

3. 羊膜破裂，羊水流出。

4. 出现严重头痛。

5. 脸部、肢体严重水肿。

6. 胎儿运动减少。

7. 发热达到甚至超过38℃。

◆ ◆ ◆ 大胆说出来

劳拉和迭戈夫妇总是特别有礼貌。整个孕期，他们夫妇都表现得过于腼腆，对医生过分恭敬。

我总是不得不鼓励他们大胆地说出来，并提出一些他们欲言又止的问题。

预产期前，劳拉拨打了应急服务热线声称自己阴道有液体流出，而且感到腹部不适。我建议她来医院检测以便我们确定她的羊水是否已经破裂。劳拉遵照我的建议来到医院，经检查，原来这只是一次错误预警。助产士将劳拉送回家并明确叮嘱她小心防备规律性宫缩、胎儿运动减少、阴道出血、发热达到甚至超过38℃等现象。一旦有任何一项发生，应立即返回医院。劳拉默默地点了点头，并为自己的错误预警可能给护士带来的不便道了歉，然后离开。

劳拉回到了家。她一段时间内没有再打来电话。直到几个小时以后，迭戈打来电话，话语中能听出来他十分紧张。似乎刚回到家中不久，劳拉就发起了高热。但考虑到去医院又要给医生和护士徒增麻烦，她决定自己在家挺过去。最后，她丈夫决定不能再挺并打来电话。我们建议她直接去医院。来到医院45分钟后，她就产下了宝宝。但就在这么短的时间内，宝宝已经受到感染，病得十分厉害。劳拉的高热是绒毛膜羊膜炎（子宫感染）的症状，它导致胎儿排便并将粪便吸入体内，引发肺炎。必须经过几个月的辅助呼吸，才可以离开医院。

最终，劳拉的宝宝恢复了健康，没有因为感染引发长期性后果。但这一案例足以说明极度警觉的重要性。很多孕妇像劳拉一样，她们担心去医院没能分娩再被送回来。请时刻不要忘了，被送回来并不是什么大不了的事。你完全不必担心是否打扰到了我们或是给我们带来了麻烦。我们更希望你来到医院发现什么事情也没有也不希望你在家坐等宝宝出生，却不知道是否已经出现了很严重的问题。请相信你的直觉，一旦你感觉不对劲，请立即同医生联络。

◆ ◆ ◆

如果你真的有困惑或顾虑，应该及时打电话向医生寻求帮助，即使你已经打过一千遍电话问同样的问题，我们还是会耐心解答。孕妇们需要知道，没有什么问题是愚蠢的。在你临近分娩期间，没有哪一次去医院是多余的。如果你对自己的身体变化感到忧虑，从医学角度讲，你需要到医院进行检查以确保自己和胎儿的健康。

请让我们为你分忧

随着预产期临近，一些孕妇开始感到担心，对于一切可能出现的问题都十分敏感。她们在网络上学习相关知识，阅读情况最糟糕的案例，了解得越多，她们往往越感到恐惧。我很赞同心理学家布莱恩·布朗博士的一句话："之所以出现信息泛滥的现象就是因为我们身边充斥着大量的信息，尤其是大量没有经过专业人士分析考证的信息。"

焦虑是正常的。因为你即将完成生命中一个不朽的使命，经历一次意义深刻的体验。但是，请放心，你所担心的事情很可能根本不会发生。只要你能够从一开始就照顾好自己，产前按时接受检查，对医生倾诉你的顾虑，知识渊博、经验丰富的妇产科小组就能够帮助你在分娩时克服任何障碍，应付任何紧急情况。

第六章 分　　娩

◆◆◆ **等待**

今天是我的预产期。我尝试了各种方法让我的宝宝出来登台亮相，但到现在为止都还没有成功。

每个人都在告诉我要放松心情，我知道这是很好的建议，但是我迫不及待地想要见到我的宝宝，这使我没法耐心等待。这么大一个滚动的"大西瓜"在我的子宫中，我怎么能有心情去想其他的事情呢？每当出现胎动，大家都瞪大了眼睛盼着他出来。我也一直在幻想着自己的羊水囊突然破了。但都无济于事，胎儿依旧赖在我的子宫中不肯出来。这一刻，想到很快就可以看到我的宝宝，我兴奋不已。但下一刻，一想到即将到来的分娩过程就令我心生恐惧，更别提分娩之后的事情了。我已经停止了蹲起、呼吸训练，它们似乎像几何作业一样难。这样我怎么能够成为一位称职的母亲呢？母亲告诉我这一问题会一直困扰着我，于是我努力不去想那么多，而是把注意力集中在当前的事情上。

"上一次打扫房间、为狗狗洗澡、从冰箱里取出食物烹饪时以为那是宝宝出生前最后一次做这些事情，但我们这周可能还要再一次做这些'最后'的事了。但对待分娩的问题上，尽管我深知没有人会永远处于怀孕阶段，我却可能想要成为第一个分娩的人。我希望将宝宝抱在怀里，而不是在子宫中。宝宝什么时候才会出生？我什么时候才能实现愿望？"

史黛丝·林恩（阿兰接待的孕妇）◆◆◆

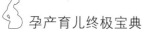
你已经做好了准备，你已经为这一刻准备了九个月甚至更长的时间。你摄入了充足的营养，从未忘记过补充维生素；你做产前瑜伽来拉伸、锻炼肌肉；你在分娩培训课上表现得尽善尽美。经过这段时间一趟又一趟地往医院跑，你已经找到了医院最近的路；你已经和你的医生讨论了你所有的计划；你已经装好了分娩时所需的用品；你已经粉刷了宝宝的房间。

你已经尽可能地做了一切准备。现在，你需要做的是树立这样的意识，那就是任何事情都有可能发生。

绝大多数孕妇的孕期都是沿着一条正常的路线进行：怀孕—临产—分娩—回家。

但是，一位健康的孕妇也可能出现并发症而最终不得不接受剖宫产手术。这种情况发生的概率虽然很低，但并不是完全不存在的。虽然很多时候我们永远无法确切地知道原本健康的孕妇为什么会出现各种状况，但几年的共同经验告诉我们，这种事情可能在任何人身上发生。我们三人在自身分娩过程中都经历过无法预见的问题。包括一些很严峻的问题，但是我们现在都很好，你也一定能够应付各种问题。

无论你最理想的分娩方式是不使用任何药物的自然分娩、剖宫产手术分娩还是在家分娩，在实际分娩之前你都无法确定自己会有着怎样的分娩经历。

我们会让孕妇回想他们的结婚之日，让他们去想这几个月来的精心准备最终将换来的完美结局。我们还会让他们记住所有的意外和困难，尽管他们有着自己的计划和期望，这些意外和困难还是不期而至。

接下来，她们就要忍受这分娩的痛苦，这种痛苦是更加难以预测的。

你最早可能孕24周就分娩，最晚则可能孕42周才分娩。预产期只是一个估算的日期，大多数孕妇会在预产期之前或之后两周内分娩。分娩过程同样不可预测。平均来看，初次怀孕的孕妇分娩需要24个小时，而有过怀孕经历的孕妇只需要12个小时。你的分娩时间短则几小时，长则可能是几天。我们是无法预知你什么时候分娩、哪一天分娩、历时多久、强度多大的。但这并不意味着会有不好的事情发生，仅仅意味着可能性的范围很广。考虑到宝宝的出生之旅经过的是仅仅几厘米的产道但却有如此多种的可能，这真是堪称卓越了。

不管怎样，我们建议孕妇试着去享受分娩的过程。保持乐观的心情，设想一个顺利的分娩经历。让你为可能发生的事情做好身体、心理、情感上的准备是我们的职责。

◆◆◆ 分娩之日：来自医生的陈述

尽管每个月要接生30～40个宝宝，每一次对于我们来说依旧像是百老汇歌舞剧的开场之夜一样郑重。每当有孕妇前来医院找我，护士通常会发送给我一份文本资料，说明孕妇的名字及其他相关信息。而我脑海中最先想到的是她是初次分娩还是有过很多次分娩经历？上次见到她时我给她做的是什么检查？结果如何？我还要考虑她宫缩的频率、羊水囊破了没有等问题。然后，我头脑中的计算器就会开始运作。我努力去估算距离她分娩还有几个小时。"好的，距离她分娩大约还有6个小时，也就是说她大约会在凌晨三点分娩。"经过了15年的锻炼，我的估计通常已经很准了。因此我接下来就需要作出选择：我是现在开车去医院然后在办公室的沙发上睡一觉，还是等她分娩迹象更明显以后再动身出发。无论是去医院还是在家等着，我都会感到坐立不安，直到宝宝真正降临人世。

艾莉森 ◆◆◆

迎接分娩

很多人对即将到来的分娩感到恐惧，但事实上不必如此。你只需要知道：分娩就是胎儿娩出的过程。在这一过程中，子宫收缩、宫颈打开使胎儿能够移动出母体。这是一个复杂的过程：从激素分泌数量的改变到无意识的肌肉收缩再到宝宝最终出生。每个环节都是一项伟大的工程。分娩前最常见的迹象就是子宫收缩、背部疼痛、阴道出血。

宫颈变化

在你感受到分娩前子宫收缩的痛感之前的几周里你的身体事实上已经开始为分娩做准备了。通过检查宫颈，确定"宫颈成熟度"，我们可以知道你的身体已经为分娩做了多少准备。宫颈成熟度考查以下指标：

· 宫颈管消退程度

· 宫口扩张程度

· 先露位置

· 宫颈硬度

· 宫口位置

●**宫颈管消退**：宫颈管消退是检验宫颈缩短的程度的指标。

分娩前的宫颈像是一个长长的圆筒，一般有3～5厘米长。随着宫颈管消退，宫颈逐渐缩短。等到分娩的时候，这个长长的圆筒已经像是一张薄薄的中间有个洞的纸甚至完全消失了。当宫颈管消退进行到一半时，宫颈管的长度也缩短到原来的一半。真正分娩的时候，宫颈管越短越好。

●**宫口扩张**：分娩前宫颈口呈封闭状态，当宫颈口有10厘米长时就意味着宫口完全打开了。

●**先露位置**：先露描述了胎儿的头部在产道中的位置。进行位置判断我们有一个参照物，这个参照物被称为"坐骨棘"，是骨

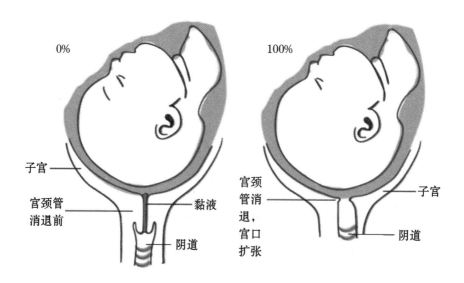

图6-1：宫颈管消退

盆的一部分。胎儿的头处于坐骨棘的水平位置时，我们称为"0位"。"-2位"则指胎儿的头位于坐骨棘上方两厘米处。胎儿的头位于坐骨棘下方4厘米时，我们称为"+4位"，这时胎儿达到最高的先露位置。

●**宫颈硬度**：宫颈硬度是指宫颈组织的坚硬程度。分娩前，宫颈组织比较坚硬。当宫颈开始为分娩做准备时，它开始变软，这样有利于子宫口膨隆。

●**宫口位置**：当宫颈成熟后，它的位置发生改变。由宫口朝向脊柱转为宫口朝向前骨或耻骨。

宫颈成熟度					■■■
分数	宫口扩张（厘米）	宫颈管消退（%）	先露位置	宫颈硬度	宫口位置
0	封闭	0～30	-3	硬	较后
1	1～2	40～50	-2	中	中间
2	3～4	60～70	-1～0	软	较前
3	5～6	80	+1～+2	软	较前

给上面的5项指标分别打分，然后把分数加起来，得到宫颈成熟度的得分。宫颈成熟度得分达到8分或者更高意味着子宫颈已完全为分娩做好准备，即宫颈成熟。但是宫颈成熟度并不一定能够用来预测预产期。宫颈成熟度的检测是用来预测催产的成功概率。例如，有的孕妇的宫颈成熟度得分为8分或者更高，宫口扩张3厘米，这种状态维持了几周后才真正分娩。但通常来讲，如果宫颈成熟度很高，我们便建议产妇提前收拾好分娩所需用品，因为你可能很快就要分娩。

宫缩

宫缩是子宫的肌肉绷紧再舒张的过程。宫缩是宫颈扩张、宝宝娩出的动力。有些孕妇将宫缩的感觉比作肌肉痉挛，一些其他的孕妇则感觉像是从腹部和背部两侧不断向中间施加压力。宫缩每次持续60秒，有节奏感、痛感的肌肉运动。这种运动是在激素的刺激下进行的。激素是产生于孕妇头部的催产素。它能够帮助子宫在分娩后保持坚实以防止大量出血，对促进孕妇乳房内乳汁生成及流出也具有重要作用。

●**假宫缩**：在第四章里，我们谈论了布雷希氏收缩现象，也称假宫缩。布雷希氏收缩现象最早在孕20周就可能出现。我们这里曾经有孕妇在其怀孕的后半段一直出现假宫缩现象。她们感到整个腹部都绷紧，大约1分钟后又放松。隔几分钟后这种状况又会重复出现。传统来讲，这种感觉是不规律的，也不会带来疼痛感。更为重要的是，它并不会促进子宫口扩张。

●**真宫缩**："我怎么能知道自己什么时候是真的要分娩了？"这是我们在初产妇口中最常听到的问题。而我们的回答总是一样的，那便是当你真的要分娩时你自己会知道的，因为分娩会带来疼痛之感，这是每一位孕妇都会经历的，无一例外。同布雷希氏收缩一样，真正发生宫缩时你也会先感到腹部或者背部被拉紧。

渐渐地，这种感觉开始变得有节奏，并且有时可能每2～5分钟出现一次。同时，宫缩带来的疼痛感也会加重，甚至达到令许多孕妇在宫缩时疼得很难说出话来的程度。

如果发生宫缩时你依然能够谈笑自若，很可能就不是真宫缩。一旦真的要分娩，在子宫口扩张、宫颈管消退时宫颈的变化我们是可以观察得到的。

孕妇会感到困惑，因为她们不知道什么时候她们的宫缩算是有规律了，或者达到足够的疼痛程度而需要去医院。因此请参考以下建议。

●**如何记测宫缩**：关于宫缩，需要记两件事：每一次宫缩持续的时间、每两次宫缩的时间间隔。

你可以将一次宫缩开始到这次宫缩结束的时间记录一次宫缩持续的时间。此外，你还需要记示一次宫缩开始到下一次宫缩开始的时间。也可以请丈夫帮忙完成记测过程。

●**何时去医院：5－1－1法则：**对于决定你什么时候需要去医院，我们有一条基本经验法则，我们称为5—1—1法则。这项法则是指，每5分钟发生一次宫缩，每次宫缩持续1分钟，这种现象反复出现，历时长达1小时。这通常就可以表明你是真的要分娩了。而且请记住，分娩是一个漫长而痛苦的过程！

◆◆◆**分娩的痛苦：两个孕妇的经历**

极力追求完美的桑迪是一位初产妇：每次按时来看妇产科医生、健康饮食、按时补充维生素、按时做运动、阅读一切有关怀孕和分娩的信息。

伟大的时刻终于到来了！她最初在家里分娩。她和丈夫挺过了艰难的一晚，分娩的痛苦事实上使两个人都一宿没合眼。

桑迪第二天早上给我们打来电话说要住院。阿兰给她做了宫颈检查，告诉她宫颈口仅仅打开了两厘米，还有8厘米没完全打开。桑迪脸上写满了吃惊，感到难以置信。她昨晚整整挣扎了一夜，怎么可能仅仅打开两厘米？我们向她解释，无论孕妇做多少工作，她都无法控制自己分娩的速度。最后桑迪决定留在医院里。勇敢地挺过了一整天，她终于得以顺产。

珀尔是医院的助产士。她苗条娇小，工作起来轻松自信。然而，当她自己第一次怀孕时，所有的训练和经验似乎都不见了。临近预产期的一天早上，她打电话给阿兰，说："我想我可能要生了。"电话里听到她因为宫缩呼吸沉重，说不上一句话就得停下来喘口气，阿兰断定她是真的要分娩了，建议她马上来医院。当她来到医院时宫口已经打开了7～8厘米，不到两个小时后就顺利分娩了。

桑迪、珀尔（阿兰接待的孕妇）◆◆◆

我们建议孕妇在前来做宫颈检查时，对于宫口的打开程度不要有任何期待。这样如果检查结果并不像你想的那样你也不会过于失望。

宫颈黏液塞和见红

怀孕不久，宫颈管里就会产生一层厚厚的黏液来保护胎儿，防止胎儿受到阴道细菌感染。临近分娩时随着宫颈变软、宫口打开，这种黏液会以一种厚厚的胶黏物质的状态从阴道排出，被称为宫颈黏液塞。但是，宫颈黏液塞的排出依然不能确定分娩的日期。宫颈黏液塞排出后孕妇可能马上就要分娩，也可能还要等上1～2周。

宫颈黏液塞的排出会伴随着出血，也称"见红"。随着宫口打开，里面一些血管可能会因扩张而破裂，导致血液流出。流出的血液可能呈现鲜红色、粉色或者红褐色。但无论如何，见红都不会带来危险。但是，同宫颈黏液塞的排出一样，见红同样并不预示着你将要分娩。它只能说明，你可能在几个小时、几天甚至几周后分娩。我们知道这是多么的令人沮丧。把宫颈黏液塞的排出和见红当作产前修复吧！它们为你提供了一个最有可能开始分娩的时间范围。

破水

在过去的9个月里，胎儿一直处于羊水囊之中。随着子宫逐渐膨隆扩大，羊水囊不断被拉伸，达到极限时就会破裂，即"破水"。大多数孕妇在羊水囊破裂24小时后就会自然分娩。因此破水是比宫颈黏液塞和见红更好的分娩预报器。

> 🚫 **误区**
> 破水意味着你要分娩了。
>
> ✔️ **事实**
> 羊水囊破裂不一定意味着你需要马上去医院。但是大多数孕妇在破水后24小时之内就会分娩。

10%的孕妇在羊水囊破裂前没有任何宫缩反应，而90%的孕妇在羊水囊破裂前都会有宫缩反应。羊水囊破裂的情况可能有多种。你可能会听到一声明显的爆破声，紧接着就会有一大股水顺着腿流出。有时候羊水囊破裂迹象也可能并不明显。可能出现"高漏"现象，也就是羊水囊破裂的位置靠近子宫的顶部而不在宫颈附近，这就导致羊水漏出时断断续续而且很缓慢。而孕妇容易出现阴部排液及尿失禁现象，这就导致"高漏"现象很难辨别。羊水看上去会比尿液清澈，其气味也会不同于尿液。

检验羊水囊是否破裂的方法：

1.咳嗽测试。尝试咳嗽一下，如果有更多的液体流出则更可能是羊水囊破了而不是宫颈黏液或尿液。

2.凯格尔健肌法。挤压骨盆底处肌肉，像进行凯格尔健肌法锻炼那样，如果流出的是尿液，这种方法可以使现象停止。如果采取了凯格尔健肌法后仍有液体流出，很有可能是羊水囊破了。

3.垫卫生巾后在地上走30分钟，如果卫生巾被浸透了，很可能是羊水囊破了。

但任何时候不要忘记，如果你有所怀疑，请到医院进行进一步检查确认。

然而，一旦羊水囊真的破裂，分隔满是细菌的阴道与子宫中胎儿的屏障就不存在了。羊水囊破裂与实际分娩时间间隔越长，胎儿越有可能被细菌感染。如果实际分娩时间在羊水囊破裂24小时或更长时间之后，25%的孕妇会受到感染。因为这个原因，对于应该何时去医院的问题我们建议你向医生寻求意见。

如果发生下列情况，羊水囊破裂后你需要立即去医院：

1.胎位并非头部向下。

2.阴道处有部分脐带露出。（这是一种脐带下垂现象，如果发生这种状况，请拨打紧急求助电话。）

3.是B群链锁状球菌携带者。

4.体温高达38℃或者更高。

5.羊水呈现绿色。这意味着胎儿在子宫中排便了。

6.胎儿停止了活动。

7.阴道出血过多。

8.怀孕不足36周。

最理想的情况是羊水囊破裂后马上分娩。如果没能马上分娩，你可能需要注射抗生素来防止感染或者注射催产素催产。幸运的是，这些人为干涉手段一般并不会被派上用场，因为为了生出一个健康的宝宝，你的身体很可能会自然地采取保护措施。

初产妇或经产妇

决定什么时候去医院也会取决于你是初为人母还是一个有过分娩经历的母亲。

友情提示：大多数孕妇，尤其是对于初次怀孕的孕妇，分娩时需要很长的时间，有时可能是20个小时甚至更长时间。不同的孕妇在不同的分娩经历下分娩时间也是不同的。初次分娩的孕妇平均需要14个小时才能生下宝宝，有过分娩经历的孕妇大约只需要7个小时。

如果你曾经有过分娩经历，你分娩的速度可能会快些。我们这里曾经有产妇从宫口扩张5厘米到完全娩出宝宝仅仅用了1小时。曾经有过分娩经历的孕妇可以利用她们的直觉以及之前的分娩经验进行判断。如果你每两次宫缩间隔长达10分钟，但是感觉上非常强烈，你也应该去医院，如果你有过快速分娩的经历则更需如此。如果你担心去医院去得太早，到了医院会被再送回来，你可以告诉护士，直觉告诉你自己就快分娩了。

快速分娩

快速分娩是指分娩过程仅仅持续3个小时或者更短的时间。分娩如此之快而且顺利，这听起来好极了。然而这种事件的发生率不足2%。我们不知道为什么一些孕妇分娩如此之迅速，但如果你之前有过这样的分娩经历，再次分娩时，这样的事情很可能再次发生。一些孕妇就是有这样高效运转的子宫，使整个分娩过程都飞快地进行着。

◆◆◆◆ 两次在去医院的途中分娩的经历

我第一次遇到迪尔德丽时她34岁，第二次怀孕。她在一家电脑发行公司工作，她的丈夫是一个律师。我第一次见到她时，她向我讲述了她第一次怀孕时戏剧性的一幕。第一次怀孕时她是由我们医院里另一位医生接待的。整个怀孕过程都很正常，直到她分娩的那一天。

迪尔德丽分娩时她正和母亲以及丈夫拉里待在家里。不到一小时，分娩速率加快，宫缩一次紧逼一次，完全不像是初次怀孕的迹象。母亲把她拖拽到汽车后座上，拉里迅速开车把他们送到医院。当他们到达急诊室门口时，迪尔德丽的羊水囊就破了，拉里还没来得及停下车子，迪尔德丽就开始分娩了。拉里打电话寻求帮助，而迪尔德丽的母亲则帮助引导宝宝娩出。之后母子被用轮椅抬到了分娩室。每一个人都被弄得晕头转向，但值得高兴的是，母子平安。

第二次怀孕，迪尔德丽自然想到上次的事情可能再次重演。她母亲的分娩经历也都很快。在迪尔德丽怀孕接近38周时，我们经讨论后制订了一个计划——何时去医院？怎样尽快地到达医院？需要关注哪些早产迹象？

一个星期六的早晨，迪尔德丽给我打电话说她感觉到有轻微宫缩现象。我告诉她马上来医院。她到了医院后，经护士检查，她的宫口仅仅打开了两厘米，子宫也要10分钟才收缩一次。迪尔德丽感到宫缩并不像之前那样剧烈便问我她是否可以回家。我告诉她我担心事情可能会发生变化，但她坚持认为一旦事情发生转变，她能够迅速返回医院。

两个小时后，迪尔德丽再次打来电话。电话中可以听出她正处于一片嘈杂之中。她语速很快，说自己和丈夫正在赶回医院的路上，她的宫缩已经达到了无法控制的地步。突然，她大叫道："我的羊水破了！"我听到电话掉在地上的声音，然后是一阵歇斯底里的尖叫，接着便是婴儿的哭声。她在车前座上生下了宝宝，而车子正行驶在110高速公路上。拉里一刻也不敢耽搁，10分钟后他们到了医院。此时他们的第二个儿子已经向这个世界招了手。多么戏剧性的一幕！

伊冯◆◆◆

突发状况的分娩

"快！烧些热水来！"

在一些老的电影、电视剧里，每当有孕妇分娩的场景，我们总能听到这样的台词。但实际上，我们三位医生也不是很清楚热水是用来干什么的。如果将要分娩时你发现自己远离医院，不要担心，也不必急急忙忙地去烧水。

事实上，紧急分娩状况并不是只在好莱坞大片里上演。迪尔德丽的经历就告诉我们，这样的事情在现实生活中也会一次又一次地发生。如果你即将分娩却没有人能送你去医院，请不要惊慌失措。拨打急救电话，将你的情况告诉给紧急情况调度员。他们会找内科急救专家或者护理人员来帮助你并把你送到医院。

急救中心的调度员会通过电话一直陪伴你、指导你直到紧急情况救助组到来。这期间你应该给自己找一个舒适的位置。你还需要找几条热毛巾或是一条毯子放在身边。保持仰卧，并用枕头将肩部垫高。如果你需要用力，按照排便时的用力方式用力即可。一旦胎儿的头部露出来，你可以将手从腿部穿过去，轻轻地将胎儿向外拉。生下宝宝后，将宝宝贴在你的皮肤上，并盖上一条毛巾为宝宝取暖。如果宝宝没有啼哭或者脸色不好，轻轻地拍拍宝宝的后背并继续为宝宝取暖。你

不用急着剪断脐带或者将胎盘娩出，这些事情可以等紧急情况救助组到来后再做。

当然我们不希望你会面临这样的处境。对此你也不必担心，除非你的分娩速度像迪尔德丽那么快，否则你都能得到及时的紧急救援。

入院分娩

到分娩接待处后需要做些什么

1. 办理分娩室的入住手续。

2. 如果你没有马上分娩的迹象，护士就会将你带到分诊室；如果迹象表明你将会马上分娩，你会被直接带到分娩室（LDR）。

3. 医院会提供一个长袍供你分娩时换上。

4. 会有护士询问你住院的原因、宫缩的情况、羊水的状态、是否有阴道出血现象以及你的医疗史等。

5. 会有人为你检查你的生命体征。

6.会有胎心监测器为你监测胎儿的心率及你的宫缩情况。

7.护士会为你做宫颈检查。

8.护士会将检查结果告诉你的医生。

9.你可能被允许回家或者被要求留院观察。一些孕妇虽然宫口打开程度不够，但宫缩已经比较剧烈，因此需要进一步观察。

在这样的情况下，护士通常会建议你走动一两个小时再重新做宫颈检查。再次检查时如果宫颈较之前有所变化，你很可能被要求住院。

让谁在分娩室陪着你

你应该需要了解医院关于哪些人可以陪同产妇进入分娩室的相关规定。

一些医院对此并无特殊要求，但一些医院对此可能有最高人数限制。只要人数符合了医院的规定，在具体陪同人员的安排等问题上便一切由你安排。

并不是挤进分娩室里的人数越多，分娩的经历就会越愉快。我们发现，家人或朋友们在分娩室里保持安静的时间不会太久。假设有10个人在分娩室里，很可能用不了多久，他们就会三三两两地攀谈起来。而听着他们谈论着不同的话题，孕妇则很难集中精力完成自己的使命。

我们建议丈夫或者再邀请一个家人或者朋友在分娩室陪着你，如果你在用力分娩时需要有人支撑着你，她/他也能够被派上用场。我们希望陪同的人体力和精力比较充沛，能够对孕妇产生积极的影响，使她们保持镇定。此时，态度消极、喜欢颐指气使、爱发怒的人陪在身边对于极力想要娩出宝宝的、已经筋疲力尽并忍受着巨大痛苦的孕妇来说是没有任何帮助的。

有时，你也许出于某些原因不希望某些人在你分娩时陪在身边。例如你的母亲、父亲或者你的爱人的时候，你可能感到没办法跟他们说你不希望他们在你分娩时陪着你。一旦这样的事情发生，我们很愿意充当阻止他们进入的人。所以请你作出决定并预先通知你的医生你选择谁在你分娩时陪同左右。

我可以自然分娩吗

我们能给出的最简短的回答就是我们也不知道。我们甚至都不知道什么会触发分娩。我们能够知道的是孕妇骨盆和胎儿身体的大小关系、宫缩的力度会决定孕妇是否能够顺利地自然分娩。比如，只有当孕妇的子宫收缩力度比较大、胎儿又刚好能够顺利通过孕妇的骨盆时，胎儿才有可能经阴道顺利分娩。任何一个变量出现反常，如胎儿体积太大而孕妇骨盆太窄、或者宫缩力度过小，都可能使孕妇需要接受剖宫产。

大多数孕妇更希望自己的胎儿经阴道分娩。能否选择自然分娩取决于以下因素：

1. 胎儿的大小。

2. 胎儿在母体中的位置。

3. 产妇子宫的形状及大小。

4. 产妇能否正确地用力。

5. 是否有感染？产妇是否发热？

6. 胎儿是否能够承受宫缩对其造成的不利影响？

7. 胎儿通过产道的姿势是否正确？

8. 阴部出血量是否出现异常？

9. 产妇的血压是否正常？

当你读完这一章节后你就会知道这些变量是如何影响自然分娩的成功概率的。

◆ ◆ ◆ 惊喜

我们最喜欢津津乐道的事情是分娩结果带来的惊喜，这样的事情使我们感到非常愉快。

26岁的希安娜是一个喜欢寻求快乐的年轻母亲。因为她是第一次怀孕，我们建议她去上一些分娩培训课。但是她的时间表已经排得满满的，根本没有给她去上课的机会。已经过了预产期，一天她来到医院做例行检查。经检查，我们认为她的子宫还远远没有做好准备。第二天，希安娜又来到医疗室接受检查。当我走过走廊，此时，护士正在给她测量血压。我发现希安娜因疼痛而不停地在椅子里扭动着身体。她抬起头对我说："我想我是要分娩了。" 我给她做了检查，发现她的子宫口打开了3厘米，便让她进了分娩室，我估计她当晚会分娩，不过还有很长的时间。而且，我估计她分娩需要花上15个小时或者更长的时间，而且希安娜有可能无法承受这一过程。请你不要忘了，因为她们从未上过一节分娩培训课，对于分娩她们还完全没做好准备。

就在我让希安娜住院没几个小时后，我接到电话有人要分娩了，准备接生。猜想会是谁呢？结果竟然是希安娜！

只用了很短的时间，她就成为了一个新生儿的母亲了！尽管没有做什么准备，希安娜的分娩过程却很顺利，顺利得令我们完全没有想到。她的经历让我们知道了，本性会教会母亲如何去做。你可能发现自己本能地就会知道应该如何呼吸、如何用力、如何照顾宝宝。

阿兰◆◆◆

进行胎心监测

分娩时，胎儿的心率以及你的宫缩情况会受到某种形式的电子监测。胎心监测分持续性和间歇性两种。

胎心监测的目的是使为你服务的医疗队保持警惕，防止发生胎儿宫内窘迫。宫内窘迫会导致胎儿脑损伤以及大脑性麻痹。当发生宫缩时，胎盘受挤压，流到胎盘中的血量也相应地减小。这对大多数胎儿来说都是可以承受的，不会造成什么负面影响。然而有些时候，缺血造成的供养不足会导致胎儿心率下降。这种状况持续时间如果过长，会导致大脑性麻痹（英文简称CP），它是一种影响运动的永久性的障碍。CP是由于大脑的动力系统受损导致的，而怀孕期间、分娩时以及胎儿早期发育阶段，大脑的动力系统都有可能受到损伤。关于胎心监测的作用人们一直争论不休。连续性胎心监测是有必要的吗？它能够对分娩结果产生积极影响吗？它能够防止胎儿受到大脑性麻痹等伤害吗？这一争论并没有丝毫要停止的迹象。但在大多数情况下，我们并不能确切地知道大脑性麻痹产生的原因。在患有大脑性麻痹的宝宝中，只有大约10%的病因与分娩过程有关。事实上，自从1950年，尽管应用了胎心监测技术，尽管大脑性麻痹的宝宝的存活率有所上升（早产儿患有这种疾病的风险最大），大脑性麻痹的发生率却在上升。

尽管连续性胎心监测未必能够改善分娩结果，在美国，大多数医生都将其作为一种额外的安全防护手段。请你记住，我们所做的工作是为了尽量使分娩过程更加顺利，尽最大可能地保证你和胎儿的安全。然而，由于当前感光技术已经发展到可以捕捉到胎儿宫内窘迫的最微弱的迹象，我们称持续性的胎心监测使接受剖宫产的孕妇比率上升，因为一旦发现胎儿有宫内窘迫的先兆，医生（以及孕妇的父母）都会选择更加保险的方法——剖宫产。

一些孕妇不愿意接受连续性胎心监测，因为胎心监测需要将孕妇同监测器连接起来，这样会限制孕妇的活动范围。对于这些来说，还有一个替代性的选择，我们称为间歇性胎心监测。间歇性监测需要使用多普勒效应器监听胎儿的心率。在分娩的第一阶段，每30分钟需要监测一次。孕妇用力分娩时则需要每15分钟监测一次。采取间歇性监测方式，孕妇有更大的活动空间。而且，

对于低风险的孕妇来说，间歇性监测在监测胎儿是否发生宫内窘迫方面的有效性与持续性监测是一样的。

持续性胎心监测的方式有两种：外部监测和内部监测。

●**外部监测**：在进行外部监测时，多普勒效应器会被用来监测胎儿的心率以确保胎儿很好地适应了宫缩造成的缺氧等状况。如果你是一位高风险孕妇，如果你接受了催产素或者硬脊膜外麻醉，医生会建议你给胎儿做持续性胎心监测。就此方面，你需要遵从医院的相关规定以及医生的指导。

要实现宫缩的外部监测我们需要使用另外一种圆盘状装置（我们称为分娩力计），这种装置同样会通过带子固定在孕妇的腹部。它可以测量出孕妇的腹部随着子宫收缩而发生的改变。通过监测我们可以知道宫缩持续的时间以及频率，但无法确切知道宫缩的力度。

●**内部监测**：除非很难通过外部监测来监测胎儿的心率和产妇的宫缩，否则我们通常不使用

内部监测手段。它是一种安装在胎儿头皮上的电极设备，被用来监测胎儿的心跳的。监测器上有一个小的螺旋金属丝，监测时它被固定在胎儿的头皮上。不必担心，一般来讲它对胎儿都是无害的。最多你宝宝的头上会暂时地结一个小小的痂，但并不会留下永久性伤疤。

宫腔内测压导管是用来监测孕妇宫缩的力度和频率的内部监测设备。它是一个无菌管，类似于输液管。监测时需要将检测管插入孕妇的子宫。除了监测宫缩，宫腔内测压导管还被应用于羊膜腔灌注术——当胎儿由于羊水不足而出现宫内窘迫现象时，向子宫内灌输无菌水。输入的液体环绕着胎儿和脐带，对其起到缓冲作用。当脐带受到挤压时如果没有足够的羊水，胎儿很可能发生宫内窘迫。

内部监测的风险很低，但也可能导致孕妇和胎儿感染。除此以外，一旦实行内部监测，孕妇便无法四处走动而必须待在床上。出于这些原因，除非医学上需要，否则我们尽量不采取内部监测。

静脉输液

对于孕妇来说，在分娩时保持体内水分充足很重要。这也是需要静脉输液的原因。通过静脉输液可以补充水分，由于大多数孕妇在分娩时不能进食，同时分娩时呼吸加剧，这很容易导致脱水。然而，如果你是一位低风险孕妇而且在分娩期间可以吃一些流食，分娩时你便不一定需要接受静脉输液。静脉输液架是个大累赘，它限制了孕妇的活动。在实际分娩时，我们建议你使用静脉注射器接连装置。静脉注射器接连装置是一种一端带盖的静脉输液管。如果孕妇使用了它，一旦发生紧急情况或是孕妇需要补水时，便可以迅速连接静脉注射器。一旦真的出现紧急情况，每一分钟都可能对胎儿的健康产生至关重要的影响。但是紧急情况的发生率毕竟很低，如果你不希望使用静脉注射器接连装置，尽管跟你的医生说。但如果你接受了催产素或使用了硬膜外麻醉，或者如果你是一位高风险孕妇，最好使用静脉注射器接连装置。

分娩时可以吃东西吗

一旦你真正进入分娩阶段，已经开始感受到每2～3分钟1次的宫缩带来的疼痛，我们建议你别吃太多的东西。

宫缩时，如果你胃中食物太多，你会有一种恶心的感觉甚至有可能真的吐出来。你可以喝少量的果汁或水，你也可以含一些冰块、吃几块咸饼干或者吃一个棒棒糖。这些方法足以使大多数孕妇在分娩时不至于感到饥饿。

分娩阶段

分娩是一个母亲和宝宝共同参与的复杂的过程。随着子宫收缩、宫颈打开，宝宝顺着产道不断下降，同时不断调整方位，寻找一条通往母体外的世界的阻力最小的道路。大多数孕妇会为自己的身体里如何能够完成这些复杂的程序而感到焦虑和恐惧。但是事实上，大自然和我们人体自身已经解决了一切问题。也正是因为如此，大多数孕妇都可以实现阴道分娩。阴道分娩过程分为三个阶段。

第一阶段：开始分娩到宫口完全打开

分娩的第一阶段是从开始分娩到宫口完全打开（10厘米）。这一阶段又分为两个时期：潜伏期和活跃期。

●潜伏期：宫颈开始打开到宫颈打开4厘米

这个时期是整个分娩阶段最难以预测的时期，这主要是因为我们很难准确地判断潜伏期从何时开始。对于初次怀孕的母亲，潜伏期会持续6～20个小时，对于有过分娩经历的母亲只需4～14个小时。子宫收缩更加有规律，最开始每20～30分钟发生一次，后来每4～5分钟发生一次，每次持续30～60秒钟。

在这期间你可能需要努力辨别是真正发生了宫缩还是布雷希氏宫缩。这一时期也可能见红或者有宫颈黏液塞排出。羊膜囊也有可能在这一时期破裂，导致羊水流出。

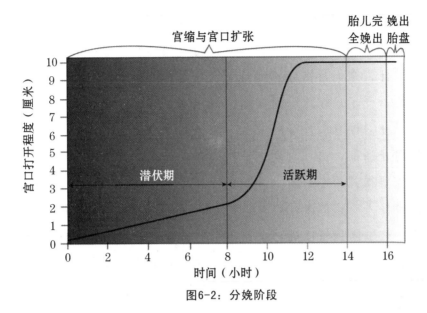

图6-2：分娩阶段

🚫 **误区**

我母亲的分娩过程很艰难，我的分娩也一定很困难。

✅ **事实**

不要杞人忧天，你母亲或者姐妹的分娩经历不一定预示着你的分娩过程将是何种情况。然而，我们也相信基因会起到一定作用。例如，如果你的家族成员都比较高大，你则更有可能生下一个大宝宝。

在潜伏期阶段当孕妇真正开始分娩时，子宫收缩的力度加大，宫缩也更加频繁。静躺、休息、喝一点东西并不能缓解疼痛。

在这些年的工作中，我们看到孕妇通过使用催眠术、针刺疗法抑或是通过与爱人、助产士聊天的方式缓解疼痛。如果你希望自然分娩且不想使用止痛药物，只要我们认为你和胎儿是安全的，我们就会予以支持并且尽我们所能帮助你。如果你实在感到难受，你需要考虑注射硬脊膜外麻醉或者静脉注射麻醉剂。

•活跃期：子宫打开4厘米到子宫打开10厘米

活跃期的特征是子宫收缩更加有规律，收缩力度加强。强有力的子宫收缩加快了宫颈扩张。

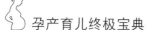

一些人将这一时期称为"过渡期"。产妇在这一时期会恶心、气喘、发汗，她们常常会感到自己无法再承受了。在这一时期你可能要求注射硬脊膜外麻醉或者静脉注射止痛剂。这一时期也是你真正需要得到医生、护士、助产士以及爱人支持的时候。你需要他们的鼓励来保持冷静。在这一时期，一些孕妇会想尽一切办法来缓解疼痛，而另一些孕妇则坚持不使用药物，表现出了极大的决心和勇气。

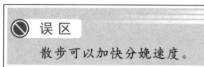

> **⊘ 误区**
>
> **散步可以加快分娩速度。**
>
> **✔ 事实**
>
> 研究表明散步并不会改变分娩持续的时间，但如果孕妇选择自然分娩而且不使用止痛药，我们鼓励孕妇散步，因为散步可以使疼痛得到缓解。

初次怀孕的孕妇在活跃期宫口打开速度为每小时至少1.2厘米，而第二次甚至第三次怀孕的母亲宫口打开速度为每小时至少1.5厘米，有时甚至更多。

当然，并不是每一个宝宝在出生时都会遵照书上所写的程序。在过去，如果一定时间内你没能娩出宝宝，你就很可能被迅速转移到手术室接受剖宫产手术。但现在，如果你的分娩有所进展而宝宝也未受到任何健康上的威胁，分娩方式的选择则更加灵活。你应该和医生谈谈他的分娩观念，向他咨询如果你的分娩速度过慢你应该怎么办。

第二阶段：宫口完全打开到胎儿完全娩出

第二阶段是指从宫口完全打开到胎儿完全娩出的阶段。进入这一阶段后孕妇需要开始用力。分娩时用力比大多数人所能预测的更加困难，初次怀孕的孕妇更是如此。你可能比较幸运，可能只需用力15分钟就顺利产下宝宝，然而有些孕妇可能需要挣扎3个小时！初产妇分娩时平均用力时间为50分钟，有过怀孕经历的妈妈平均用力时间为20分钟。

需要用力的时候你自然会知道，因为你会有一种想要排便的感觉。即使使用了硬脊膜外麻醉，大多数孕妇还是能感受到胎儿从子宫移动到产道的运动过程。而且每一次宫缩都会给你带来明显的压力感，使你自然地想要用力。

分娩时的用力方式和排便时很相似。为了使宝宝从耻骨下端滑出，你需要竭尽腹部肌肉的全部力量朝着直肠的方向用力。帮助宝宝从产道娩出的最有效的用力方式是每次用力持续10秒钟。分娩时用力小技巧：

1.找一个令你感到舒适的姿势，并确保你的骨盆是打开的而且是放松的。你可以仰卧、侧卧、蹲着或者双手和膝部着地支撑身体。

2.弯曲上部分身体（你身体位于胎儿之上的部位），下颌抵胸。这样能够将用力的角度调整到最佳位置，让你使出的力量发挥最大的功效。

3.每次宫缩开始时深深地吸一口气。当你用力分娩时，屏住呼吸坚持10秒钟，然后呼出气体。接着再迅速地深吸一口气然后再用力。每一次宫缩时这样进行3～4次。

4.每一次完成用力时再呼出气体，否则你会感到没有力气。

5.在等待下一次宫缩开始的时候，请放松肌肉，并让你的大脑得到休息。你可以喝一小口水或者让你的丈夫在你额头上放一块湿布。

6.用力分娩时请使用腹部的肌肉而不要使用大腿部肌肉。用力的方向是向着直肠的，就像排便时一样。

这些年的工作中我们发现，大多数孕妇把自己的全部精力集中在第一阶段，即进行呼吸和放松训练，很少为第二阶段也就是需要其用力的阶段做准备。看一些有关分娩过程的视频，读一些有关胎儿是如何从产道里娩出的书籍，可能会对你有所帮助，使你更好地理解自己应该做什么。千万不要用尽全力在第一阶段，结果宫口完全打开后需要你用力时你发现自己已经精疲力竭了。最关键的是要将自身的能量合理地分配到整个分娩阶段。在潜伏期和活跃期时，在宫缩的间歇时段里你应该全面放松自己。你需要为后来的用力阶段保存精力。第一阶

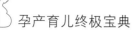

段持续时间很长的（尤其是那些持续了几天的）孕妇，到了需要用力的阶段可能已经没有足够的力气了。在这样的情况下，产妇可能需要注射硬脊膜外麻醉剂并小憩一下。她们太需要睡眠了，以恢复精神与体力。只有你自己知道你还有多少体力和精力，你应该对自己做个体能评估并让你的爱人、医生、护士、助产士知道你还有多少体能。

看带有分娩情节的电视剧或者电影对于指导你怎样用力方面是没有任何帮助的。电影中孕妇只要用力三次就能将宝宝娩出。这误导了许多初次怀孕的女性，使她们错误地以为现实中分娩就是那么容易的一件事，以至于当她们发现娩出宝宝需要花费那么大力气的时候会大吃一惊。

◆◆◆ 长时间的用力分娩

克劳丁和珍的第一个宝宝就要出生了，他们满心欢喜。克劳丁的怀孕经历非常顺畅。到了预产期，胎儿并没有要离开母亲那温暖的子宫的意思。还好，仅仅只过了5天，她便开始分娩了。分娩是从早上6点钟开始的，到了上午11点，羊水囊破裂，分娩进入猛烈阶段。当他们夫妇来到医院，她的子宫口已经打开了6厘米。胎儿的状态很好。因为克劳丁打算在水中分娩，所以为了使她放松并帮她缓解疼痛，我们让她提前下了水。

沐浴在按摩浴缸中没几个小时，她的宫口就完全打开了。这时，克劳丁感觉到了压力，这种压力迫使着她去用力。她给自己找了一个舒适的位置，于是开始用力分娩。她对用力把握得很好，并没需要多少指导。一切都很自然地进行着。

但克劳丁用力3个小时后还是没有娩出宝宝。这时珍感到不可思议地看着我，焦急地问："我的女儿怎么还没降生呢？"

我告诉他初次怀孕的女性分娩时需要用力几个小时这很正常。对此他感到有些疑惑。

"分娩需要时间。"我向他们解释道，这就像是硬要将一根圆的木头从一个跟它直径差不多大小的方形孔里穿过去一样。这不会像电影中那样，孕妇只需要用几次力就将宝宝生下来了。当然，事实并不像珍所想的那样，克劳丁完全可以承受这一过程。

又经过了80分钟的痛苦挣扎后，她生下了一个4千克重的女儿，他们给她取名萨彬。

世界上没有什么事情能使他们感到更加快乐和幸福了。一切的苦痛包括这么长时间的用力分娩过程，都很快地化作记忆了。

艾莉森◆◆◆

关于外阴切开术

外阴切开手术是医生为孕妇在阴道口处做的切开手术，目的是将阴道口打开到胎儿头部可以顺利通过的程度。手术切开的部位通常为从阴道口到肛门的位置。但对于切口的大小并没有一个权威的指南。接受了硬脊膜外麻醉的孕妇在做外阴切开手术时通常感觉不到疼痛。没有接受硬脊膜外麻醉的产妇在外阴切开手术前需要局部麻醉。

几年前，外阴切开手术是分娩过程中不可或缺的一个环节。在过去，妇产科医书中将外阴切开手术列为分娩的第一步。后来医疗界才逐渐达成一致，认为外阴切开术只有在极少的情况下才是必需的。但是有些情况下，外阴切开手术的确是至关重要的。例如当胎儿发生宫内窘迫需要立即分娩时，外阴切开术可以拓宽宝宝娩出所需的空间进而提高宝宝娩出的速度，这是非常有必要的。除此以外，在宝宝头部外露的过程中，如果我们发现孕妇阴部皮肤张力过大，可能导致皮肤向各个方向被撕裂，这时我们会建议孕妇接受会阴切开术。因此你可以看到，关于是否需要做会阴切开手术我们也是需要在分娩的最后时刻才能作出决定。

许多孕妇在分娩时阴道组织会被撕裂。更糟糕的是，对此我们无法控制，因为它受到很多因素的影响：

1. 胎儿与产道的大小关系。

2. 阴道组织的坚实度。

3. 胎儿的娩出速度。阴道是否有足够的时间舒张开来以便宝宝通过？

4. 是否接受产钳术或者负压吸引术？

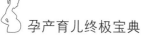

根据撕裂程度划分，外阴撕裂可以分为4个等级：

· 会阴一度撕裂：撕裂伤深度仅限于皮肤

· 会阴二度撕裂：皮肤及皮下组织撕裂

· 会阴三度撕裂：皮肤、皮下肌肉以及肛门括约肌被撕裂

· 会阴四度撕裂：从阴道到直肠都被撕裂

医生或者助产士会用溶解针帮助你缝合撕裂的伤口，因此你不必担心因拆线而受苦。在进行伤口修复时你可以采取局部麻醉的方式来缓解疼痛。伤口修复完毕后，你可以使用冰块以及麻醉喷雾来缓解肿胀。分娩几周后阴道组织就会愈合。你不需要对其做特殊的清理，你只需要用温水冲洗，或者在洗浴时使用一块性质温和的香皂清洗。

◆◆◆ 阿兰的分娩经历

关于分娩，我最担心的一件事就是"我的会阴会受到何种程度的撕裂"，我告诉护理我的内科医生，如果他推断我的会阴会受到三度或者四度的撕裂，我希望通过剖宫产手术分娩。我害怕去面对会阴撕裂的疼痛以及会阴撕裂带来的后期问题。

但作为一名内科医生，我清楚地知道会阴撕裂的程度是无法预测的。尽管分娩时我并没费很大力气，但我的会阴还是受到了三度撕裂。

分娩前两周的确非常不舒服。分娩后第一次排便时你甚至会心生恐惧。你会担心阴道会不会再被撕裂？但其实流入会阴部位的血液会对其有修复作用，会阴部位最终会完好如初的。

如果在阴道分娩后的两周里你感到不舒服，我建议你使用医院提供的麻醉剂喷雾或者泡沫剂。此外，冰块冷敷可以帮助消除肿胀，也可以服用布洛芬缓解疼痛。你可以试着食用麸麦片来缓解便秘，你也可以每天洗几次温水坐浴，洗时在水中加一些金缕梅。你可以尝试这些方法直到你感到会阴部位开始变得舒适些。我保证这些方法一定会让你感到舒服些。

阿兰 ◆◆◆

第三阶段：宝宝出生到胎盘娩出

分娩的第三阶段是从宝宝出生到胎盘娩出的阶段。大多数孕妇娩出胎盘只需要几分钟。胎盘自然地与子宫分离，在子宫收缩的动力作用下被排出孕妇体外。好在胎盘比胎儿体积小也更柔软，因此娩出时并不会给孕妇带来太多不适感。胎盘娩出后，医生会检测胎盘以确保胎盘是否被完全分娩出来。

无论是阴道分娩还是剖宫产，一旦宝宝出生后，我们都会立即将宝宝口鼻中的黏液和羊水排出，使宝宝能够开始呼吸空气。

对于通过阴道分娩降生的宝宝，我们会立即将其放在母亲的胸脯上，紧贴着母亲的皮肤，这种感觉非常神奇。之后脐带会被扎紧、剪断。

接着医生会为产妇检查阴部是否有撕裂伤并做产后阴部修复工作。在这期间会有护士来帮你做阿氏测评并帮你的宝宝擦干身子，然后确保宝宝在母亲身上足够暖和。

催产

随着现代医学取得奇迹般的进展，经过几年的调查和革新，我们已经开始理解哪些因素促进了分娩的开始以及这些因素发挥作用的顺序。

🚫 **误区**
吃辛辣食物或者食用香草醋汁能够帮助诱导分娩。

✅ **事实**
到目前为止，没有任何证据证明你所吃的食物会影响你开始分娩的时间。

一般认为，胎儿肾上腺分泌的激素是启动分娩链条的第一开关。但我们还并不知道如何启动这一开关。而且一旦开关被过早地启动，我们也不知道如何去终止这一过程。

对于女性来说，自然分娩总是最理想的分娩方式。自然分娩时，在子宫收缩的动力作用下，宫口打

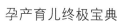

开，宫颈管消退，胎儿以正确的姿势进入产道。然而，发生下列情况时则可能需要进行催产：

1.先兆子痫或子痫——妊娠高血压综合征。

2.过期妊娠——如果你已经过了预产期。

3.胎儿生长受限——如果胎儿发育异常。

4.孕妇的身体状况——如果你出现糖尿病、血液凝结失调、狼疮、孕期胆汁淤积症等症状或者心脏、肺部出现问题。

5.羊水过少——胎盘功能失调、羊水不足。

6.如果你有过死产经历。

7.如果你有过快速分娩经历。

8.如果你的居住地距离医院较远。

9.多次分娩的经历——如果你之前有过6次阴道分娩经历。

有时出于各种情况，如果不将胎儿诱导娩出会对产妇或者胎儿自身造成伤害，这时就需要催产。如果催产会带来风险或是导致胎儿早产，这时就需要比较继续保持怀孕状态与催产对产妇和胎儿带来的风险的大小。对于风险大小的比较我们有一个界限。例如，假设一位孕妇在孕30周时患上了严重的先兆子痫，如果她继续怀孕则有发生中风或者癫痫的危险。但对于宝宝来说，仅仅30周就离开母体也存在着风险。当孕妇所面临的风险大于宝宝所面临的风险时，我们则建议催产。

但有时实施催产并非出于医学上的需要，而是受社会因素的影响，这也是同样重要的。比如，有些孕妇居住的地方远离医院，而她的家中可能还有其他的孩子需要照顾，如果赶在夜间分娩，则需在夜里将其他的孩子独自放在家里。这种情况下，她可能要求催产，或者她可能有过快速分娩的经历，去医院的路比较遥远，这很可能导致孕妇在去往医院的途中分娩。在这样的情况下，孕妇也可能要求催产。

还有些孕妇只是单纯地希望自己的宝宝在某一确定的日子降生。这可能是出于受文化等因素的影响，甚至可能只是由于孕妇无法继续承受怀孕的过程。出于这些"社会"原因而进行催产是备受争议的，因此你必须和医生商量后再作决定。

催产的方式

我们有几种加快宫颈成熟速度、促进孕妇进入分娩阶段的基本手段，通俗地讲，我们所做的就是在你自身并没有开始分娩时帮你启动这一过程。

· 前列腺素试剂
· 催产素
· 宫颈扩张器
· 人工剥膜术
· 羊膜穿破术

🚫 **误区**

对孕妇进行足部按摩可以促进其分娩。

✔ **事实**

我们多么希望催产是如此简单！不过，女性脚部确实有一个穴位与子宫相关联，也确实有孕妇因为脚部擦伤而导致分娩开始。

●**前列腺素试剂**：你的体内会自然分泌一种化学元素，我们称为"前列腺素"。这种化学元素在促进宫颈成熟方面发挥着重要作用：它能促进宫颈管消退、宫颈软化、宫口扩张。那么，在催产时我们同样使用前列腺素以催熟宫颈。我们有几种不同形态的前列腺素，比如前列腺凝胶（普比迪）、阴道用试剂（地诺前列酮）。

前列腺素的使用是在医院里医生为胎儿进行胎心监测时完成的。例如，如果医生决定给你使用地诺前列酮，他会将一个地诺前列酮试剂放入你的阴道靠近宫颈的位置，对此你是完全感受不到的。一个地诺前列酮试剂会在体内存留12小时，如果此时你的宫颈未发生任何变化则可以再使用一个试剂。如果医生在为你取出试剂后告诉你宫颈并未发生太大的变化，请你不要感到失望。请记住，我们使用地诺前列酮的目的是催熟宫颈，而非直接使你进入分娩状态。有一些孕妇在使用地诺前列酮后便开始分娩，但这样的情况并不常见。

●**催产素**：宫缩素是你大脑中分泌的少量但威力极大的促进子宫收缩的激素。在催产时，我们会对孕妇使用一种完全相同的合成试剂，使其发挥宫缩素的作用，我们称这种合成试剂为催产素。因为催产素与宫缩素有着相同的化学结构，催产素这种药物本身对胎儿是没有伤害的。然而，如果催产素的使用导致宫缩频率过高、强度过大，可能导致胎儿宫内窘迫。这种情况在人体自然分泌的宫缩素的刺激下也可能发生。因此关键是要做好监测管理工作。

注射催产素时我们建议持续定量地注射药剂。药物配制因医院而异，但一般来讲，一开始的用量都会较少，随后会一点一点地增加。一旦产妇的宫缩频率达到每2～3分钟一次，我们则不再增加药量。催产素在促进宫缩方面威力很大，但在促进宫颈成熟方面的作用则没有那么明显。

催产除了药物手段，还有几种物理方法。

●宫颈扩张器：医疗宫颈扩张器是医院采用物理方法促进宫口打开所使用的常用工具，包括昆布属植物、促宫颈成熟球囊、双球囊。

●人工剥膜术：剥膜是指医生或者助产士在为你做宫颈检测时人工地使羊膜囊从子宫上脱离下来。这一过程会刺激母体自然分泌一种化学元素（前列腺素），进而促进分娩过程的开始。剥膜过程没有任何风险，但可能会给孕妇带来不适感或者有出血现象。尽管一些个别案例显示，剥膜有助于催产，但大多数科学研究成果都不能证明剥膜对分娩有促进作用。

●羊膜穿破术：另一种催产的物理手段叫作羊膜穿破术。羊膜穿破也是在宫颈检查过程中完成的。在这一过程中，一个叫作羊膜穿破器的设备（本质上就是一个一端带有一个小钩的长手柄）会被用来刺破羊膜囊。同样，这一过程会刺激在分娩初期以及扩张阶段发挥作用的化学物质的释放。此外，一旦羊水流出，宝宝的头部会更加有力地向下冲击宫颈。相比羊水囊这个软软的水袋，胎儿的头部会是更加有效的扩张器。很多时候，在缩宫素和羊膜穿破术的合力作用下，开始催产到真正分娩的间隔时间会缩短。羊膜穿破本身是无痛的，感觉上和正常的宫颈检查没有区别。

● **刺激乳头**：对乳头进行刺激可以使孕妇脑中自然分泌的缩宫素释放出来以刺激分娩。这种方式同样可能导致宫缩加剧，因此在这一过程中我们需要监测胎儿的心率。

● **其他方法**：还有一些孕妇尝试采用非药物疗法，包括使用针灸疗法、使用月见草油或者蓖麻油。但是，请注意，并没有什么科学发现能证明这些方法在催产方面是有效的。

◆◆◆ 一个有关催产的故事

斯维特拉娜和本杰明是一对幸福的夫妻。决定要孩子时他们都已将尽40岁了。第一次怀孕时，39岁的斯维特拉娜在一次前来问诊时向我倾诉了内心的想法。那时她已经怀孕34周了。她对我说，她知道丈夫本杰明对于宝宝即将出世是多么兴奋，他已经毫无疑问地爱上了自己还未出世的宝宝。但斯维特拉娜自己对宝宝的爱却没有那么强烈。我告诉她，许多孕妇都为同样的事情感到忧虑，但事实上，她们完全不需要有任何顾虑。一旦宝宝出生，孕妇内心自然会受到某种触动，她们会立即爱上自己的宝宝。这也是母性的本能在发挥作用。

但不幸的是，斯维特拉娜的宝宝并不急着从母亲的子宫中出来。预产期过后，斯维特拉娜前来做过期妊娠检查。她每三天检查一次羊水指数并接受一次无负荷检测。检查结果总是显示她状况很好，羊水很充足。甚至当她的子宫已经收缩得很有规律了，她的宫颈依然没有发生什么变化。每一次前来检查时，本杰明都希望我能找到什么理由为他的妻子进行催产。但是我找不到理由要为她进行催产，胎儿的一切状况都很好而且她的宫颈还并未成熟。

斯维特拉娜进入孕42周时她的宫颈还是没有明显的活动迹象。我告诉她，对于她这样的情况我们通常会建议孕妇实行催产。因为过了预产期这么久，死产的风险已经开始增大。

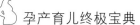

斯维特拉娜接受了长时间的催产。首先，按照需要我们给她使用了地诺前列酮试剂帮她软化宫颈。然后使用了催产素。我告诉这对神情紧张的夫妻，他们可能还需要一天半的时间才能见到自己的宝宝。他们不希望接受剖宫产手术，准备坚持到最后。

接受了地诺前列酮制剂和硬脊膜外麻醉后，斯维特拉娜的羊膜囊破裂。在催产素的作用下，宫口很快全部打开了。用力分娩阶段她也表现得很好。经过了大约一个多小时的用力挣扎，她生下了一个男孩，他们给他取名阿莱克西。这一刻我们欢欣鼓舞，充满了胜利的喜悦之情。斯维特拉娜也证明了我的预言是对的——生下宝宝后，她迅速地爱上了阿莱克西。我为这对夫妻感到无比骄傲。他们从未放弃，甚至从未动摇过。

伊冯◆◆◆

催产会加剧疼痛感吗

当一位孕妇被告知要被催产时，她提出的第一个问题总是："这会比自然分娩更痛吗？"

回答这个问题首先要说的是孕妇都要经历分娩痛的这个阶段。无论你是自然分娩还是接受催产，为了使宫口打开，子宫都必须在一定程度上用力，而这都会带来疼痛之感。这种疼痛是无法避免的。

催产与自然分娩有两处主要区别。当自然分娩时，身体会为分娩做好准备，宫颈会软化，胎儿也会移动到最有利于其从产道娩出的位置。

但在催产的过程中，宫颈还没做好分娩的准备时宫口就被打开了，因此胎儿可能并未处于最佳分娩位置。

我们在测量中发现，在有效的催产过程中，宫缩的力度与自然分娩状态下宫缩的力度相同。二者的差异在于，自然分娩中缩宫素是一小股一小股地释放出来，然而在催产中催产素的使用是连续的。除此以外，自然分娩时母体会分泌出内啡肽（安多芬的主要成分），这种物质的分泌是母体为应对分娩痛而作出的自然反应。但在催产中，我们并不会对孕妇使用这种化学物质，这使得孕妇更加难以应对分娩的疼痛。因此，尽管我们会尽可能地模仿自然分娩过程，但是我们并不能完全复制这一过程。

在多年的工作经历中，没有任何一位孕妇自然分娩时在没有注射任何药物的情况下却经受着较少的痛苦。然而，我们在观察中发现，尽管催产时宫缩的力度不一定增强，但孕妇对疼痛的感知和忍耐程度是不同的。这也是为什么只有在有医学上需要时我们才会建议进行催产。

◆◆◆ 全身心地投入

邦妮是我接待的一位孕妇，曾经也是街道医院的一位妇产科护士。她怀孕期间没有遇到太多的困难。她曾经告诉我她希望采取最自然的分娩方式。因为她是一位妇产科护士，因此她很清楚自己可以期待什么。我很希望她能够自然分娩，然而，随着她预产期的临近，我开始担心她是否会因为胎儿过大而影响自然分娩，同时也担心她的宫颈不够成熟。

预产期到来后，她还是没有分娩。邦妮自己很清楚过期妊娠的风险。等待一段时间后我们最终决定放弃自然分娩，实行催产。不过幸运的是，此时她的子宫已经成熟，因此我认为没有必要使用地诺前列酮。

邦妮是晚上住进的医院并开始接受催产素，第二天早上我给她做羊膜穿破术时看到她有些焦虑，因为尽管一整晚都在接受催产素，她并没有强烈的宫缩反应。我告诉她，很多孕妇都是在羊水囊破了之后才感到剧烈的疼痛，这是很正常的现象。

羊水囊被刺破大约50分钟后，她开始感受到强烈的不舒服感，她知道自己是要分娩了。陪伴她的是两个妇产科护士，杰西卡和卡罗尔。杰西卡和卡罗尔曾经都是邦妮的同事，也都是她的好朋友，如今都成了她的分娩陪护。她们不仅给邦妮也给我带来了巨大的精神支持。有趣的是，杰西卡的儿子和卡罗尔的小女儿都是由我接生的。她们都是自然分娩，但同我一样，她们在分娩时也都注射了硬脊膜外麻醉。

分娩的前几个小时里，她一直

很专注。她和宝宝配合得非常默契，并且一直在跟着自己的感觉走。但随着宫缩疼痛加剧，她感到自己难以承受，便让我检查她的宫口打开程度。我告诉她，在这大约4个小时的时间里，她的宫口已经从3厘米打开到6厘米。看到事情有所进展，邦妮打消了顾虑，她感到自己看到了希望。就这样，没有注射任何止痛药，没有接受硬脊膜外麻醉，邦妮的宫颈逐渐打开到10厘米。帮助她用力分娩时，从她的脸上我可以看出她的疲惫，但是她依然很专注。用力30~45分钟后，她生下了一个女孩。

后来我告诉邦妮，她在分娩那天表现得如此出色。她接受了催产素催产，分娩时没有接受硬脊膜外麻醉，也没有注射任何止痛药物。

她用自己真实的经历证明了催产时不接受硬脊膜外麻醉也不注射任何止痛药物是可以的。这样的事情我们也是不止一次地遇到了。我相信，如果你去问她的感受，她会告诉你那时候除了疼痛已经什么都感觉不到了。她自己也曾经见到并接待过这样的孕妇。尽管采取的是催产素催产方式，她依然坚持选择了自己所预想是无药物注射的分娩方式。这是我职业生涯中遇到的又一个奇迹！

阿兰◆◆◆

催产与剖宫产概率的上升息息相关。当你的身体还没有做好分娩的准备，当你的子宫成熟度的得分仅仅5分甚至更少时，催产的结果30%~40%的可能是剖宫产。此外，由于胎儿生长受限等医学原因而进行催产的情况下，宝宝可能无法承受自然分娩过程，这也会促使孕妇接受剖宫产。在这些情况下，由于医学原因，胎盘功能受限，进而导致胎儿生长发育缓慢而选择催产使宝宝无法承受自然分娩的概率上升。

关于催产最重要的问题是弄清医生建议你采取催产方式的原因。不要害怕提问题，而应该问清楚还有哪些方案可供选择、医生建议的方案有哪些风险、能产生怎样的积极效果。

缓解分娩时的疼痛

 误区

不接受任何药物的自然分娩总是最好的。

✅ **事实**

尽管能够不接受任何药物进行自然分娩总是件值得称道的事，但有很多合理的原因使孕妇分娩时需要注射止痛药物。处于高风险中的孕妇可能需要催产或者剖宫产。除此以外，一些孕妇不想承受分娩的痛苦。但无论你选择何种分娩方式都没有对错之分，最重要的是：母子平安。

一些孕妇决心采取最自然的分娩方式，拒绝使用止痛药物。显然大多数孕妇是能够承受的，因为事实上几千年来全世界有数百万的孕妇分娩时没有使用任何止痛药物。但同时世界上仍有一些地方，分娩对于孕妇和宝宝来说都具有很大的风险。目前，现代医院已经使这一现象得到改观。初产妇在分娩前都会听说很多关于分娩的故事。有些故事会令她们感到恐惧和紧张。我们的工作就是通过谈话使她们平静下来，用真实情况回答她们提出的普遍性问题，比如"分娩究竟有多痛苦？"我们的回答是这样的：分娩的确会带来疼痛之感，但孕妇承受疼痛的能力因人而异。

对于分娩的疼痛大家的看法也是不一样的。一些产妇直到宫口完全打开才开始感到疼痛，一些孕妇在宫口刚刚打开1厘米时就感到痛得难以忍受了。尽管分娩痛苦不是一件令人愉快的事，你也不用总将它视为噩梦。

通常来讲，最了解孕妇的还是她们自己。她们了解自己的禀性，知道自己对疼痛的承受能力有多大，知道自己能做什么。我们遇到过很多这样的孕妇：她们可能会因自己要求使用止痛药物而感到愧疚或者她们会认为自己必须自然分娩因为她们的朋友都是自然分娩的。不要让来自朋友及家人的压力左右你。你应该遵照自己的意愿，除非有人自发地愿意为你承受这一切，如果真的那样，你倒大可遵从他的意愿。对一些孕妇来说，不使用任何药物的自然分娩经历是非常重要的，日后谈论起来这将是一件非常值得骄傲的事情。但并非所有的孕妇都有同样的想法。因此，如果你在分娩时需要使用止痛药物，不要对此有任何遗憾，更不要因此而自责。安全的缓解疼痛的方式有很多，它们也都能使你的分娩经历更加愉快。

你只需要记住：无论你选择怎样的分娩方式，你的分娩经历都将是一段难以忘怀的回忆。

经常会有孕妇对我们说："我不会因为我能够忍受拔牙的痛苦就要求牙医在为我拔牙时不使用麻醉剂，为什么我要经受分娩的疼痛而不采取任何缓解措施？"也有些孕妇每一次分娩时都异常从容而且不需要使用任何止痛药物。如今在美国，有超过50%的孕妇在分娩时发生了硬脊膜外麻醉堵塞或者脊髓麻醉堵塞。但也不要忘了，我们还有一些非药物治疗的备选方案，比如：放松、催眠、呼吸、按摩、针灸、助产士

协助、散步、洗盆浴或者淋浴、使用分娩球。如果这些方法能够帮助你缓解疼痛最好，但是如果你想要或者需要采取其他的方法也是可以的。

◆ ◆ ◆ 正常情况下的感觉就该如此吗

我记得自己在分娩前问过医生："我怎么知道自己的子宫真的开始收缩了？"我的医生告诉我，宫缩真正开始的时候我自然会知道的。事实证明她是对的。我说不出那是一种什么样的感觉，只能说这种疼痛是我之前从未感受到的。

被送往医院的那段时间对我来说真的是一场噩梦。一路上我都因疼痛而在尖叫，而我的丈夫则只能一直对我说："呼吸。"听起来这似乎是那么简单的事情。但当时在分娩课上所学的已经完全被我抛诸脑后了。到了医院，我仍是不断尖叫。疼痛太可怕了，它能使人失去控制。下午4点钟的时候，护士为我检查宫口打开程度。顺便说一句，这是感觉最不舒服的检查。护士说我的宫

口已经打开了6厘米！之后还好得到了麻醉师的帮助。到下午5点钟的时候疼痛感完全消失了。我环顾四周，突然感到很尴尬。我为之前的情绪失控向所有的护士以及身边的所有人道歉。我感到自己真的该为那些分娩时没有使用任何麻醉药物的孕妇鼓掌。她们是我心中的英雄。

利蒂希娅◆◆◆

分娩时你可以选择使用止痛药物，但并不要求你一定要使用。即使你希望自己的分娩不至于那么痛苦，也不一定非要使用止痛药物，还有其他的选择。下面就为你介绍几种医院可以提供的不同的缓解疼痛的方法：

· 区域麻醉：硬脊膜外麻醉或者脊椎麻醉
· 静脉注射麻醉剂
· 全身麻醉
· 局部麻醉
· 助产士帮助

硬脊膜外麻醉

硬脊膜外麻醉和脊椎麻醉是区域麻醉最常用的两种方法。硬脊膜外麻醉是能够较长时间地缓解分娩痛的常用手段。脊椎麻醉则主要是在做剖宫产手术时使用。二者的区别在于施用麻醉药物的位置。硬脊膜外麻醉是将一个小的导管插入硬膜外腔（脊神经前边的部位——见下图）。而脊椎麻醉是将麻醉药物直接放到脊髓液

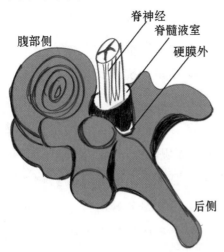
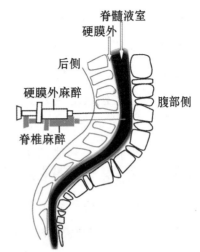

图6-3：硬脊膜外麻醉和脊椎麻醉的区别

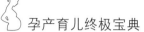
中。脊椎麻醉比硬脊膜外麻醉见效更快，但由于不能连续输药，几个小时后，药物作用会逐渐消失。而硬脊膜外麻醉的药物作用会持续整个分娩阶段。

🚫 **误区**

硬脊膜外麻醉会导致背部疼痛。

✅ **事实**

硬脊膜外麻醉不会对你的背部产生不良影响，相反，有时医生甚至会因为孕妇感到背部疼痛而为其进行硬脊膜外麻醉。

●**硬脊膜外麻醉的注射程序：**从你开始接受硬脊膜外麻醉到药物开始发挥作用需要30～45分钟。这也就是说，你不能等到疼痛如此强烈以至于你感到不知所措时再要求注射硬脊膜外麻醉。一些医生建议等到产妇的宫口打开至少4厘米时再注射硬脊膜外麻醉，然而一些其他的医生认为子宫开始规律地收缩并带来疼痛时你就可以注射硬脊膜外麻醉剂了，而不用在意宫口的打开程度。你应该与你的医生交谈他或她偏向于前者还是后者。如果你需要局部止痛，可以先告诉负责护理你的护士，她会向医生或者助产士反映情况并联系你的麻醉师。这里有一些建议：如果你一开始就打算注射硬脊膜外麻醉，可以让护士先查看一下你排在第几位。

接下来，护士会通过静脉注射的方式为你补充水分以防止你的血压下降。麻醉师到来后，他或她通常会让你坐在床的一端，两腿叉开或者仰卧在床上。你需要弯曲背部（胎儿所处位置的上方）呈"C"字形，这样可以使脊骨之间的空隙被打开。之后麻醉师就会为你注射麻醉剂。你会感受到夹痛或者烧灼般的疼痛。

在进行硬脊膜外麻醉时，麻醉师会将脊椎穿刺针插入孕妇的硬膜外腔，携带着穿在针上的导管（一根细长的导管）进入硬膜外腔。接着麻醉师会用带子将这根导管固定在你的背部。导管的另一端与一个装有麻醉药物的泵相连。直到分娩时导管才会被移除，而且移除导管时你不会感到疼痛。

在一些医院，注射硬脊膜外麻醉时可能会使用一个硬脊膜外麻醉专用泵，这种设备是产妇自己可以控制的。如果使用了硬脊膜外麻醉专用泵，产妇可以根据自身需要调整麻醉剂的用量。

很多产妇在注射完硬脊膜外麻醉剂后很快就会入睡，这是因为之前的分娩过程已经让她们筋疲力尽了。她们之前一直感到不适感，注射了硬脊膜外麻醉后不适感减弱了，她们终于可以休息一下。

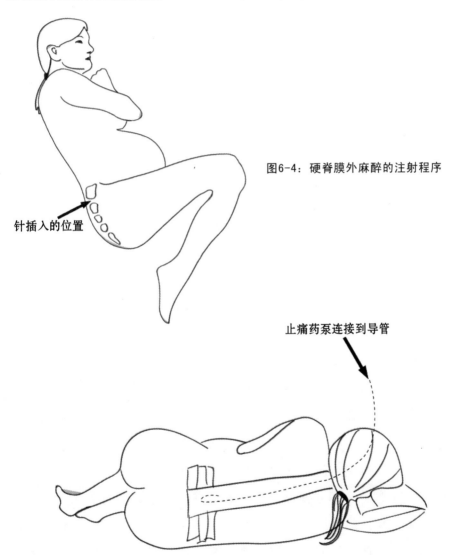

针插入的位置

图6-4：硬脊膜外麻醉的注射程序

止痛药泵连接到导管

●**硬脊膜外麻醉的利与弊：**
注射硬脊膜外麻醉的最明显的益处是可以缓解疼痛。硬脊膜外麻醉能够产生较大的作用的原因是它可以让原本紧张的孕妇放松下来，这是孕妇顺利生下宝宝的必要条件之一。有时仅仅是消除了疼痛所带来的紧张感就可以加快宫颈打开的速度。正如我们之前提到过的，用力分娩是一场长期的战斗，最明智的做法是将自身的能量合理地分配到整个分娩阶段。

但另一方面，注射硬脊膜外麻醉也存在一些弊端：

用力困难： 硬脊膜外麻醉可能使你在分娩时感到用力更加困难，因为正常情况下，孕妇用力分娩时可以感受到身体的反馈进而判断应该向什么方向用力、如何用力、用多大的力，但被麻醉后孕妇接受不到这种反馈信息。这样的情况下，我们会减少硬脊膜外麻醉剂的使用剂量。孕妇恢复知觉需要30～60分钟，恢复知觉后她们就会知道应该向哪个方向用力了。有时我们会使用一面镜子来配合孕妇用力，通过镜子她们可以看到自己用力所产生的效果。当身体上的知觉被削弱时这种视觉上的反馈也是很有帮助的。将手伸到阴道内腔去触摸胎儿的头可能会让你感受到希望就在眼前进而激发用力的动力。

低血压： 导致血压降低可能是硬脊膜外麻醉的又一负面影响。硬脊膜外麻醉所使用的药物可以促进血管舒张，可能导致血压降低。但相反，这也可能降低胎儿的心率。为了防止这样的事情发生，孕妇在接受硬脊膜外麻醉之前通常需要接受大量的静脉注射，有时麻醉师也可能会让孕妇服用一些药物来升高血压。

脊椎麻醉后引发的头痛： 这是由于注射药物时有一些脊髓渗漏出来导致的。脊椎头痛只有在你坐着或者站立的时候才能感觉得到，只要你躺下来，疼痛就会消失。如果你有这样的感觉请告诉医生。如果疼痛感并不剧烈，医生会建议你摄入一点咖啡因（喝咖啡），再服用一些泰勒诺或布洛芬（具体情况请遵医嘱）。如果这些方法不能缓解头痛，你就可能需要被打上"血液

补丁"了。打"血液补丁"是指麻醉师用孕妇自己的血液将导致脊髓渗漏的小孔堵上，就像是将创可贴贴在流血的伤口上。这样可以使你立即感受到头痛减轻，但这一过程可能会带来一些小的并发症。

*分娩时间延长：*有研究显示，硬脊膜外麻醉会导致分娩第一阶段的时间延长30～90分钟，第二阶段的时间延长15～20分钟。它也会增加催产素和负压吸引术的使用。

*发热：*硬脊膜外麻醉也可能导致孕妇发热。导致孕妇发热的原因并不确定，可能是由于受到感染或者由于药物的使用使孕妇调节自身体温的能力下降。但无论出于何种原因，如果你已经发热了，医生最可能建议你静脉注射抗生素。最后要说的是，一些孕妇因害怕将针头插入到自己脊椎附近的位置而对此感到恐惧。

◆◆◆ **父亲倒下了**

我接待的一位孕妇艾尔文是一个娇小的体育老师。她每次前来接受产期检查时都是由丈夫兰斯陪同。由于这是她第一次怀孕，因此他们都很珍重艾尔文怀孕的每一个阶段。兰斯似乎对艾尔文分娩时具体会发生哪些事情充满了好奇，迫不及待地想要知道艾尔文分娩时自己可以站在什么位置、可以看到什么。我们很容易感受到他的兴奋。

距离预产期还有一周时，艾尔文的羊膜囊破了，子宫收缩也很剧烈。他们夫妻来到医院时，她的宫口已经打开5厘米，她感到剧烈的疼痛。兰斯想尽办法安慰她，但是很快她的疼痛就不是几句抚慰的话语能够缓解的了。最终感到极度痛苦的艾尔文要求注射硬脊膜外麻醉。

她坐在床的一端，双腿叉开。当麻醉师从盒子里取出脊椎穿刺针，越过艾尔文的肩膀兰斯看到了穿刺针。他不知道脊椎穿刺针竟然那么长！

接下来的事情是，兰斯开始感觉恶心、发汗、站立不稳。他变得虚弱，开始失去平衡，甚至感到很难站住了。他想要倚靠一下艾尔文，但是已经晚了。他倒在了地板上，并将艾尔文从床上也拖拽了下来。艾尔文绊倒在兰斯身上，下颌磕在了硬木地板上。

兰斯被迅速送往了急救室，艾尔文被搀扶到了床上，她感到一阵又一阵的宫缩的疼痛，她的下颌上有一个又深又长的伤口。她最终接受了硬脊膜外麻醉并注射了一些止痛药物，但是她的下颌依然在流血并不得不缝了10针。

几个小时后我进入分娩室，看到兰斯正躺在沙发上，胳膊上扎着静脉输液针头，而艾尔文正坐在床上，下颌上放了一个大大的冰袋，还贴着创可贴。不用说，经过了这一次折腾，分娩只不过像是在公园里散步罢了。大家也都达成了共识，几年内，这都将是一个大家津津乐道的故事。

◆ ◆ ◆

●**硬脊膜外麻醉剂不会造成的损害**：人们普遍陷入的误区就是认为硬脊膜外麻醉剂会造成分娩过程的终止。这种麻醉剂以某种方式阻止着所有事情的正常发展，所以接受这种麻醉的必然结果就是剖宫产手术。科学研究表明这种说法是不正确的。当不考虑其他因素时，我们会发现接受硬脊膜外麻醉剂并不会造成剖宫产手术概率的增加。实际上，可能是由于孕妇在分娩初期出现了一些功能异常的现象，所以这些孕妇经历长时间的顺产失败后最终却不得不借助剖宫产手术完成分娩。某些孕妇的分娩过程持续两天是有原因的，可能是因为胎儿太大，或是胎儿没有以正确的位置进入产道。不管原因是什么，硬脊膜外麻醉剂都不是引发该问题的元凶。

除此之外，科学研究并未表明剖宫产概率的上升和分娩早期的硬脊膜外麻醉剂注射有任何关联。然而，就像之前提到的，硬脊膜外麻醉剂的注射确实与分娩时间较长有关系。

关于硬脊膜外麻醉剂的另一个误区就是人们认为它会对子宫中的胎儿造成影响。但是因为融入血液中的药物含量极少，所以硬脊膜外麻醉剂既不会像静脉药物治疗那样让胎儿有昏昏欲睡的感觉，也不会对胎儿产生其他重大的影响。

孕妇还担心硬脊膜外麻醉剂或脊髓麻醉剂会造成慢性腰痛。同样，这也是人们的一个误区。请记住：怀孕和分娩的整个过程都使得孕妇的背部承担着沉重的压力。处于产后护理期的新妈妈总是会抱怨自己腰酸背痛，而且都会将其归咎于硬脊膜外麻醉剂的使用。

这时我们就会向孕妇解释，因为她们在孕晚期承担了太多的重量，当宝宝出生以后，她们又需要承担着宝宝的重量、儿童座椅以及婴儿车和尿布包的重量，并且还会尽可能地弯下腰让宝宝在吮吸母乳时更加舒适。

这些才是造成孕妇腰酸背痛的真正原因。接受此种麻醉之后的几天到几个星期之内，孕妇确实会感觉到注射处有些酸痛或挫伤的感觉，但是这绝对不会引起长期的慢性腰痛。

以下几种情况不适合或不可以接受硬脊膜外麻醉剂：孕妇注射了血液稀释剂；或孕妇血小板数量很少，出现血液凝固的现象；有严重的脊柱侧凸等脊柱畸形问题。除此之外，如果你接受过脊椎手术、发生过伤及腰背部的意外事故或者有腰椎间盘突出等疾病，你都应该和麻醉师讨论一下接受硬脊膜外麻醉剂是否安全。

静脉药物

我们也可以通过静脉注射的方式直接将止痛药注入血液中，药物注射到血液中后几分钟内就会生效。虽然疼痛感有所缓解，但痛感并没有完全消失，但只有这样孕妇才会有能力继续分娩。然而，静脉药物会影响大脑神志，让孕妇产生一种昏昏欲睡的感觉。除此之外，药物还会透过胎盘到达胎儿体内，让胎儿也产生一种意识不清的感觉。静脉药物注射的时间和孕妇的分娩时间之间间隔太短可能会造成新生儿呼吸困难。但是请不要担心，静脉药物对宝宝并没有长期的影响。

全身麻醉

通常来说，在孕妇分娩时，我们尽量不采用全身麻醉的方法。因为药物会渗入胎盘接触到胎儿，使胎儿产生一种昏昏欲睡的感觉。全身麻醉后，孕妇完全进入睡眠状态，通过呼吸机将气态的麻醉剂吸入体内。全身麻醉只有在以下两种紧急情况下才会使用：一是胎儿需要尽快出生，但是此时已经没有时间为孕妇注射硬脊膜外麻醉剂或脊椎麻醉剂；二是孕妇的身体状况不允许注射硬脊膜外麻醉剂。

局部麻醉

局部麻醉是将药物直接注射到阴道组织中的一种麻醉方法。这种麻醉方法通常在外阴切开术实行之前或修复分娩过程中造成伤口扩大时使用较多。局部麻醉使用的药物与牙医治牙过程中使用的药物很相似。

助产士的协助

助产士是指有分娩经验并且接受过训练的女性，她们会在孕妇分娩的过程中、新生儿出生时以及随后的产后护理期中给予产妇连续不断的身体、情感和信息上的支持。三四十年前，助产士仅仅是一位有经验的母亲，她知道如何指导孕妇顺利地通过艰难的分娩过程。但是如今，助产士会接受一个短期的课程培训，然后她们会在孕妇分娩的过程中给予支持，在孕妇的产后护理期给予精心的照顾。助产士十分了解怎样让孕妇放松心情、调节呼吸以及其他的一些自然控制疼痛感的技巧。在过去的几十年里，助产士已经成为现代分娩过程中公认的重要组成部分。

事实上，科学研究已经证实，分娩的过程中有助产士的协助能够减少产妇对止痛药、催产素、真空吸引分娩术和产钳术的需求，同时也缩短了分娩的时间。

我们有幸与之合作的助产士都是经验丰富的专家，她们都接受过专业训练，也受到过其他一些技能纯熟的助产士的辅导。她们竭尽全力为孕妇带来理想的分娩经历。最重要的是，专业的助产士确信自己眼下的重中之重就是：无论是顺产还是剖宫产，母子都要健康平安。

◆ ◆ ◆ **作为一名助产士**

我们都很喜欢助产士，其中有几位还给我们留下了极为深刻的印象。卡门·罗恩就是其中的一位，而且她还友好地答应会在本书中描述一下她这份重要的工作。

作为一名助产士，我认为是上帝赐福于我，让我能有这样的荣幸和特权在他们生命中最特别、最紧张的时刻帮助他们，见证他们宝宝的诞生。不论我是给准爸爸提出建议告诉他怎样为孕妇按摩和舒展腿部才能让孕妇减少不适，还是给他示范怎样在不伤害自己背部的情况下支撑起分娩过程中产妇的身体，我的工作都是一些无关紧要的小事。

很多个晚上，为了帮助产妇找到适合她的分娩方法，我会一直陪在他们身边直至深夜。我发现也许是我在她额头上温柔的抚摸，我乐观积极的微笑，一些关于新的分娩位置的小小的指导，或是我将她喜欢的催眠乐曲的循环播放。抑或是所有这些事的综合，让她每当想起自己安全的分娩计划时，就觉得踏实、镇定。

"作为一名助产士，需要的就是对这些小事的细致入微的关心，这些小事汇集起来，就会赋予一个家庭力量，让他们收获自己的爱的结晶。同样，是这些小事组成了这样一个充满奇迹的重要的工作。"

◆◆◆

你需要铭记于心的是，非正式的助产士也许并不是一位专业人士，而是你的伴侣、姐妹或是朋友。我们认为分娩是一个集体努力的过程。这个集体包括准妈妈、准爸爸、妇产科医生（医生或是助产士）、麻醉师、护士以及任何你想要获得支持的人，不论这个人是谁。你可以和医生、家人以及助产士提前沟通好以确保分娩当天大家能够齐心协力地帮助你。

不同的分娩姿势

在传统的分娩姿势中，孕妇仰卧，双腿分开，后背轻轻地往头部方向拉。对于很多孕妇来说，这是分娩时最有效的姿势。这样做可以让胎儿主动穿过骨盆中最窄的部分。重力使得胎儿贴近脊柱，这样胎儿就可以在前方的骨盆处滑出。尤其是当孕妇注射了硬脊膜外麻醉剂之后，这会是她最舒适、最有效的姿势。因为此时骨盆的位置呈一条直线，这可能对那些胎儿体积较大的孕妇更有帮助。因为当胎儿体积偏大时，每毫米都至关重要。

🚫 **误区**

仰卧是最有效的分娩姿势。

✔ **事实**

仰卧确实是最有效的分娩姿势。在重力作用下，胎儿贴近孕妇脊柱一侧，这样胎儿才得以在耻骨下方通过。这是将分娩阻力降至最小的分娩方式。

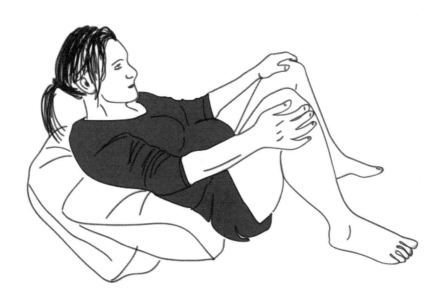

图6-5：传统的分娩姿势

然而，除了传统分娩姿势外，这里还有其他的一些姿势供你尝试，例如借助下蹲棒蹲下，双手和膝盖着地以及侧卧的方式。如果你的骨盆和胎儿大小都适中的话，以下的3种方法对你几乎都会起效。总而言之，不变的真理是：你应该保证你的骨盆是打开的。不管你采用的是什么姿势，只要你觉得这样最自然，那你就可以开始分娩了。

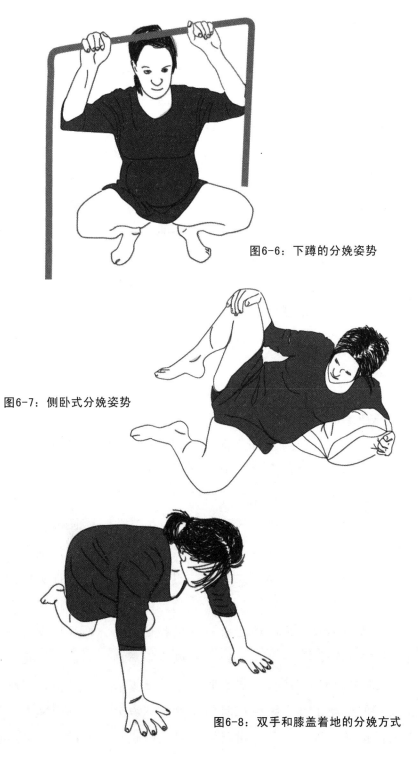

图6-6：下蹲的分娩姿势

图6-7：侧卧式分娩姿势

图6-8：双手和膝盖着地的分娩方式

也许你已经听说了一些关于枕后位的传言，传言说位于枕后位的胎儿很难分娩，尤其当你的胎儿体积很大或这是你的第一次分娩时，孕妇的分娩过程就会变得更加困难。

当然这也绝对不是不可能的。阿兰的第一个宝宝出生时就是枕后位。当医生或是护士怀疑胎儿是枕后位时，他们就会为孕妇做放大的次级离子质谱位置分析法，我们希望可以借此帮助你将胎儿的位置旋转成更加自然的枕前位。

产钳术和真空吸出器

手术钳和真空器都是用来将胎儿从产妇的阴道中拉出的一种装置。那么，我们都是在什么时候以及什么情况下需要使用这两种装置呢？

1. 孕妇已经处于精疲力竭的状态。

2. 胎儿表现出危险的迹象，必须加快分娩过程。

这时采用的手术钳是一种类似于叉子的金属工具。医生在胎儿头的两侧各安置一个手术钳以便将胎儿的头顺利拉出来。虽然这种方式并不是那么常见，但是仍被看作安全的分娩方式和挽救生命的好办法。这种产钳术引发的并发症包括婴儿面部的撕裂伤、婴儿头骨损伤以及孕妇阴道的撕裂伤。

真空吸出器是一种放置在胎儿头部的手提式塑料杯。当吸出器安置好以后，随着产妇用力，医生轻轻地拉着装置以帮助产妇将胎儿的头分娩出来。真空吸出器也会造成孕妇阴道的损伤以及胎儿头皮的出血和瘀血。

什么情况下选择剖宫产

在美国，大约30%的宝宝都是通过剖宫产手术来到这个世界上的。大多数的孕妇都更倾向于顺产，因为她们觉得这样更自然、更容易恢复，而且也没有手术的风险。然而，我们还记得，在现代医学发展起来之前，"顺产"就意味着分娩是一个女人一生中最危险也最具有潜在致命威胁的时刻之一。即使今天，第三世界的女性还是会在分娩过程中失去宝宝或自己的生命。在美国，孕产死亡率为每10万人中有8个人因此不幸去世，在发展中国家，女性死亡率却高达每10万人中有1 100人。孕妇在分娩的过程中需要寻求医生和助产士帮助的原因就是：当自然分娩由于某种原因进行得不顺利时，需要外界的帮助。

需要进行剖宫产的情况

需要进行剖宫产手术的原因有很多，下面为你列举的是最为常见的几种情况：

●**有剖宫产手术史**：也许医生建议你再一次采用剖宫产手术或是尝试VBAC分娩术。VBAC为剖宫产后阴道分娩术，但是当你权衡利弊之后，你也许还会选择接受剖宫产手术。

●**剖宫产后阴道分娩术失败**：经过之前进行剖宫产手术之后，产妇尝试顺产，但是胎儿却传递出陷入危难的信号或者产妇的子宫颈扩张得不够大，胎儿不能从阴道娩出。

●**子宫颈扩大失败**：产妇的子宫颈没能完全扩大到10厘米的宽度。这就意味着胎儿和产妇的子宫颈大小不匹配或者胎儿不是沿着直线产出的。较大胎儿通过较小产道时，几毫米都能产生极大的影响。

●**胎儿向下产出失败**：产妇的子宫颈已经扩大到了10厘米，但是不管怎样努力，胎儿就是不从产道中娩出。

●**胎儿宫内窒息**：胎儿正接受间歇性或连续性监测，这时有迹象表明胎儿的吸氧含量不足。导致这种情况的原因很多，可能是因为胎儿被脐带缠绕得太紧，或是胎儿的手抓在脐带上，抑或是脐带所处位置不佳，当子宫颈收缩时脐带会受到挤压，还可能是因为胎盘的状态不佳。

●**孕妇怀有多胞胎**。

●**胎位不正**：胎儿出现后肢先产、位置倾斜、横卧等情况，并且孕妇不准备通过胎头外倒转术将胎儿调整成头部在下的状态，或是胎头外倒转术失败。

●**绒毛膜羊膜炎**：绒毛膜羊膜炎是一种子宫内疾病，会对孕妇和胎儿同时产生影响。如果孕妇在感染羊膜炎后立即进行分娩，仍可以顺产。但如果离分娩还有好几个小时，胎儿受到感染的风险增大，这时医生就会建议产妇接受剖宫产手术。但新生儿并不像成年人一样有免疫系统。子宫内感染是造成脑瘫的危险因素。

●**胎盘前置。**（详情请查阅第九章：高危妊娠）

●**胎盘早剥：**在这种情况下，胎盘过早地从子宫中脱离，从而导致胎儿无法接收到足够的氧气，表现为阴道大量出血并伴有胎儿宫内窒息的现象。

●**孕妇患有不利于自然分娩的疾病：**这些疾病包括某种心脏病、肺部疾病或者肌肉骨骼方面的疾病，从而导致挤压用力等动作对孕妇来说十分危险。

不管原因是什么，在我们实施剖宫产手术之前，我们会竭尽全力解决出现的问题。例如，我们可以通过调整孕妇的姿势来解开缠绕在胎儿身上的脐带，让胎儿接收到更为充足的氧气。如果子宫颈很难扩大到分娩需要的宽度，也可以加大收缩强度和收缩

次数的练习。如果产妇过度紧张，可以让她服用一些止痛药以帮助其缓解压力。但是，当这些方法都无济于事时，剖宫产手术是产妇唯一的选择。

若可以进行顺产，孕妇可以要求剖宫产吗

通常情况下，很多孕妇害怕顺产。一些人仅仅是因为忍受不了疼痛，或者不想体验这种过程的欲望。有些人害怕顺产会给人体带来损害，比如去卫生间失禁以及性功能上的问题。还有一些人可能因为过去失败的经历留下了阴影。在我们看来，不管原因是什么，每一位孕妇都有选择剖宫产手术的权利。然而，在进行剖宫产手术之前，我们会详细询问孕妇要求进行剖宫产手术的原因，并对剖宫产和顺产的利弊坦诚相告。当我们确信孕妇已经了解得很清楚时，我们会尊重并支持她作出的选择。

那么，剖宫产手术究竟有哪些风险呢？就像其他的外科手术一样，剖宫产也伴随着子宫感染和刀口感染的风险。如果出现失血

过多的情况，就需要进行输血。剖宫产手术还伴有腿部深静脉血栓症，也就是通常所说的血块。虽然顺产也会引发这些并发症，但是剖宫产手术引发并发症的概率更大一些。

其实无论顺产还是剖宫产手术，分娩的最终目标就是母子平安。如果医生建议你接受剖宫产手术，你务必要确保自己完全明白其中的原因再下定论。并确定自己除了剖宫产手术外没有其他的选择。

◆◆◆ 最后的方式，快乐的结局

两个同样精力充沛、活跃、爱好野外活动的年轻人朱莉亚和艾伦有了他们的第一个孩子。在怀孕的整个过程中，朱莉亚精心地照料自己，严格遵循我们为其提出的关于饮食和锻炼方面的指导。从朱莉亚良好的身体状况以及她高大的体形来看，她会是一个很强壮的孕妇，完全能够分娩出一个健康的宝宝。

但是令我们没有想到的是，预产期两周后，朱莉亚的子宫颈仍没有成熟的迹象。在预产期临近的那几天里，朱莉亚为分娩做了很多准备工作。

预产期过后，茉莉亚做了羊水检查，确保羊水仍十分充沛，并且采用胎心监测法或者我们称为无负荷试验法检测了胎儿的心跳，这次检查使我们再次确定胎儿仍旧开心地生活在妈妈的子宫中并且能够接收到充足的氧气。阿兰，她还建议茉莉亚考虑一下"剥离细胞膜"的方法，但是茉莉亚的子宫颈还是紧紧地关闭着。

最后我们决定约一个日期进行催产，这时朱莉亚意识到自己的子宫颈是非常不成熟的。阿兰告诉她地诺前列酮制剂对于催熟子宫颈很有帮助，并且建议使用该制剂时应该额外延迟12小时（也就是整整24个小时）这样可以将子宫颈成熟的概率增至最高。但是不幸的是，24小时之后，茉莉亚的护士告诉帕克医生，孕妇的子宫颈没有发生任何变化。朱莉亚的子宫颈还是如此的坚固稳定。

第二天，通过剖宫产手术，朱莉亚产下了一名非常漂亮的宝宝，阿兰在一旁为其接生。整个

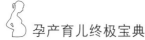
手术室都充满着温馨、喜悦的泪水，艾伦深情地注视着终于降临人世的宝宝，把他紧紧地抱在怀里，激动地说："你迟到了，但是你终于来了！"

◆ ◆ ◆

剖宫产手术的过程

也许剖宫产手术并不是分娩的第一选择，但是无论如何，我们不得不承认剖宫产的存在也很重要。一旦决定进行剖宫产手术且签署了同意书，孕妇就会被带入手术室。当她进入手术室时，发现的第一件事就是为了防止感染的扩散。接着医生就会为孕妇注射麻醉剂，可能是脊椎麻醉剂，也可能是向已经配制好的硬脊膜外麻醉剂中增加药量。当产妇胸部以下完全麻木时，我们就会把导尿管接入她的膀胱中帮助其排尿。护士会用一种无菌的方式为产妇清理胃部，之后为产妇盖上一层蓝色的手术布单，在这个时候，产妇的丈夫、伙伴及其他家庭成员、助产士进入手术室陪在产妇的身边。

手术的切口应该大致为胎儿头部的尺寸，通常大约是12厘米。正常情况下，这种切口叫作"比基

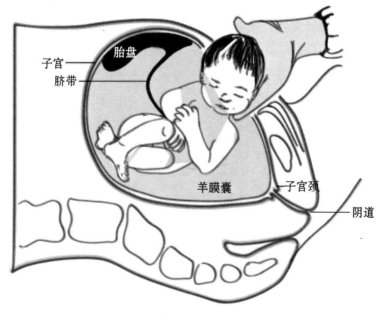

图6-9：剖宫产手术过程

尼式切口"，是在下腹部靠近阴毛处的一条横向切口。接下来，我们需要打开皮肤表层和子宫之间的许多层组织。然而，我们并不需要切开腹肌，因为只需要简单地伸展一下，腹肌中间就会形成一条天然的分隔线。

腹腔被打开后，我们就会开始着手子宫内的工作。一名医生指导胎儿的头部和身体的分娩，另一名医生在产妇的子宫上施加压力，进而将胎儿从切口处取出。这时产妇会感觉到压力。剪开脐带，宝宝就正式降临人世了。此时此刻，你会听到宝宝的初啼。之后宝宝会被交给一直在手术室内等待的儿科医生团队。

接下来，我们会切除胎盘，并用缝针将产妇子宫处的切口缝合。通常情况下，我们会将子宫拉至腹腔外进行缝合。手术通常会持续20～30分钟，但是如果你有之前任何手术后留下的疤痕组织的话，手术的时间可能会稍长一些。

剖宫产手术术后恢复的最艰难之处就是刀口处的疼痛感。当然，也可以通过吃止痛药来缓解疼痛。但术后4～6周之内不要提重量超过宝宝体重的东西，也不要进行任何强度过大的锻炼。

◆◆◆ 伊冯对剖宫产手术和顺产的看法

我的儿子是顺产出生的，我的女儿是通过剖宫产手术降临人世的。我需要进行剖宫产手术因为我出现了胎盘前置的现象。当时我的胎盘覆盖在了子宫颈上面，如果我进行顺产的话，就会出现大出血的现象。我希望让我的女儿通过自然分娩来到这个世界上，但是这对我来说是不可能的了。剖宫产手术后的前几周是非常痛苦的，但是恢复却很快。当我的女儿4周大的时候，我就已经能够回去上班了。

我很快就从失望和沮丧中走出来。最后，我认为女儿究竟是以哪种分娩方式出生根本就不重要了。我真正关心的是她能够健康快乐地成长。作为一位母亲，最终你会发现还有很多很多比宝宝的出生方式更需要解决的问题。

伊冯◆◆◆

关于剖宫产后阴道分娩术的争论

VBAC为剖宫产后阴道分娩术。之前有剖宫产手术经历的产妇都想在下一次分娩时尝试顺产。如今，一些内科医生和医院不会建议孕妇采用这种分娩方式，所以如果在你怀孕期间有人向你建议剖宫产后阴道分娩术，你一定要尽早和这位医生沟通。

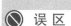

误区

一旦接受过一次剖宫产手术，以后的分娩都需要依靠手术完成。

事实

不见得。请阅读VBAC的相关内容。

为什么有过剖宫产经历的孕妇想尝试顺产来进行分娩

通常情况下，顺产的产后恢复比剖宫产后恢复更容易一些。尤其当家中已经有一个学步的宝宝

需要你关注时，这一点就显得尤为重要。同样，对于那些想要很多宝宝的母亲来说，多次的剖宫产手术会将你置于易患出血并发症的危险境地。多次的剖宫产手术会增加胎盘增生的发生率，这时胎盘会长入子宫的疤痕处，最终可能需要进行子宫切除术。

剖宫产后顺产安全吗

剖宫产后顺产引发并发症的概率很小。主要的风险就是子宫破裂。虽然前一次手术时的切口已经缝合好了，但是切口处的肌肉还是不像从前那样有力。如果之前的手术已经在子宫上留下一条切口，那么此时子宫会在之前留下的旧刀口处破裂的概率就会低于1%，甚至是0.7%。如果子宫破裂发生，那么出现胎儿死亡或脑损伤现象的概率就为1‰。总而言之，只有你有权利决定是否值得冒险。

●**哪些条件适合接受剖宫产后顺产：**

1.产妇之前只做过一次剖宫产手术。

2.骨盆和胎儿的大小都是较适中的。

3.医师、麻醉师、护理团队都会一直陪在你的身边为你解决紧急问题。

4.子宫上的切口是横向的（也被称作低横位切口）。

● **哪些情况不适合接受剖宫产后顺产：**

1.子宫上的切口是上下方向的，通常在早产或胎儿较小的情况下才会使用这种类型的剖宫产手术。抑或是发生紧急状况或需要采取应急剖宫产手术，使胎儿尽快被分娩出来。

2.不能保证身旁一直都有医生、麻醉师、护理或手术团队的帮助。

3.子宫中的胎儿体积过大，而且由于之前的胎儿体积大小与子宫颈大小不匹配，你已经接受过一次剖宫产手术。或是在分娩的整个过程中子宫颈都不是扩张得很好，抑或是胎儿没有顺着产道向下运动。

4.你有过一次以上的剖宫产手术经历。

当产妇正在接受剖宫产后阴道分娩术时，我们会连续不断地用胎儿监测器检测胎儿的心率变化以及是否有子宫颈的收缩造成的子宫早期破裂迹象。所以，实行剖宫产阴道分娩术时产妇的活动性会受到一定限制。

宝宝出生后

剪断脐带

宝宝出生后最先做的就是剪断脐带，将宝宝和母体分离。这是十分有纪念价值的一刻。通常是由父亲来剪脐带，其他在场的人为其拍照留念。常规来讲，都是在宝宝出生后的第一时间剪断脐带的。然而，一些科学研究表明将剪脐带的时间推迟几分钟对宝宝很有好处。脐带内的血液会在大约3分钟后自然停止流动。在此期间，胎盘内的血液源源不断地注入宝宝体内，既增加了新生儿血液中红细胞含量，还可能会防止贫血症的发生。然而，也有研究表明推迟剪脐带的时间会增加新生儿黄疸病的患病率。总而言之，这完全是你个人的决定，你可以和医生商讨此问题。

保温器

每一间分娩室和手术室都有一台婴儿保温器。婴儿出生时身体都是又湿又凉的。如果由于某种原因我们不能用产妇的身体为新生儿取暖，我们就会把宝宝放在保温器中。

对新生儿的第一印象

当宝宝出生后，你会发现他的身体被一种白色的类似于干酪一样的物质覆盖。这种物质叫作胎脂，在宝宝躺在羊水中的40周内，就是它起到了防水的作用。胎脂都是滑腻腻的或是黏稠的。有时新生儿身上的皮脂并不会很多；也有些时候多到就像是有人为涂上去的一样。

有些母亲想要立刻就给新生儿洗个澡，以便将其身上的东西洗掉。还有一些母亲想要像擦面霜那样将这种皮脂擦进宝宝的皮肤里。通常情况下，宝宝出生的时候脸上或头上都会有一些轻微的瘀伤，父母可能会觉得有点吓人。这些瘀伤只是暂时性地提醒我们胎儿在产道中的旅程，并且

是他自己主动通过子宫颈并穿过阴道的。有时孕妇自身的激素会造成男婴的阴囊暂时性肿胀。如果新生儿的身上有胎记，胎记终究也会立刻消失的。

不要害怕新生儿的"尖锋头"

新生儿刚刚出生时表现出的"头皮水肿"以及"对大脑形状经过塑造"的样子会让我们觉得他不是很好看。新生儿之所以出现头皮水肿的现象是因为在分娩的过程中，孕妇的子宫颈扩张，胎儿从阴道产出，而此时头皮就位于子宫颈上方。对新生儿头部形状的塑造就是为了让胎儿顺利地通过产道，胎儿头骨和大脑的形状会有一定的改变。尤其当你是初产妇时，新生儿头部的形状会有些特别，是一种类似于圆锥形的形状。我们已经看见过很多父母为此感到惊诧。但是请不要担心，这种现象在新生儿出生后的几天之内就会消失。

新生儿出生当天的监测和特殊护理

新生儿评分

新生儿出生后，我们会立刻为其检查各项生命体征以确定宝宝对外界适应得很好。

例如采用阿氏评分法为新生儿进行5项生命体征的测评，宝宝出生当天的初步检测也会被计算在分数当中。宝宝出生后就可以为其进行阿氏评分法检测。这5项生命体征为：

1.外观：肤色。

2.脉搏：心率。

3.面部表情：条件反射。

4.活动：肌肉张力。

5.呼吸作用：呼吸力度。

我们会在新生儿出生后的第一分钟和第五分钟时各做一次检测，每项生命体征的分数范围都是0、1或2。

最高分为10分。分数超过7就说明新生儿对外界适应得很好。

抗生素眼膏和维生素K注射

美国儿科学会和美国妇产科学会建议新生儿在分娩室时应该接受两种药物治疗。

一是红霉素或四环霉素眼膏，可以防止眼部受到阴道内的细菌感染；二是维生素K的注射，可以防止新生儿出现维生素K依赖性出血性疾病。虽然这种疾病的发病率很低，但是一旦发病，就会造成严重的出血性疾病，例如脑出血。但有时口服的维生素K并不那么有效。我们认为新生儿有必要使用这两种药物。当然，这完全是你个人的选择，你可以和医生商量以后再作决定。

乙型肝炎疫苗

医生常常向你建议的另外一种药物就是乙肝疫苗。孕妇在怀孕期间都会接受检查，排除患有乙型肝炎的可能。如果孕妇是乙肝病毒的携带者，那么我们就要为宝宝注射乙肝疫苗和乙型肝炎免疫球蛋白，防止孕妇将病毒传染

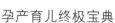

给胎儿。然而，如果孕妇不是乙肝病毒携带者，新生儿只接受乙肝疫苗注射即可。新生儿之所以在医院就要接受疫苗接种，主要是为了防止新生儿接触到一些不清楚自己是病毒携带者的家庭。有一些父母拒绝为宝宝注射该疫苗。建议此类父母和儿科医生讨论一下这个问题后，再做决定。

全体新生儿筛查

在离开医院之前，宝宝会接受一系列疾病的排查。所需排查的不同的地方也有所不同。该检测所需的只是宝宝足跟的一滴血。检测结果会在一个月内送往儿科医生那里。

听力测试

宝宝还会被连接到一台机器上监测听力状况。请不要担心，宝宝不会有任何疼痛的感觉。

◆◆◆ 完美的结局

只要想着这完美的情景，我的眼眶就湿润了。昏暗的灯光下，我的丈夫和一个护士握住我的腿，我用力地分娩。耳边萦绕的都是医生对我的指导和丈夫对我的安慰。这样的场景真的是太令人欣慰了。医生为我注射了硬脊膜外麻醉剂，但是等到我应该用力的时候，麻醉剂的剂量就慢慢减少了。这时我完全可以感受到子宫颈的收缩。奇怪的是，当我随着子宫收缩的节奏用力时，我一点也不觉得疼痛。我的医生不停地鼓励我，事实上我还以为她在说谎呢，因为我什么也没有感觉到。但是当宝宝的小脑袋露出来时，我确实感觉到了。短暂的痛苦后，医生对我说："很好，再用力一次。"周围的一切都安静了。我的双眼凝视着我的丈夫。9个月的时间就这样走过，最后终于到了现在这个时刻。丈夫把宝宝放在我的胸前，这一刻所有的痛苦都消失了。当他躺在我的胸前哭时，我觉得我立刻就有了感应。我看着他的眼睛对他说："我理解你，我爱你。"2010年9月29日上午8：36分，我第一次看见我的儿子，那一刻令我永生难忘。

莱蒂西亚◆◆◆

生命的奇迹

虽然已经见证了千千万万的新生儿的诞生，但是分娩的过程还是令人觉得无比振奋，充满力量。的确，每一个新生儿的诞生都是一个奇迹。当胎儿漂浮在子宫里时，胎盘就起到了胎儿肺部的作用。所有的食物、营养和氧气都通过胎盘传递给胎儿，但是在新生儿出生时自主呼吸的那一瞬间，所有的一切都改变了。随着第一次吸入氧气时肺部的扩张，肺部的血管也张开了。现在血液可以自由地从心脏右侧流入肺部后返回到心脏左侧。左侧心脏血液含量的增加会引发心脏左侧和右侧之间的通路的阻塞。这种情况只有在胎儿血液循环中才能看见。与此同时，现在新生儿的血液中有更多的氧气是来自空气中的。这种情况立刻造成了肺部和主动脉之间的通道永久性关闭。现在通过肺部的血液环流和身体的其他部分是分开的。

大自然不着痕迹地精心设计着小生命从子宫到外部世界的变化过程。产妇分娩的那一刻总是如此的令人敬畏。我们觉得能够在小生命降临人世的过程中扮演角色真的是太幸运了。

分娩室内

不论是顺产还是剖宫产，只要你的分娩过程一帆风顺，产后的几个小时内你和宝宝都会待在分娩室以及恢复室里。就是在这段时间，宝宝开始调整自己以适应外部世界。而你的身体也开始逐渐向孕前的状态恢复。

"战栗症"

20%的产妇会在分娩的末期或分娩后立即出现"战栗症"。这种不受控制的颤抖让产妇不禁怀疑是不是哪里出现问题了。我们并不知道出现"战栗症"的原因。大多数的产妇体温正常，也并不觉得寒冷。这种"战栗症"似乎和硬脊膜外麻醉剂或者感染并无关联。这种颤抖可能是由激素的变化、肾上腺素或疲劳引起的。如果产妇为此产生沮丧或心情低落的情绪，我们可以向产妇担保这种现状总会过去，但是有时注射静脉止痛针就可解决"战栗症"的问题。好消息是，这种"战栗症"只在产后持续大约一小时左右。

子宫收缩

分娩过后，你低头看腹部时也许会觉得腹部很瘪。原来蠕动的胎儿已经被肚脐下面一块感觉硬的像球一样的东西所取代。你也许会想："是不是有什么东西落在我的肚子里了？"实际上，这就是你的子宫。

不论是顺产还是剖宫产，几分钟之内子宫就变小了。子宫肌肉收缩，压缩子宫内粗大的血管从而将失血量降至最低，这个过程就叫作退化的过程。

我们可以通过"宫底按摩"将产后的子宫肌肉保持在一个稳定、收缩的状态。护士会稳定地揉搓你肚脐下的子宫。因为子宫刚刚完成了一生中强度最大的工作，所以这样揉搓肯定会不舒服。然而，这道简单工序会在很大程度上减少产后的出血量。

随着胎儿和胎盘的娩出以及羊水和血液的流失，产后体重会减少4～5.5千克。大约产后4周左右，子宫就会恢复到产前原有的大小。

分娩室里的新生儿

对于新生儿，有两件事情应该优先考虑：吸氧和保暖。为了完成这两件事情，我们应该立即用毛巾或毯子将宝宝擦干，然后让他倚在母亲的胸膛上，最好是直接接触到皮肤。宝宝的嘴和鼻子同时呼吸以移除多余的液体。宝宝通过哭喊扩张肺部，并把多余的羊水和黏液移出呼吸道。我们都希望新生儿哭喊得用力一些。

可以轻拍一下宝宝的足底或者用力搓一下宝宝的后背就会让许多宝宝张口，发出人生的第一声啼哭。一个健康的宝宝出生后的前30分钟内就会表现出对进食的兴趣。宝宝会把头转向任何轻抚他脸颊的人，并张开小嘴开始寻找，这种行为就叫作生根。最理想的情况就是宝宝在离开分娩室之前就触摸到了母亲的乳头并接受了母乳喂养。

宝宝回家之前

在离开医院之前，宝宝会接受一个身体检查。在对宝宝进行检测时，儿科医生会检测其是否有新生儿的正常反射能力：生根、吮吸、抓握以及惊吓反射。检测结束过后，他们会为你解答一切问题。直到宝宝第一次排尿、排便结束之后才能离开医院，此时排便代表着肠道已经完成了第一次蠕动。新生儿一般都是在出生后的24～48小时之内排尿、排便的。这就确保了新生儿体内有充足的水分，肠道蠕动正常。最开始胎便呈现深绿色或黑色，过一段时间后，胎便会呈现深黄色而且每次进食后宝宝都会排便。

宝宝在离开医院之前，会接受一个足底血液测试来检测新陈代谢情况。该检测包括的内容在地区间有所差异。大多数的医院还会进行听力测试和无创性黄疸病筛查。儿科医生还会和你讨论疫苗注射的相关问题。医院经常会让父母看一个视频，向父母介绍一些基本的儿童保健信息，医院还会分发传单普及母乳喂养及母乳保存的知识，告诉父母哪些是新生儿的出现危险的标志以及应该什么时候通知医生。

新生儿黄疸的筛查

新生儿黄疸，一种胆红素在体内堆积，造成皮肤和白眼球上有黄色斑点的疾病。早产儿更易患黄疸，主要是因为他们的肝脏更加不成熟。新生儿患黄疸病很难发现，所以，在离开医院前所有的新生儿都要接受黄疸病检查。

黄疸病在亚洲的男婴中发生率较高，尤其是新生儿接受母乳喂养或母子血型不同（ABO溶血症或骨髓成红血细胞增多症）。例如，在ABO溶血症的情况下，如果母亲是O型血而宝宝是A型或B型血，那么这个宝宝患黄疸病的概率就很高。同样，如果新生儿的RH血型呈阳性而妈妈的RH血型呈阴性的话，该新生儿的患病概率也很高。但是如果同妈妈血型相同，就会大大降低黄疸病的发病概率。

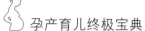

如果黄疸病未被治愈则会引发严重的并发症，如耳聋、脑瘫或脑损伤。如果病情较轻且患儿的肝脏能够跟上胆红素新陈代谢的步伐，那么患儿一般可以依靠自身溶解胆红素。最简单的方法就是水解，即通过排尿和排便将胆红素排出体外。有些时候，尤其是当母亲的母乳不足的时候，宝宝需要辅以几天的配方奶喂养。另一种治疗方法叫作光线疗法，此时只需把宝宝放在窗前，让宝宝接受经过玻璃过滤后的阳光的照射（此种方法只适用于病情较轻的新生儿而且必须经过儿科医师同意），或者在医院接受胆光线的照射（一般对病情较重的患者作出该建议），光波会通过皮肤将胆红素摧毁成其副产品。在一些较严重的情况下，需要为新生儿进行输血，用新鲜的血液取代含有胆红素的血液。

回家

所有的新生儿回家时都必须坐婴儿专用汽车座椅。所以最好事先买好而且会在出院前就安装完毕。

◆◆◆ "生日快乐！"

我真的很荣幸能够比一般人拥有更多的机会说"生日快乐"这句话。每当我怀抱着宝宝时，我就总是例行公事般地对他说："生日快乐！"我知道宝宝并不知道我在说什么，但是我喜欢向这些在我的帮助之下来到世间的小生命说一些悄悄话。甚至产妇和她们的丈夫都没有注意我说这句话，但是说出这句令人欣喜的话让我觉得愉悦、有参与感。我是在医学院三年级的时候接生了第一个小生命，当时住院医师一直在一旁看着我，以确保一切进展顺利。我至今还记得当我祈祷自己不要出现任何差错时那种心跳加剧的感觉。16年过去了，现在当我看到新生儿时，这种焦虑感被喜悦和镇定取代。当我知道产妇用力分娩并最终看见胎儿被娩出时，他们每个人的脸上都闪烁着幸福喜悦的泪珠……世界上没有能够与之媲美的经历了。

阿兰◆◆◆

第七章　宝宝出生后

◆◆◆一位新生儿父亲的日记：第1~3天

剖宫产手术当天。手术很让人激动，手术完成得很好。令我惊讶的是，我没有像我预想的那样痛哭流涕。但是我认为最终见到宝宝的那一刻，那种激动之情让我不知所措。每一位父母都认为自己的宝宝很漂亮，而我也确实深信不疑。他看上去美极了。埃文在出生后的第一天睡了很久。奥黛丽进行母乳喂养时我们可以看见初乳是很容易流出的。怀孕期间，孕妇的身体可真是令人惊叹啊！但是我们很少知道的是，在新生儿出生早期，母亲们最先遇到的问题就和母乳哺育有关。

在家里时，我们就完全靠自己了。这些日子真是艰难啊！没有护理人员的照顾，没有哺乳顾问，没有帕克医生或儿科医生阿斯纳尼先生的拜访，我们需要靠自己将事情弄明白。

也许我是不知道还有什么其他的事情可做，所以我每天都抱着埃文走走，或者把它放在膝盖上轻轻地颠着，一次大约一小时左右。这能让埃文安静下来或恬静地睡去。

在每晚的午夜时分做这些事真的是让人筋疲力尽，但是每当我看着他的脸，听着他有节奏地呼吸，还有一点叽叽喳喳和咿咿呀呀的声音时，我就觉得这一切都值得了。我能够就这样一直盯着他看上几个小时。

多米尼克◆◆◆

怀孕的第四阶段

从某些方面来看，我们认为这一章是最重要的章节之一。

孕期通常为40周，但是分娩却仅仅需要一天，可成为一位母亲却需要花费一生的时间。当你有宝宝以后，你一定要给自己一些时间唤醒母性。怀孕的第四个阶段，以及接下来的一年，会是极具挑战，但最有意义的时刻。

我们通常都认为怀孕的这段时间是整个过程中最艰难的阶段。毕竟，你的医生、家人和你都已经为分娩那一天准备了好几个月了。凭借我们已经将成千上万的小生命带来人世以及不止一次经历这个过程的经验，我们可以告诉你，怀孕只是个开始，甚至就连分娩时的严酷考验都不是最有挑战性的部分。

我们认为我们有必要转换一下侧重点。对于分娩的整个过程来说，人们似乎都已经忘记了分娩之后马上要承受的一系列压力和

即将发生的重大事件。拥有一个宝宝就像赢得了美国橄榄球超级杯大赛一样。

你进行了很多个月的训练，之后进行分娩，最终宝宝诞生了。怀孕这项重大的游戏已经结束了，香槟酒四溢——但是第二天的早晨会发生什么呢？你需要照顾宝宝，需要考虑谁能够帮助你、你什么时候才能睡觉以及你打算怎样安排每一天的细节之处等问题，而这种照顾将会持续一生。这是摆在每一位新生儿母亲面前的现实考验。然而，有时候我们发现那些为新生儿的出生准备过多的父母通常都是没有长远考虑的人。而且接下来的时期，即"怀孕的第四阶段"，这些父母会受到严重的打击。

在我们的实践中，我们把第四阶段界定为自新生儿出生起到他3个月大的这段时间。你很有可能为了弄清楚宝宝为何哭泣而很多个晚上都彻夜难眠，而且一直想要处理好平凡生活中的细微琐事，例如购物、下厨，还有洗不完的衣服等。在这一阶段的前几周，想要和丈夫安静地共处一会

儿是不太可能的。 3个月之后，宝宝的消化系统已经变得更加规律了。这时的宝宝并不像从前那样挑剔了，而且他也不是每次进食之后都会排便。

他每次睡觉的时间也比以前长了一些。虽然这时你的生活并不能恢复正常，但是一些基本的舒适的生活已经到来了。这重要的3个月会让你更加轻松地适应以后会持续一生的一种新的"正常生活"，这种生活中的主角不仅仅是你自己，你的肩上承担的是你和宝宝两个人的责任重担。

但是这种责任的重担并不像是一种压力，你和丈夫需要做的只是提前做好准备，预先制订好正确的计划。

在家的第一天

分娩后的生活建议

一旦最终离开医院回到家里，你还需要注意的一点就是身体还会继续经历一些重要的物理变化。你的子宫开始急剧收缩，血液内的血流会发生转变，体内的激素含量会发生180°大转弯，在这里为你提一些这个阶段的基本的建议：

1. 不要有性行为——是的，这可能是你的脑海里的仅剩的想法，但是从医学上来看，这样是十分危险的。此时子宫正处于康复的过程中，而且子宫颈还是处于张开的状态，这时性生活之后发生感染的概率会大大提高。在4～6周后进行性生活是较安全的。

2. 出于同样的原因考虑，你应该使用卫生护垫，不要使用卫生棉。

3. 开始练习凯格尔健肌法。在分娩过后你就可以开始练习了。这种练习可以加强你阴道及骨盆底的肌肉。

4. 对于会阴部位以及任何出现的阴道撕裂的部位进行精心的护理。由于该部位汇集大量血液，因此实际上该部位的损伤会恢复得很快。当你排尿或排便后，更应该用温水冲洗会阴部位。也可以采用盆浴法、冷敷包、麻醉剂喷雾或麻醉剂泡沫以及服用金缕梅等方法缓解疼痛和肿胀。尽量不要坐在硬的座椅上。如果医院为你提供一个坐浴圈（一个正好可以放在厕所上的塑料圈），请你将其带回家中并在痊愈之前每天用上几次。不管伤口是大是小，分娩两周后你会感觉情况缓解很多。医生会采用可溶性的手术缝线，这样就不用担心拆线的问题了。

5. 你可以通过大便软化剂或多喝水等方法防止发生便秘的现象。除此之外，梅子、梅汁以及高纤维的谷物也同样起效。孕妇分娩后的几个月内还有患痔疮的可能。许多新妈妈很怕分娩后的第一次排便，因为她们害怕会将刀口扯开。请你一定要相信，阴道的恢复能力极强而且恢复的速度也极快。

6. 使用腹带或腰带。这是一种用易弯曲的材质制成的内衣，可以用来包裹小腹以及支撑腰背部。这样一来你就会觉得腹部收缩的速度减慢了，而且当你伸展过度时，这种内衣还会给你更多的支撑。

7. 分娩后前4周不要洗浴或使用按摩浴缸。因为当你完全浸入水中，水就会通过阴道进入正处于恢复期的子宫中，进而造成感染。

8. 在顺产分娩后的几天之内或剖宫产手术之后的1～2周之内可以开车。当你能舒适地坐在驾驶座上而且左右转动时不觉得疼痛的话，那么你就可以开车了。

术后恢复

如果你采用的是剖宫产手术分娩法，那你在离开医院前就可以拿下绷带。如果你采用的是缝皮钉，那么手术后的3～7天就可将其取下。手术后的第二天，你就可以洗澡了。这时刀口处被水和温性的香皂弄湿也没有关系。但是洗过澡后，一定要记得用毛巾将刀口处擦干。清洗刀口时只要用温水即可。如果医生没有特别的建议，你只要涂抹一些乙醇、碘酊或消炎药膏就没有问题了。为了让刀口处保持干燥，你应该让刀口处暴露在空气中。如果你的刀口正好在皮肤的折痕处，你可以在折痕处放一块纱布或卫生护具来吸收水分，保证刀口处的干燥。

在你恢复的这段时间内，刀口处会是痛感的主要来源。分娩6周后，你会觉得自己已经恢复到90％，而且几乎就要重返正常的生活了，但是手术刀口处的痊愈却需要花费6个月的时间。刀口处的皮肤可能会有麻木的感觉，但是随着刀口处神经的重新生长，你会产生刺痛、灼热、发痒的感觉。有时，刀口的一边会比另外一边更加疼痛，这是由内部疤痕组织导致的，而且这种现象是十分正常的。

分娩后的前4周之内，尽量不要拿一些比你的宝宝重的东西。这个时候上下床会很困难，因为无论是上床还是下床，都需要用到腹部的肌肉，所以上下床时尽量借助手臂的力量。可以练习上下楼，但是一定要循序渐进。

最后，你可以适当地服用一些止痛药。只要遵照医生的嘱咐服用止痛药，就不会对此产生依赖性。许多新妈妈觉得那种类似于布洛芬的消炎药与麻醉药结合的药物很有效果。这种药对于母乳喂养十分安全。

◆◆◆一位新生儿爸爸的日记：支持妈妈

奥黛丽通过剖宫产手术产下了埃文。这是埃文出生前另一件让我没有预料到的事情。这时我才意识到需要我照顾的不止是一个新生儿，还有一位刚刚经历了剖宫产手术的妻子。她注射脊椎麻醉的前24个小时没有一点疼痛的感觉，但是在那之后，不论是起床、躺下、走路还是咳嗽都让她疼痛不已。她服用的止痛药（布洛芬）的确有些帮助，但是刚接受过手术的她连站直身体都十分困难，更别提能做其他的什么事情了。

这就意味着家中的一切重担都落到了我的肩上：清洁、洗衣服、做饭以及去食杂店购物等，所有的这些事情都在连续不间断地循环着。说实话，除了做饭之外，我很喜欢清洁和洗衣服。虽然这些家务总是没有尽头而且十分无聊，但是真的满足了我的筑巢本性。

真正难熬的是晚上，而且我指的是午夜之后。照顾宝宝一整天，你已经精疲力竭了。你最想做的就是上床睡觉。但是这时埃文就会十分精神而且很难哄他入睡。本质上来讲，埃文的"白天"是在我们的晚上开始的。

多米尼克◆◆◆

产后肿胀

"快看看啊，我的双腿肿得像树干一样。"这是我们听过出院之后的新妈妈说过的最多的一句话。即便你在怀孕期间没有出现水肿现象，分娩后双脚、脚踝以及小腿处水肿都是十分正常的。当你在怀孕的时候，血容量会高出50%，这些多余的血液就会汇集到扩大的子宫及胎盘处。然而，当胎盘被移除时，多余的血液就无处可去，所以它们就会渗入组织中。但是接下来的几周，伴随着走路练习，部分多余的血液就会被重新吸收，还有的会通过尿液排出体外。但是如果情况严重的话，水肿现象最多可能会持续一个月。

如果一条腿比另一条水肿或红肿得厉害，或小腿部分十分疼痛时，你应该是患有深层静脉血栓症。任何出现该症状的人都应该立即到内科医生那里做检查。

产后出血：恶露

胎盘移除后，子宫收缩，这会极大地减慢出血速度。然而，分娩之后的几天里，新妈妈还是会间歇性地发生出血过量的现象，有时甚至还会有小的血块流出。在产妇分娩的3～4天后，之前较严重的出血现象会有所减弱。在这之后就会有一种红褐色的物质排出，叫作浆液恶露，这种物质会散发出恶臭气味。接下来的3～4周内这种现象会一直持续着。由于胎盘处的结痂脱落，所以一些人会出现流出鲜红色血液的状况，而且这种现象会持续1～2周。有时这种流血现象会完全消失一两天，但是之后又会流出鲜红、浓稠的血液。产后的4～6周，流出物会变成黄色或白色，这叫作白色恶露。无论是顺产还是剖宫产，这种现象都会发生。

那么怎样才算是出血过多呢？如果你的卫生棉一小时之内就完全浸湿了，尤其是你还觉得眩晕的话，你就应该联系医生了。一般来讲，早上醒来时，新妈妈最先发现的事情就是有大的血块流出。当你睡觉的时候，血液集中在阴道内，所以早上你猛一下站起来的时候，血液就会以凝成血块的形式流出。这种现象是十分正常的，你不用害怕。

什么情况下应该联系医生

如果这是你第一次怀孕，你很难区分什么情况是正常的，什么情况是真正的危急。如果你有以下任何一种情况发生，你就应该通知你的医生了：

· 高热38℃或更高

· 服用过布洛芬或对乙酰氨基酚之后仍无法缓解视线模糊或头痛的症状

· 胸部疼痛

· 腿部肿胀或疼痛

· 过度的哭喊或生气，尤其是当你不能照顾宝宝的时候

· 胸部皮肤上有红色的条痕或斑块

· 排尿时有疼痛感

· 1小时之内换一张以上的卫生棉

潮热和发汗

一旦胎盘移除，激素工厂就会跟着关闭。在你体内40周持续保持高含量的孕激素和雌激素的含量会垂直下降到一个很低的水平。如果新妈妈进行母乳喂养的话，这两种激素将会在一段时间内保持这个水平。正是由于这个原因，你可能会出现严重的发汗及潮热现象。这种现象持续几天之后就会有所缓解。不要担心，也不要认为你正从孕期过渡到更年期——这只是你的身体对于较低含量的激素的一种调整。

排卵期和月经期什么时候会恢复

如果你平均每天母乳哺育超过8次，你的生理周期就很有可能不正常。在此期间，母乳喂养导致的催乳激素含量的提高会抑制排卵。有些母乳喂养的新妈妈在月经期间排血量很少，有一些人偶尔会出现排血量增加的现象，还有些新妈妈根本就没有出现月经现象。本质上来讲，每种情况都有情可原。一旦你打算给宝宝换

奶或辅以一些婴儿食品，通常是在婴儿6个月时候，你的月经期就会恢复正常。然而，有些母亲只有完全停止母乳喂养后，月经期才会恢复正常。

如果你没有进行母乳哺育，那么你的月经期会在产后6～10周内恢复正常。然而，你需要记住的是：不论你是否进行母乳喂养，即使你的月经期还没有恢复正常，分娩3周后你的排卵情况都会恢复正常。

新生儿的生活：睡眠、吃奶、排尿、排便

在新生儿出生后的前几个小时里，他可能会十分困倦。事实上，大多数的新生儿出生后的第一天中的大部分时间都会在睡觉。新妈妈经常会担心宝宝是不是睡得太多了。新生儿不想进食，甚至也不怎么哭闹，正常吗？请你不要担心。通常情况下，新生儿出现这种行为是完全正常的。护士和儿科医生会在一旁监测新生儿的活动，如果出现什么异常情况，他们会提醒你的。

新生儿会在出生后第二天或第三天回家，这个时候宝宝十分有活力而且和在医院的时候完全不同。我们在医院经常看见这种场景，在医院里，每个人都会对新生儿作出这样的评论："这个小生命太棒了！我的宝宝就像个小天使！宝宝一直都在睡觉！"或"宝宝太容易照顾了，她从来都不哭！"几天之后，新生儿的父母就会嚷着："我们是不是抱错宝宝了？这个宝宝怎么一直都在大喊大叫呢？"

这说明，宝宝在出生后的前两周内会睡很长时间。事实上，这个时候新生儿大部分的时间都在睡觉，最多一天能睡16～18个小时。除此之外，宝宝的大部分能量都会用来发育。正常情况下新生儿在6个月大的时候体重会增加一倍，也会有些新生儿在3个月大的时候体重就已经是之前的两倍了。

随着时间一周一周地过去，宝宝用在睡觉的时间会相对减少，更多的时候是醒着的。当宝宝3个月大的时候，他会和刚从医院回

来的时候完全不同。通常情况来讲，新生儿出生后的前六周会每隔两三个小时就进食一次。

进食的间隔取决于很多原因，包括新生儿是否处于发育的冲刺阶段，是否需要更频繁的进食。一般，吃配方奶粉的婴儿进食的次数相对少一些，因为配方奶粉消化得相对慢一些。

为了让你了解一下照顾新生儿是多么有挑战性，这里我们为你展示了我们的一位孕妇照顾三周大的女儿时的日记，这是典型的照顾新生儿的一天：

照顾新生儿的一天 ■■■■		
时间	宝宝的活动	父母的活动
上午6：00		睡醒
上午6：45		花费15分钟的时间将母乳挤出，备好
上午7：00	睡醒、开始哭、吃奶、排便、排尿、换尿布，整体耗时1小时	
上午8：00	母乳喂养15分钟	
上午9：00	母乳喂养30分钟，换尿布	洗澡
上午9：45	吃之前准备好的母乳，睡两个小时的觉	吃早饭
上午11：45		花费15分钟的时间将母乳挤出，备好
上午12：15	吃之前准备好的母乳、换尿布、打嗝儿、睡1.5个小时	
下午1：00		睡一个小时，吃午饭
下午2：40		花费15分钟的时间将母乳挤出，备好
下午3：15	吃之前准备好的母乳，换掉又湿又脏的尿布，睡两个小时	睡觉
晚上6：15	吃之前准备好的母乳，换掉又湿又脏的尿布，睡1个小时	吃晚饭

附　表		■ ■ ■
晚上7：40		花费15分钟的时间将母乳挤出，准备好
晚上9：00	用海绵擦洗宝宝身体	
晚上9：50	吃之前准备好的母乳，换掉又湿又脏的尿布，睡觉	花费15分钟的时间将母乳接好，睡觉
凌晨12：36	吃之前准备好的母乳，换掉又湿又脏的尿布，睡觉	睡觉
凌晨1：15		花费15分钟的时间将母乳备好
凌晨4：06	吃之前准备好的母乳，换掉又湿又脏的尿布，睡觉	睡觉
凌晨4：55		花费15分钟的时间将母乳备好
早上6：50	吃之前准备好的母乳，换掉又湿又脏的尿布，睡觉	

只是读这个时间表就觉得喘不上气来吧？这不是一件反常的事情，也没有任何夸大的成分。这就是大多数新生儿的妈妈在产后早期所经历的典型的一天。

随着宝宝进食次数的增多，给宝宝换尿布的次数也随着增加了。开始时，宝宝肠道运动得较为有规律，通常来讲是每次进食后都要排便一次。所以在一开始的前几周，宝宝一天可能会排便8～12次。宝宝排便、排尿的次数越多，这就意味着你需要给他换很多次尿布。

哺乳的时间

刚开始，你可能会认为母乳喂养是一件简单自然的事。因为我们经常看到这样的图片：一位梳洗整洁的母亲，脸上挂着天使般的微笑，安详地低头看着怀里正在吃奶的漂亮宝宝。伴随着不断的练习，你终究会变得熟练的，但是不要马上就期待着像圣母和圣婴那样的画面，因为第一个月会是相当的有挑战性。

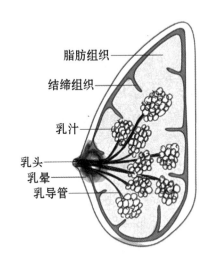

脂肪组织

结缔组织

乳汁

乳头
乳晕
乳导管

图7-1：乳房是如何产出乳汁的

美国儿科学会以及美国妇产科学会建议，新生儿出生后的前6个月内应该只接受母乳喂养，12个月后再辅以一些辅食品。几乎所有的新妈妈都能为她们的新生儿提供足够的乳汁。

由于受到怀孕期间激素因素的影响，孕妇的双乳在怀孕3个月左右就已经开始为母乳喂养做准备。在怀孕的这40周期间，乳腺和输送管逐渐发育并成熟。初乳就是新妈妈第一次产出的乳汁，通常在分娩前或分娩的过程中就会流出，一直持续到分娩后

的4～5小时。初乳中含有较多的矿物质、蛋白质和抗体，但是含有的糖和脂肪比正常牛奶要少。在分娩过程中，激素黄体酮的水平会下降，催乳激素的含量会上升，从而导致母乳的流出。这种情况发生在孕妇分娩后的第三天或第四天。无论你采取什么办法，都不能让奶水到来得更快些。许多新妈妈会觉得十分沮丧，因为她们在产后的前几天没有乳汁。这种情况是正常的，而且对于大多数新生儿来说，初乳就足以满足他们的需求。

催产素就是可以促进乳汁流出的激素。但宝宝吮吸乳头时，乳汁受到刺激，就会刺激催产素的分泌。除此之外，当新妈妈处于一种放松的状态或者受到一些母乳喂养的积极提示时，例如闻到宝宝身上的味道或听到宝宝的哭声时，分泌出的催产素就会更多。从另一方面来看，如果新生儿的妈妈处于疼痛、心神不定或者焦虑等状态之中时，催产素的含量就会下降。所以，新妈妈在进行母乳喂养的时候要放松心情，选择一个舒适的姿势。

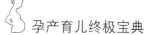
在分娩后的第一周，母乳喂养会引发有疼痛感的子宫收缩。引发乳汁分泌的催产素同时也是引发子宫收缩的激素，这样一来，母乳喂养会帮助子宫维持在一种稳定的状态，而且会减少产后的出血量。

◆◆◆ 医生特有的催乳的办法

对于每位母亲来说，都有一些催乳积极暗示。有的母亲听到自己的宝宝哭泣的时候，她的双乳就会开始有乳汁流出。我十分赞成这种说法，因为就我个人而言，当我拉开装有吸奶器的背包的拉链时，我的乳汁就会流出来。这种拉链的声音就是我的积极暗示。只要我听到这种声音，我就会觉得自己双乳膨隆起来，乳汁就会流出来。过了一段时间后，任何拉链声都会产生这种效果。不论是办公室里的某个人拉开钱包或是拉上靴子拉链的声音。当然，这也令人烦恼，但我仍然惊叹我们的身体居然会对不常见的状况有着如此强的适应能力。

艾莉森◆◆◆

一位母亲每天最多可以产出一公升的乳汁，而产出这么多的乳汁则需要消耗3345.6焦耳。这几乎是怀孕期间所需热量的3倍，因此母亲对维生素、矿物质以及热量的需求很大，所以除了你的正常饮食外，我们向你提出以下几点建议：

- 像孕前那样继续摄入维生素，包括叶酸
- 额外摄入1公升的流食
- 两杯牛奶
- 1片全麦面包
- 半杯绿色的蔬菜
- 56.68克蛋白质——坚果、肉或蛋白质棒
- 1个柑橘类的水果
- 鱼肝油/金枪鱼油

母乳喂养的基本原则

母乳的产生遵循供应与需求的原则。你给宝宝喂得乳汁越多，你产出的乳汁就越多。正因为如此，如果你想让你的宝宝只接受母乳喂养，那么就不要喂他吃一些婴儿食品。因为当宝宝吃过其他食品后，他就不会像平时那么饿了，所以母亲产出的乳汁自然

就减少了。除此之外，你可能会担心你的乳汁不足，这种压力也会导致乳汁减少。

无论是剖宫产手术还是顺产，母亲的乳汁量都是相同的。你的分娩方式和产后的乳汁并无关联。能够引起乳汁分泌的原因是胎盘的移除以及随后的激素的变化。

母乳喂养的姿势

为了让母乳喂养变得更容易一些，你在喂奶时需要找到一个合适的姿势。你可能会哺乳喂养一年或更长的时间，所以找到一个适合自己的哺乳姿势十分重要。我们发现许多第一次做母亲的人会尽量调整自己哺乳时的姿势以让宝宝适应，但是从长远角度来看，最好是让宝宝适应母亲的哺乳姿势。你可以尝试一下那种专门为母亲母乳哺育设计的枕头，借以帮助自己维持一个舒适的喂养姿势。这样做可以使你免除肩部和手臂疼痛的困扰。

当你进行母乳哺育时，有很多抱宝宝的方法：摇篮式、足球式、侧卧式以及交叉式。

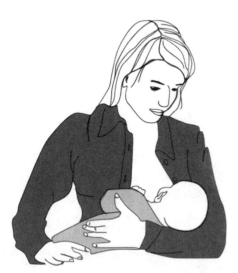

图7-2：摇篮式

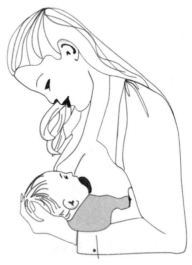

图7-3：足球式

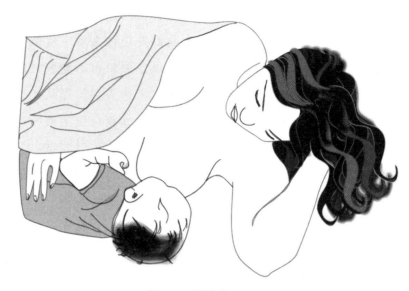

图7-4：侧卧式

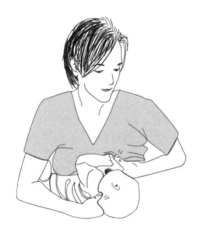

图7-5：交叉式

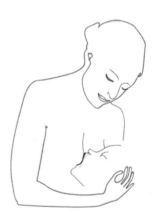

图7-6：如何含乳头

新生儿每天需要接受6～8次母乳喂养，每次每个乳头喂奶15分钟。只要轻轻地抚摸宝宝的脸颊，他就会张着小嘴转过头来，这种现象也被叫作生根。乳头和整个乳晕应该放入宝宝口中。由于

受到舌头波动时的刺激，奶水会自动流出来。在前5分钟之内，婴儿会把80％的奶量咽下，后10分钟就用来吸收后奶，因为后奶中含有更多的热量和脂肪。一些新妈妈乳头的解剖形态与一般人不

同，这就加大了宝宝吮吸乳头的难度。例如，如果乳头是扁平的或是反向的话，在一开始进行乳头衔接时会感到十分困难。但是即便是在这种情况下，你还是可以用一些特殊的乳头保护膜来改善现状。

什么时候辅以配方奶粉

接受母乳喂养的宝宝很少需要食用配方奶。除非新生儿患有严重的黄疸病，就像之前提到过的那样，新生儿需要配方奶提供额外的流食补充。除此之外，非常大的宝宝（那些超过约3.9千克的新生儿）或者是母亲患有糖尿病，这些新生儿很难控制血糖，这就使得他不得不食用配方奶喂养。

在医院以及新生儿出生的前几周里，宝宝的体重一直都被严密地监测着。通常情况下，新生儿在出生后的一周之内体重会减少10%，但是在第二周内他们就能恢复到之前的体重。一旦宝宝开始接受母乳喂养，他每天应该可以增加28.34克的体重。如果他的发展趋势与这个模式不符，这就说明你的宝宝的奶供应不足或他

在吃奶的时候嘴和乳头没有衔接好。在这种"母乳喂养失败"的情况下，你就需要辅以一定量的配方奶。

怎样知道新生儿的营养是否充足：

· 新生儿表现得很机灵
· 新生儿每天吃奶8次或8次以上
· 新生儿每天排便3～4次
· 新生儿每天要用掉6块尿布
· 新生儿体重增加：很多新生儿在出生后的第一周都会减少10%的体重，但是他们会在第二周之内增加体重

当母乳喂养失败的时候

母乳喂养是一项艰巨的任务而且需要来自家庭、朋友以及内科医生的支持。这绝对是一件令人沮丧的并且十分累人的工作。睡眠不足加上每隔2～3个小时喂一次奶确实让人难以接受。有些新生儿的母亲会选择跳过午夜的那次母乳喂养而选择让另一位家庭成员给宝宝喂配方奶粉。当然，母乳喂养次数减少的必然结果就

是乳汁会逐渐减少，最终会造成母乳喂养失败的恶性循环。

除此之外，很多母亲拒绝母乳哺育，因为她们难以忍受胸部或乳头的疼痛。在母乳喂养的第一个月，70%的母亲都会觉得有疼痛的感觉。通常情况来讲，这种疼痛感会在乳头愈合以及母乳喂养固定下来的时候缓解。这种疼痛来自直接的乳头创伤、乳房充血肿胀以及乳头向下流时的反射作用。预防总是第一步，在进行母乳喂养时要找到一个放松的环境和一个对于母子来说都很舒适放松的姿势，而且要设计好一个用手挤压乳汁的方法。

◆ ◆ ◆ 一位新生儿父亲的日记：母乳喂养

在母乳喂养的第二天、第三天时，奥黛丽觉得十分疼痛。实际上她的乳头都有一点流血了。我觉得十分无助。我什么也做不了，真的什么都做不了。最后情况终于有所好转了。奥黛丽的双乳至少疼痛了一周左右的时间痛感才开始有所缓解，但是这一周仿佛过了很久很久。从医院租来

的吸奶器真的帮了奥黛丽很大的忙，因为使用这种吸奶器不仅不会对人体造成伤害，还有助于乳头的恢复。

多米尼克◆ ◆ ◆

压力、焦虑以及疲惫这些情绪真的会减少乳头的供应。然而，如果一位母亲真的能做到将自己的全部注意力集中到对宝宝的照顾上，那么几乎可以肯定这位母亲的乳汁一定会有充足的供应。随着婴儿的逐渐成长，喂奶的次数会减少，而且宝宝吃奶的速度会增加。以后的每天晚上不会像以前那样焦头烂额了，而且你会怀着感激的心情逐渐恢复到正常的睡眠水平。如果你真的一心想要母乳喂养，那你就需要确保你的工作、生活等一切事情都允许你在一段时间内将母乳喂养视为生活的中心，之后才能恢复正常的工作和生活。

许多第一次当母亲的人都认为母乳喂养是件理所应当的事而且她们应该毫不犹豫地赞成。但是当她们遇到困难的时候，她们就会觉得十分沮丧。这时我们会提

醒她们，当我们做一件事情时，不要认为"第一次我就可以做得十分完美"。请记住，你刚刚生下了一个宝宝，你现在尝试的是一件你之前从来没做过的事，所以在你可以胜任之前，一定要给自己反复实践的机会。

从另一个角度来看，如果为了能够进行母乳喂养你已经竭尽所能却仍达不到理想的效果，如果除了让宝宝吃配方奶粉外别无他法，你也不要过于在意。能够给宝宝母乳喂养确实是很好，但是有时母乳哺育的压力会让母亲产生不足感、失败感甚至产后忧郁症。我们宁愿让宝宝吃配方奶粉也不愿意让母亲的精神崩溃。

母乳喂养和奶瓶喂养

有些情况下，母亲可能会选择将母乳装在瓶子里而不是直接进行母乳喂养。有些母亲喜欢母乳喂养而且能够在母乳喂养的过程中体会到一种母子相连的满足感。但是对于其他一些母亲来说，她们优先考虑的事情就是宝宝能够吃到母乳，而不是母乳喂养的这种具体的行为。对于她们来说，用吸奶器来收集乳汁是一个不错的选择。尤其对于那些工作的母亲来说，这似乎是唯一的选择。除此之外，如果宝宝早产而且在新生儿重症监护室待了很久，这个宝宝应该已经适应了用瓶子来吃奶。

吮吸奶瓶和吮吸母乳时用的力是完全不同的。由于人工制作的奶瓶更坚固，所以婴儿不能通过活动舌头将瓶中的乳汁吸出。与之相反的是，他必须产生负压并且用舌头调节乳汁流动的水流。同时使用奶瓶和接受母乳喂养是很困难的。已经习惯了奶瓶的宝宝会用舌头调节乳汁的流动。所以，当他们吮吸乳汁的时候，他们的这个动作就会将乳头抵至口外。

然而，有的时候母亲必须同时使用两种喂养方式，尤其是母亲打算回去上班的话。通常情况下，随着时间的推移，这种"乳头混淆"的情况就会消失了。

●**吸奶器**：为了成功地将母乳吸出，每3个小时你就需要吸乳一次。你可以吸出尽可能多的母乳。当然这其中的弊端就是，你需要准备一些额外的吸奶器具。你需要随身携带着它们，而且你还得定期清理。好处就是如果你需要回公司上班时，你的宝宝还是能喝到你的母乳。

◆◆◆ 医生的母乳喂养经验

由于我的两个孩子都是早产而且我在医院的工作忙得不可开交，我的两个孩子都不是真正意义上的母乳喂养长大的。我专门采用吸乳法。当然其中的好处就是，你可以得到其他人的帮助。因为你已经将母乳冷冻好了，你就不会受到哺育宝宝的时间的严格约束了。但是据我所知，吸乳本身就有自身的密封时间表。所以我会严格按照时间表上规定那样定好闹钟，每3小时起来抽一次奶。例如，当我的儿子仍在新生儿重症监护病房时，我本可以睡一整晚，但是我还是会每隔3个小时醒来吸奶一次，就好像我的宝宝还在那儿一样。

当我的孩子在家的时候，我发明了一套奇怪的装置。使用这个装置，我就能在吸乳的同时让孩子喝到瓶子中吸好的母乳。这样一来晚上的时候我只是每隔3个小时起来一次即可。这样真的很令人抓狂。我会坐在地板上，将孩子放在枕头上，一只手为孩子拿着瓶子，与此同时我还得将吸奶器连接在乳头上继续吸乳。所有的这一切都在浴室中进行。但是对于我来说，这种方法很管用。

我看上去最奇怪的时候就是上、下班的路上。我为了进行吸乳买了一个"免手持"的胸罩和一个香烟适配器。在洛杉矶高速公路上，我会自己将装置连接好，之后用带子将吸奶器连接到身体上。这样到我回家的时候，我就已经将乳汁吸好，这样一来在下次喂奶之前，我就有整整3个小时的时间和儿子待在一起。谢天谢地，我从不需要为了任何事情靠边停车。要不然这也太难解释了。

艾莉森◆◆◆

新生儿重症监护室里的很多宝宝都无法接受母乳喂养，所以他们不得不通过奶瓶或进食管食用母乳。当然，并不是新生儿重症监护室里的所有宝宝都需要长时间用奶瓶吃奶。事实上，许多母亲最后都能学会如何进行母乳喂养。一旦宝宝有能力接受母乳喂养，大多数新生儿重症监护室都会帮助母亲实现母乳哺育。

我们建议新生儿母亲实际地按照自己的生活方式来决定采用哪种哺育方式。想要在产后回去继续工作的母亲必须现实地思考哪种方法对自己有效，与之相比，当然待在家中的母亲的选择就更灵活一些。

●**电动吸奶器：**吸奶器既有手动的——你需要自己操作这个装置，就像活塞一样——或者是电动的——借用电或电池驱动的马达进行工作。很明显，电动的吸奶器更好用一些。电动吸奶器产生的吸力更强，所以乳汁流出得更快也更有效率。然而，这种吸奶器也更贵一些。如果你只是偶尔使用一次的话，手动的吸奶器就足够了。

母乳喂养所需的购物清单：

1.一个吸奶器，例如美德乐牌多种风格的吸奶器。

2.乳贴：防止乳汁从胸罩中流出。

3.2～3个母乳喂养专用胸罩。

4.免"手持"的胸罩：你可以在运动胸罩前面剪两个洞，这样一个"免手持"胸罩就做成了。之后你将通过这两个洞将吸奶器前的乳头套接入，同时用胸罩将乳头套固定。这时你在吸乳的同时就可以做些其他的事情了。

5.乳头膏，我们三人使用的都是美国母乳协会推荐的药膏，这种药膏真的很管用。

6.储奶袋。

7.如果你的储物袋不能用拉链拉紧，你就需要买一个橡皮筋或者麻绳。

8.奶瓶架。

9.奶瓶毛刷。

10.你需要用一个带有冰袋的冷却机来运送乳汁。

可能引发的并发症

●**乳房肿胀：**乳房肿胀是由于乳房受到初乳的压迫而造成的，而且通常是在分娩后的3～5天内发生。此时的乳房内不仅存有大量的乳汁，还保存了很多水分，这就使得双乳肿胀得惊人。当然其结果就是，母亲会疼痛难

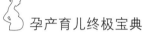

忍。为了使肿胀情况得到缓解，有些母亲在母乳喂养之前会用吸奶器吸出少量的乳汁或洗个热水澡，以使乳房变得柔软一些。除此之外，穿背心胸罩以及使用布洛芬或对乙酰氨基酚等止痛药对于缓解疼痛也很有帮助。这种产后乳房肿胀的情况会在几天之后自然消失。

如果你睡觉时喜欢俯卧，那么分娩前你一定在数着还有多少天才能重返俯卧的睡姿。然而，当你意识到自己分娩后乳房竟是如此的肿胀和脆弱时，你一定会觉得十分失望，因为这时你已经不可能再采取俯卧的姿势睡觉了。你还会意识到无论是白天还是夜晚都需要穿着胸罩，否则乳汁会溢出滴到床上。

●**乳腺炎**：乳房肿胀发生的原因还有可能是你没有完全将双乳排空或每次母乳喂养的时间过长。宝宝的嘴上或是母亲的皮肤上携带的细菌会进入乳腺导管。如果乳房出现肿胀的现象并且细菌没能通过乳汁排出体外，那么此时引发的乳房感染就叫作乳腺炎。

乳腺炎表现出的症状就是乳房上出现饼状的红色斑点、高热以及身体疼痛。

进行母乳喂养的母亲中多达1/3的人会患上乳腺炎。患上乳腺炎的母亲需要立即采取有效的治疗措施，因为有3%～4%的乳腺炎患者病情恶化生成脓疮，这时就需要进行静脉抗生素的注射和手术引流。

乳腺炎的治疗方法：

·热敷/用热水冲洗乳房部位并对受影响部位进行按摩

·使用抗生素

·无论是母乳喂养还是使用吸奶器吸乳，每隔两2～3个小时都需要将感染的一侧清空一次

·增加水分的摄入量

·对母乳喂养技巧进行评估，如果出现了乳头创伤，你需要调整一下母乳哺育时的姿势

·高热或疼痛时服用对乙酰氨基酚或布洛芬

这些患有乳腺炎的母亲容易犯的最大的错误就是停止母乳哺育，因为进行母乳哺育时母亲的双乳十分疼痛，或是母亲担心细菌会通过乳汁传播给宝宝。请你

不要担心，这时的乳汁是不会传播细菌的，真正能够传播细菌的是母亲乳房周围的皮肤和组织。如果你在这时停止母乳哺育只会使情况恶化。令人高兴的是，大多数情况下，采取上述措施几天后病情就能快速好转。但是如果你的症状没能在几天内消失，那么请联系医生。

不幸的是，大约50%的母亲在患病期间都会停止母乳喂养。所以，我们应该给予乳腺炎患者及时的治疗以及精神上的支持。

●**乳头破裂**：乳头破裂有时意味着宝宝在吸食母乳的时候没有与乳头衔接好，但是即便你使用的是吸奶器喂养法，这种问题还是会出现。乳头破裂的最初治疗方法是在乳头上涂抹羊毛脂药膏。你还要注意的是在不进行母乳喂养的时候，一定要保持乳头干燥。在哺育的间歇时段，你可以在胸罩内穿上乳头罩或胸垫，这样既可以保持乳头的干燥又可以避免乳头与纺织品接触。

如果你乳头破裂的现象十分严重，只是涂抹药膏无法治愈而且病情反复发作，那么你就只能暂时停止母乳喂养，因为你需要给乳头一些恢复的时间。

◆◆◆ **粉红色的奶水**

自从凯特出生几周后我重新开始工作起，我几乎就一直使用吸奶器吸奶。

一天大约8~10次。我的乳汁十分充盈，但是最终，我为此付出了代价。两周后，我的双乳都出现了乳头破裂的现象。这时再将吸奶器接入乳头的前几分钟内，我真是疼得已经流眼泪了。紧接着破裂处就开始流血，乳汁甚至因含有血水都变成了粉红色。

一些母亲遇到这种情况时会害怕带有血水的乳汁不安全，其实这种想法是错误的。其实即便乳汁已经变成了粉红色，你还是可以进行母乳哺育。

因为有些母亲会在乳头刚要愈合时就开始使用吸奶器吸乳，所以乳头破裂一般需要几个月才能痊愈。但是疾病终究会痊愈，疼痛终究会消失的。我就是一个成功的典型例子啊！

艾莉森◆◆◆

277

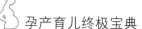

●**真菌感染**：乳房除了会感染细菌患上乳腺炎外，还有可能感染酵母菌。酵母菌真的是无处不在。它存在于我们的皮肤上、肠道中，甚至存在于宝宝的口中。宝宝在接受母乳哺育的时候就可能将酵母菌传播到母亲的乳房上。乳房真菌感染后，奶头就会出现疼痛、肤色发红、擦伤或脱皮的症状。这时你可以通过局部抗菌治疗药膏来治疗。鹅口疮，一种在婴儿口中发生的可视性真菌感染，可以通过抗菌滴剂来治疗。

有时候，感染的酵母菌会自动穿透皮肤表层进入到乳腺组织中去。人们将其描述为射击或电击般的疼痛。因为这种疼痛是由奶头处开始的，然后通过乳房向外发散。这种病的患者不会像乳腺炎患者那样出现高热、身体僵硬或肤色发红的现象，但是当你进行母乳喂养的时候，就会感受到一种不舒服感，一直持续着。情况严重的时候，整个乳房上会出现大量的红色小斑点。这种酵母菌感染必须通过口服抗真菌药物来治疗。

●**输乳管堵塞**：乳房的乳腺导管就像树枝一样，树枝将水分输送给树干，乳腺导管将乳汁输送给乳头。当乳腺导管被堵塞时，该处的乳汁就无法流出，因此该处会出现肿胀、僵硬以及剧烈疼痛的现象。这种现象出现的原因可能是乳汁过于黏稠或是乳汁中的黏液过多。从解剖学上来看，输乳管堵塞出现的原因还有可能是因为输乳管上出现的一个尖角形成了一个凹陷，乳汁会在这里淤积。当你母乳喂养或吸乳结束后，你会发现输乳管堵塞的地方十分僵硬、脆弱，然而其他地方确是十分柔软的。针对如何预防输乳管堵塞这个问题，除了定期排空乳房外别无他法。不幸的是，如果女性的输乳管结构上不规则，那么母亲会发现同一处的输乳管堵塞现象会反复发作。

你可以通过用手从乳房边缘向乳头方向按摩的方式疏通堵塞的输乳管。除此之外，热敷或热水浴也能起到疏通输乳管的作用。但是最终能够将输乳管疏通并且使得乳汁正常流出的方法还是母乳喂养或吸奶器吸乳法。就像乳腺炎患者那样，由于剧烈的疼痛感，母亲患上输乳管堵塞时的第一反应就是停止母乳哺育。患上输乳管堵塞的母亲千万不要对该病置之不理，因为输乳管堵塞可能会恶化成乳腺炎或乳房脓肿。

治疗输乳管堵塞的最后一个办法就是让你的丈夫吮吸你的乳房以此将堵塞的部分疏通。我们知道这个办法听上去很疯狂，但是非常时期就需要采取非常的办法。对于初次当母亲的人来说，输乳管堵塞应该是最痛苦的经历之一。有些时候吸奶器吸乳或宝宝吮吸时产生的负压根本不足以将堵塞位置疏通。有些母亲最后真的不得不寻求其丈夫的帮助——这种办法的成功率几乎是100%。

◆ ◆ ◆ 患有输乳管堵塞的时候

在我母乳喂养马修的时候，一共出现了两次输乳管堵塞的情况。那种疼痛的感觉真的很强烈！我已经意识到自己出现了输乳管堵塞的现象，因为每次在母乳哺育之后，乳房都会有所缩小并且大部分都十分柔软，但是却有一小块仍旧有乳汁堆积并且十分疼痛。你可以通过吸奶器判断是哪一根输乳管堵塞了。因为当你使用吸奶器吸乳时，你可以通过上面的透明罩看见自己的乳头。当我吸乳时，我就看见了那些从正常输乳管中流出的乳汁都是呈细流状，但是从堵塞的输乳管中流出的乳汁却是呈细小的滴状的。我坚持不懈地尝试按摩、热敷，使用泰勒诺或美林药膏等方法，当然还有一点就是，继续进行母乳喂养和吸奶器吸乳。随着不断地重复上述这些步骤，我终于成功地将堵塞的输乳管疏通了。那么怎样才能知道自己的输乳管是否疏通了呢？你一定会立刻就有所察觉，因为堵塞的部位瞬间就会有轻松感。但是当我哺育马克斯的时候就十分幸运了，我没有发生输乳管堵塞的现象。

阿兰◆◆◆

配方奶喂养

虽然近些年来，婴儿配方奶粉的质量有了显著的提高，但是配方奶粉的营养含量还是不能与母乳相提并论。母乳与豆奶粉或牛奶的营养成分迥然不同，这种不同在抗传染性能的体现上尤为突出。基于上述原因，食用配方奶粉的宝宝在腹泻、耳道感染、感冒以及膀胱感染等疾病方面的发病率较高。除此之外，食用配方奶粉的宝宝由于脂肪沉积，在体重方面的增长较大；但是母乳喂养的宝宝头部发育较快。

尽管如此，但是有些时候母乳哺育的确无法进行。这包括：母亲是艾滋病患者、母亲患有活动性肺结核以及母亲患有胸部的疱疹感染。如果母亲是乙肝或丙肝的携带者，那么这位母亲就需要与其儿科医生商讨一下母乳哺育的相关事宜。在母乳哺育期间，有一些药物是禁止母亲使用的。这些药物的主要成分多半是化学疗法药物和放射性药物。如果没有其他选择的话，母亲必须停止母乳喂养。在有些较为少见的情况下，会出现乳房畸形导致乳腺无法发育的现象。最后，一些乳房手术（无论最后使得乳房增大或减小）都会影响输乳管内的乳汁流动情况，这样就会使母乳哺育更加困难。

◆◆◆ 从母乳喂养向配方奶粉的过渡

奥黛丽还在坚持不懈地进行母乳哺育。埃文以前可以正确地含接乳头，现在每次都是下意识地完成这个动作，但是奥黛丽还是疼痛不已。对此我还是束手无策，这真的是太煎熬了。

一开始我们先是辅以少量的配方奶粉，但是之后使用的就越来越多了。我们真的希望埃文能够接受尽可能长时间的母乳喂养，但是这真的是我的妻子面临的最艰难的事。不仅仅是因为那种难以忍受的疼痛，问题还在于埃文只是短短地吮吸一会儿便陷入了沉睡之中，这意味着埃文进食量不足而且没有吸收到更加有营养的后奶。当然结果就是，埃文总是又哭又喊而且还想进食。如此频繁的进食令奥黛丽更加苦不堪言，我们两个都已经精疲力竭、失望至极了。

食用配方奶对于埃文来说更轻松一些。他几乎不用吮吸，就有食物进了他的嘴里。由于进食时不用费一点力气，所以他很容易就吸入28.34～56.68克的奶。之后他就能奇迹般地睡上两三个小时。这就意味着我们终于能睡上一会儿了。难以想象啊，原来能够安静地睡上一小时的感觉是如此美好啊！

多米尼克◆◆◆

哺乳顾问

如果你从未有过母乳哺育的经历，那么想要在不借助他人帮助的情况下成功地进行母乳哺育是十分困难的。虽然在分娩前通过读书来了解母乳哺育的相关内容十分重要，但是咨询师的作用还是无可替代的。因为他们能够亲眼看着你怎样照顾怀中的宝宝并且为你提一些建议。许多医院会为新生儿父母提供这种服务，但是由于母亲在回家之前并没有分泌出乳汁，所以通常情况下很多问题直到出院后才会发现。有些社区还会通过小组或是课堂的形式给予母亲帮助，或是为新生儿父母推荐一些哺乳顾问。

一旦你在母乳哺乳期间发现什么问题，一定要立即寻求他人的帮助，不论是你的妇产科医生、助产士或是亲戚朋友中有过母乳哺育经验的人。国际母乳协会致力于帮助全球的新生儿妈妈们解决母乳喂养的相关问题，国际母乳协会可以为想学习如何正确进行母乳喂养的母亲们提供最好的信息资源。

宝宝为什么会哭

宝宝在出生的前三个月里，每一次哭泣都应该精心照料。宝宝的需求十分简单，一旦需求无法满足他就会大哭不止。宝宝哭泣的最常见几个原因如下：

- 宝宝饿了
- 宝宝的尿布湿了或脏了
- 宝宝体内有气体

当你喂完宝宝后，一定要让宝宝打出嗝儿来，还要为他换尿布，所有这些基本的生活需求都需要你来料理。宝宝一直哭个不停可能仅仅是因为他希望得到你舒心的抚慰、轻轻地摇晃或是亲切的拥抱。在这里为你提供一个关于宝宝进食过多的小贴士：当

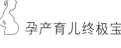

宝宝哭泣的时候，许多父母不管宝宝是不是饿了，他们总是最先想到通过食物来抚慰宝宝的情绪。但是也许此时宝宝需要的只是有一个人在一旁抚慰他、轻轻地晃晃他，或者他只是想听到你的声音——不管你采用的是什么方法，只要能将你和宝宝的情感联系在一起就可以了。

在宝宝出生的第一年里，总是将宝宝的哭泣与饥饿联系起来的父母们真的会使宝宝的进食过多。婴儿期过度肥胖的宝宝成年后也容易出现过度肥胖的现象。

在夜里，大约从午夜到凌晨6点钟这段时间里，当宝宝醒来的时候不要过度刺激宝宝。例如，当宝宝醒来的时候，你千万不要学鸽子那样"咕咕嘎嘎"的叫，也不要说："天啊！你太可爱了！"你应该只是静静地坐在一旁，给他喂奶、换尿布，然后让他重新睡着。换尿布时动作一定要既快又安静。灯光一定不要太明亮，也千万不要与宝宝有任何互动，这样一来他就明白夜晚不是玩耍或进行社交的时候；夜晚的时光是用来睡觉的。

"令人精疲力竭的时光"指的并不是一个小时，而是从晚上六点到午夜的这段时间。这段时间里宝宝会一直哭个不停，而且不管你采取哪些方法抚慰宝宝的情绪，他就是一直在哭。这个时候真的是令人抓狂甚至令人恐惧，因为你的宝宝会这样连续不断地恸哭几个小时。

通常情况下，这个时候只是宝宝出生3个月后的一个过渡时期，但是这个时候真的是让人精疲力竭啊！不过此时你只需要确保宝宝所有的基本需求已经得到了满足即可，如果这个时候他还是哭个不停，那你只需要静静地等候就好了。

你需要铭记于心的是宝宝每时每刻都会发出噪声，哪怕是在睡觉的时候。通常情况下，宝宝不会大声哭泣，他只是会发出低沉的咕噜声。有些宝宝甚至就连睡觉的时候都会不停地发出这种低沉的咕噜声。这种声音并不意味着宝宝需要什么东西，只是一种无意识的行为。我们不知道为什么有些宝宝会出现这种行为而有些宝宝不会。总会有一些爸爸妈妈前来询问："你的宝宝也是这样的吗？"接着她们就会学着宝宝发出的声音然后我们就会说："是的！我的宝宝也是这样！"请你不要担心，这件事情只是部分父母会有的经历，并不会发生在所有人的身上。

关于奶嘴

> **⊘ 误区**
>
> 如果宝宝学会了使用奶嘴，那么他再吸食母乳的时候就有些困难了。
>
> **✔ 事实**
>
> 一旦母乳哺育的喂养方式已经很好地确立下来，大多数宝宝能够同时掌握吸食母乳和吮吸奶嘴两种方法而不会出现任何问题。

吮吸是新生儿最先出现的条件反射之一。这个动作不仅会满足宝宝的饥饿感，而且还会让宝宝产生一种放松和欣慰的感觉。宝宝的本能就是嘴里有什么就吮吸什么。使用奶嘴只是你的个人决定。有些宝宝会比其他宝宝更喜欢奶嘴。然而，需要谨记宝宝1岁后你需要让宝宝脱离奶嘴。你将奶嘴撤走的越晚，事情就会变的越棘手——而且那个时候，你如果再想让宝宝脱离对奶嘴的依赖就会有些困难了。

◆ ◆ ◆ 脱离对奶嘴的依赖

我的儿科医生告诉我：你可以让宝宝使用奶嘴，但是当你的宝宝12个月大的时候，一定要让他摆脱对奶嘴的依赖。

诚实地讲，当我的儿子卢克12个月大的时候还在使用奶嘴，而且为此我还对我的儿科医生撒了谎。我不想让大家觉得用与不用有什么好坏之分。每个宝宝都是不同的。

习惯养成的时间越长就越难改掉。如果宝宝12个月大的时候就摆脱了对奶嘴的依赖，那么他有可能在一天左右的时间里就将注意力转移到其他事情上去了。但是如果宝宝在2岁的时候才停

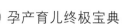

止使用奶嘴，情况就会完全不同了。你必须扪心自问，此时此刻自己到底有多么想要让宝宝使用奶嘴，以及他们之后摆脱对奶嘴的依赖会有多么困难。

我们的一位母亲曾进行过这样完美的阐述："或者是宝宝现在的哭泣，或者是以后你自己的哭泣，这两者你必须选其一。"

艾莉森◆◆◆

宝宝的睡眠周期

在孕妇子宫内的时候，胎儿会睡上一小时然后清醒一小时。你可以通过感觉胎儿在腹中的运动发现这个规律。但是宝宝出生后，睡眠的时间会增加到2～3个小时，每次清醒的时间会持续1～2个小时。甚至对于我们成年人来说，睡觉时出现轻度睡眠甚至苏醒的现象都是正常的。然而不同之处就在于成年人知道怎样能重新睡着。我们只需翻个身，重新调整一下睡姿或是弄弄睡衣就能重新睡着，甚至都不会意识

到自己做过这些。宝宝一旦苏醒过来就不知道怎样重新睡着。不管怎样，在一小段时间内让宝宝重返梦乡是你的职责。

虽然最终宝宝们都能学会怎样独立地抚慰自己的心情然后重新睡着，但是他们不会立即就学会的，尤其是当宝宝还处于新生儿阶段的时候。

这里还有一些其他的抚慰宝宝的好方法：让宝宝坐在正在行驶的车中；将宝宝放在婴儿车中然后推着他走；让宝宝坐在摇椅上；让宝宝坐在专为新生儿设计的机械化秋千上。

◆◆◆ 第六个月——漫漫长夜

直到宝宝重达5.4千克的时候，他才能安静地睡上一整晚而不需要夜间喂奶。在这之前，如果夜间不进食的情况下，宝宝身体上的脂肪含量不足以支撑几个小时。由于我的两个宝宝都是早产儿，所以这一点对我来说是一项十分重要的基准。大多数的宝宝大约3个月大、5.4千克重的时候就能睡得更久一些了。但是对

于我来说时间却特别长——几乎将近6个月后我和宝宝才能睡上一整夜。如果你的宝宝出生时体积较小的话，这将会花上更长的时间。

艾莉森◆◆◆

和宝宝一起睡觉

虽然关于这个问题还是争论颇多，但是我们还是建议你不要和宝宝睡在一张床上。从理论上来讲，你在睡觉翻身的时候一不注意就有可能压到他/她使其窒息。但是与之不同的是，美国儿科学会建议你在新生儿出生后的前3个月里将其摇篮或婴儿床放进你的卧室内。

和宝宝睡在一个房间后，母亲照顾起来会更加轻松方便。与此同时，宝宝也会因为睡觉时挨着妈妈而感觉十分踏实，因为他可以嗅到母亲身上的味道，而且随时都能感知到母亲的存在。

下列的一些指导会减少宝宝发生窒息以及婴儿猝死综合征的风险（英文简称为SIDS）：

·让宝宝仰卧，不要使用枕头或防护垫

·在婴儿床上铺上合适的床单，而且保证宝宝穿的睡衣十分暖和

·婴儿床使用的床垫必须紧紧地贴在婴儿床上

·检查婴儿床是否有螺丝或零件出现松动的现象

·婴儿床的板条应少于3/8

用襁褓包裹

宝宝睡觉的时候总会自己醒过来，然后不知道怎样重新入睡。请你注意，宝宝还没有适应与子宫内完全不同的外界生活。他总是挥舞着双臂或腿，然后被自己不平稳的、笨拙的动作吓醒，之后他就会陷入恐慌之中，因为他不能重新睡着。

基于上述原因，很多宝宝都喜欢被包裹在襁褓里。我们将其称为"宝宝卷饼"，宝宝睡在襁褓里就能防止他在睡觉的时候产生突然的肢体动作，同时他还会有一种被别人抱在怀中抚慰的感觉。这种包裹的方法一开始可能很难掌握，但是这真的值得一学。这里我们为你附上了由好撒玛利亚医院的专业护士提供的襁褓包裹的步骤分解图供你参阅。

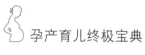

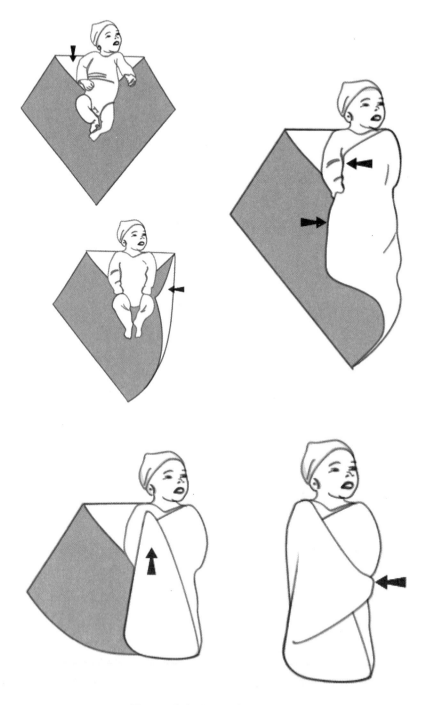

图7-7：如何用襁褓包裹宝宝

286

产妇的睡眠周期被破坏

大多数人都是在晚上睡觉，然后第二天早上闹钟响的时候起床。他们一般不会在凌晨三点钟的时候起来工作或接打电话。但是一旦家中有个宝宝情况就完全不同了。睡眠周期被长时间的破坏真的让家中的每一个成员苦不堪言，无论是父亲还是母亲都深受其折磨。所以对于有些父母来说，午夜是一天中最繁忙的时间。

◆ ◆ ◆ 一位新生儿父亲的日记

照顾埃文真的是需要一直保持警惕，而且日日夜夜都要重复相同的事情。如果埃文醒来的时候饿了，但是我们没有喂他母乳或配方奶粉，那他就会一直哭个不停。他才不管是不是午夜呢。当你准备好好睡上一觉时，埃文才不管自己是第二次还是第三次将你吵醒。他只知道自己饿了，我们需要为他做点什么。他从不会说"谢谢你"或是"抱歉又把你吵醒了"，他甚至都不会露出一个表示感谢的微笑，他唯一想要表达的意思就是："我就要吃东西，现在！"

多米尼克◆◆◆

夜复一夜的睡眠不佳真的快要将一些母亲逼疯了。她们发现自己连记东西或完成简单的事情都成问题，而且也变得更加烦躁易怒了。这种现象有一个化学上的解释：正常的睡眠及清醒周期的生理节奏都是基于日夜交替的基础之上的。皮质醇，一种压力激素，会在天黑的3个小时后达到其最低点，之后你的身体就开始进入一种休息、物理修复以及恢复的周期之中。尤为重要的是凌晨2～6点钟的浅睡眠和深睡眠的睡眠周期，我们的大脑就是在这段时间内从一天的压力中解放出来的。经过了6～8个小时的睡眠，伴随着太阳的升起，皮质醇含量达到顶峰，这样我们就有精力开始新一天的生活。当这种生理周期被打乱的时候，皮质醇分泌的时间和含量就会失去规律。长期睡眠不足会造成严重的后果，而且也是诱发产后忧郁症的主要原因。

这里有一条初为人母们很不愿意听的建议："宝宝睡觉的时候你可以在一旁睡。"首先，我们不是想睡就能立即睡着的，而且对于成年人来说每次睡觉比前一次长2～3个小时也是不正常的。除此之外，如果我们在宝宝睡觉的时候也在一旁睡觉的话，那么许多像吃饭、洗澡或洗衣服这样的事情就根本没有时间做了。

如果能够得到很好的支持与帮助，那么母亲们就能更加轻松地应对睡眠不足的问题了。如果你的家庭成员很多或者你的丈夫能够帮助你，那么你完全可以请求他接过家务的重担。至少暂时是这样，这样你在洗澡后就能小憩一会儿了。这一小段的睡眠就可以让你保持良好的精神状态。

◆ ◆ ◆ 二加二

令人美慕的一对夫妻——吉尔和丹尼尔，最近生下了一对双胞胎女儿。因为他们已经有两个儿子了，所以当他们发现第三胎是双胞胎的时候着实吃了一惊。虽然他们不是十分确定应该如何应对双胞胎女儿降临后的生活，但是他们还是泰然自若地接受了这个事实，而且怀孕的这36周里他们自始至终都做得很好。

因为他们两个人的其他家庭成员生活在另一个州，所以丹尼尔决定暂时停下在制造厂的工作，休一个两个月的陪产假，这样他就能陪着两个女儿。幸好分娩后的前两周内有吉尔的母亲过来帮忙，吉尔和丹尼尔这才得以在两个女儿两周大的时候进行第一次产后拜访。而且这也是他们两个第一次将宝宝们留在家中和吉尔的母亲待在一起。

我因为要给一位产妇接生而延误了工作时间表。所以吉尔和丹尼尔来见我时足足等了20分钟。当我推门进去的时候，我发现他们在检查室的椅子上睡得很香，简直就是在打鼾。

他们两个被我吵醒了，并且向我坦言自从出院回家后就没有享受过片刻的安静——他们一直艰难泅渡于两个女儿的新的时间表和两个儿子更多的需求之中。他们之前还希望我接生的时间能够长一些，因为这样他们就能多睡一会儿了。

艾莉森◆◆◆

许多母亲觉得自己在与这些绝望的情绪斗争的过程中十分孤独。如果母亲们能够理解这时出现低落情绪是有化学原因的，那么就能够帮助她们认识到自己的行为是"正常的"。尽管这是第四阶段正常的"症状"，但是她们对此还是闭口不提。当然结果就是，她们会觉得孤立无援，就好像她们是唯一一个经历这种事情的人一样，或者在某种程度上她们不像其他人那样勇于应对成为一位母亲所带来的挑战。

◆◆◆照顾好自己

我们的一位医生同事——塔莱恩，是在我们的陪同下生下宝宝的，分娩过后的她就陷入了产后的噩梦之中。她由于无法忍受睡觉时每两三个小时就要醒来一次而很快就变得极度消极和焦虑。对于大多数人来说，睡眠不足是十分痛苦的。塔莱恩坦言道自己知道睡眠不足会加重症状，因为她之前就经历了一段由睡眠不足引起情绪低落的时期。

因为现在出现产后忧郁现象较以前更为常见一些，所以我建议她去看看精神病医师，可以开一些抗忧郁的药物。

我还建议她雇用一个夜间护士，这样她至少可以多睡一会儿。听从了我的意见后的两周内，她多数晚上都是一觉睡到天亮的，这就使她恢复了很多并且能够将事情处理得更好了。

如果你在睡眠不足方面存在严重的问题，一定要马上请求帮助。你可以向家人、朋友寻求帮助，或者如果你有条件的话，可以像塔莱恩那样雇用一个短期的帮手。

伊冯◆◆◆

你需要一个夜班护士

这里有一个解决睡眠不足的办法，虽然这个方法并不会对所有的母亲都适用，但是的确有一部

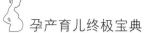
分母亲大受裨益。她们在婴儿期至关重要的几周内雇用了夜班护士，这样一来就有人帮助她们照看宝宝，而她们就可以享受难得几晚的珍贵的精致睡眠。

夜班护士可以做多种多样的工作。她可以坐在宝宝的床边，当她们确定宝宝真的饥饿的时候再将宝宝带到母亲的身旁。

这样一来，母亲就能躺在自己的床上母乳喂养宝宝了，当哺育结束后，护士就可以立刻将宝宝抱走，让宝宝的母亲尽快睡觉。一旦宝宝吃饱了以后，夜间护士就可以为他换尿布，哄胎儿重新进入梦乡。

有些夜间护士真的会照顾宝宝一整晚——从凌晨11点到早上6点这样产妇便可以享受一整晚的睡眠，由夜间护士给宝宝喂食、换尿布、用褓裸包好等。

显然，如果你采用的是母乳喂养宝宝的方法，就很难睡上一整晚了。

夜间护士不需要是专业人员；可能是保姆、公公婆婆、姐姐妹妹或是一位好朋友。

情绪上的变化

没有宝宝的朋友可能会问："那么，你整天都在做什么呢？"如果你是初为人母，一定很难理解为什么照顾宝宝会是如此辛苦。现在，你即将找到答案。

你可能会觉得自己已经通过听取意见或读书为此时此刻做好了充足的准备，但是事实上，什么都比不上自己第一次的亲身经历。虽然我们已经接生过成千上万的新生儿，也给予了新生儿父母们自身最诚恳的建议，但是当我们有了自己的第一个孩子的时候，我们还是会大吃一惊，会因为压力、睡眠不足等问题而不堪重负。

很多我们早已精心安排好的计划或细致入微的准备都将不复存在，因为我们必须面对即将来临的现实：我们已经为人母了。

那些典型的"A型行为"的母亲在照顾宝宝时会像一个组织机

构处理问题那样严谨、紧迫。她们总是严格地按照计划表照顾宝宝，而且还会买很多最新的却不是十分必要的东西。另一方面，有一些母亲准备的一点也不充分。她们只是随从大家的意见。但是重点就是，向母亲这一身份过渡的方法有很多，而且对此没有对与错之说。

睡眠不足，这一大折磨几乎取消了所有人游戏的资格。很少有人能够真正理解当我们的睡眠每隔2～3个小时就会受到打扰并且这种现象持续很多周时，想要做点事情有多难。这个时候你就应该密切关注自己的情绪波动，因为当一个人睡眠不足时，就很容易出现迷茫、不知所措、焦虑甚至严重的抑郁症。许多新生儿的母亲出院回家时就一直在做思想斗争。怀孕及分娩期间身体和心理上的双重压力打开了所有沉积已久的情感的闸门，所有的痛楚都喷涌而出。母亲心中尘封已久的恐惧之情瞬间就像壮阔的瀑布一样一泻千里。

对于另外一些母亲来说，她们直到回家待上一小段时间后压力才会急剧增加。如果我们在医院时没有注意到新生儿的母亲的情绪创伤，那么我们直到她回来进行产后6周的拜访时才会意识到她们的苦楚。我们总是建议新生儿的母亲们千万不要等情绪极度低落再联系我们。我们还建议她们向夜班护士、哺乳顾问或家庭成员寻求帮助。根据母亲表现出的不同的症状我们会采取不同的措施。有时，如果他们的压力达到了极致，我们就会进行劝告甚至采取药物治疗法。

就像整个分娩过程一样，你一定要记得数以百万的女性已经成功地度过了这段过渡时期，换言之，有数以百万的女性已经成功地走出来了。我们都成功了，而且我们都在各自的路上经受了很多难以想象的荆棘、坎坷。我们相信你也同样可以跨越这些障碍。

◆ ◆ ◆ *路边的建议*

我女儿的幼儿园老师刚生完宝宝的那一段时间日子过得真的是出乎意料的艰难。虽然工作时她知道怎样让满屋子5岁的孩子排队站好，但是她自己刚出生的儿子刚刚在家待了一周她就手足无措了。

安吉拉是一个身材娇小、精力充沛的人，她从不会对任何事情产生畏惧。在怀孕的最后一段时间内，她隆起的腹部简直就和她的身高差不多高了。但是她还是坚持工作到最后一刻，其他的老师们还一度拿她隆起的腹部开玩笑。她顺利地自然分娩出一个3.9千克的女婴。

一天早上我正在家附近跑步，这时安吉拉将车停在我面前将我拦了下来。当时正是她的女儿出生一周后，而此时她整个人简直就是一团糟，一直在啜泣着，她十分渴望别人能够给她一些建议，因此她想要将我半路拦住以寻求帮助。

安吉拉的抱怨（其中有很多我们已经再熟悉不过了）主要和她的丈夫有关。她的丈夫一直都是尽最大的努力帮助她，但是一旦到了紧要关头，所有的事情还是重重地压到了她的肩上。她觉得成为一个完美的母亲真的是要承受太多的压力了。她需要喂养宝

宝，当宝宝哭泣的时候还要在一旁抚慰他，同时还要做家务。一想到这样没有尽头的生活，安吉拉就陷入了疲惫、恐惧之中。

于是我向她解释道，我们每个人都在努力成为完美的母亲、完美的妻子、完美的员工，但是有时我们需要让自己休息一下，适当地向他人寻求帮助，同时也要照顾好我们自己。

艾莉森◆◆◆

产后情绪低落以及产后抑郁症

分娩后，女性体内激素的变化、睡眠不足、新生儿带来的压力导致女性出现产后情绪低落现象，严重时会出现产后忧郁症。

几乎所有初次为人母的女性都会出现一些产后的失落感。在怀孕时那漫长的几个月里，几乎所有人、所有事的焦点都是你。但是进入分娩室后，一切都改变了。一旦宝宝降临人世，这个小生命瞬间就成为所有人关注的焦点。于是父母、丈夫、朋友以及医生瞬间就将注意力从你的身上转向了新生儿的身上。许多母

亲形容自己就像是瞬间就变得无形了一样。当然，之后你还需要面对种种现实，如腹部受到严重的拉伸、患上痔疮、阴道疼痛以及产后自己外形上的改变等。你每天都会睡眠不足，没有时间洗头发，而且你还不得不穿着宽松的运动裤，因为你会觉得身体疼痛，穿什么都不舒服。难怪很多母亲坦言此时自己的自尊心十分脆弱。

宝宝不仅能够带来一切美妙、神奇的东西，同时也能改变我们的生活。其实，母亲有时会产生悲伤或忧郁是正常的。你刚刚完成了一项十分艰巨的任务，而且那些你过去认为是理所当然的自由早已离你远去。50%～80%的母亲都会经历产后的情绪低落期。

◆◆◆ 乌云滚滚而来

我通过自己的亲身经历了解到即便自己是一名妇产科医生，还是会像其他产妇那样无法适应最初的产后生活。生完马修的两周之内，我一直都过得十分辛苦：

睡眠不足、心神不宁，而且初次学习母乳哺育真的是一件难事。人们告诉你的只是每隔2～3个小时需要喂一次奶，但是他们没有告诉你的是可能刚刚辛苦母乳喂养了整整一个小时，刚刚给宝宝换完尿布，刚刚让宝宝打出嗝儿来，你就需要开始下一次哺育了。

也许是因为从孕期到分娩这一过程中激素的变化，也许是和母乳喂养本身有关，总之在分娩后的前几周内，我觉得自己的身体和头脑都发生了巨变，这种变化在分娩乳汁时最难以忍受。这种感觉让人手足无措，仿佛就像无穷无尽的乌云滚滚而来将我侵蚀殆尽。当乌云来临时，我感觉到了一种前所未有绝望之感。但是当乳汁分泌结束后，我觉得情况有所好转，自己又重新恢复正常了。

因为这种"乌云"不仅仅与心情有关，还是一种身体上的感觉，所以我确定这种反应有其化学原因。当我向医生提及此事时，她说曾经有一位产妇与我有着相同的经历。对于那个产妇来

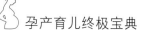

说，完全起效的一种方法就是彻底停止母乳喂养。其实当时我也是这样想的，但是幸运的是，2～3周后这种感觉就开始慢慢淡去，直至最后完全消失了。

最近，一位与我们关系甚好的母亲坦言在她分泌乳汁的时候，与我有着相同的感受。她在向我吐露秘密之前曾为了找到答案搜遍网络，但是一无所获。所以当我和她分享我的故事时，我知道这对她一定很有帮助，我希望我能够给予她信心，让她相信这段乌云密布的日子不会持续太久。

阿兰◆◆◆

有了宝宝以后很多母亲会出现情绪低落的现象，尤其是当母亲的付出远远不能满足宝宝的需求，或者只是有时能够满足宝宝的需求的时候。所以这时出现的睡眠不足、烦躁易怒、手足无措或是自责等现象都是正常的。如果你产生情绪低落的感觉或是没有预期的那种愉悦感，那么你一定要知道这段时间就是如此煎熬的，但是与此同时你也要知道这一切只是暂时的。

对抗低落情绪的小贴士：

1.你一定要意识到自己并不孤单。你可以向医生或其他母亲倾诉自己的情感。

2.当别人向你伸出援助之手的时候，请接受他们的帮助。如果你的朋友给你送来晚餐或是你的丈夫主动要求给宝宝换尿布，请敞开双臂接受他们的好意。你不一定所有事情都要亲力亲为。

3.不管是什么时间、什么地点，只要能睡一会儿就一定要尽量睡。

4.尽量每天都能推着婴儿车出去散散步，呼吸一下新鲜空气。

5.要有良好的饮食。每天只是吃些垃圾食品只会让你变得没有生气，身体水肿。

6.给自己一些时间让自己适应妈妈的身份。你不需要在第一天就成为一个完美的母亲并且将所有事情都弄明白。

7.不要对细节斤斤计较。宝宝的衣服不合身没关系。这些小事都来得及。

8.学会欣赏自己已经完成的事情。

产后情绪低落和产后忧郁症有什么区别呢

因为女性在产后出现情绪波动是十分常见的情况，所以我们很难将正常的"产后情绪低落"和由化学变化引发的产后忧郁症区分开来。大多数女性在产后，心里会产生一种怀疑——自己能否成为一位好母亲，还有些人担心宝宝会不爱她们。

有一种说法就是说有时候宝宝会一直哭个不停，无论我们做什么都无济于事，所以每一位新生儿的妈妈都要经历一个过渡阶段，因为只有这样才能使得妈妈将这种现象视为正常。

产后情绪低落只是一个包含哭泣、焦虑、易怒、注意力难以集中以及躁动不安等负面情绪的短暂阶段。

这种症状会在分娩后2～3天内出现，最多持续4周。这种产后情绪低落，在强度、严重性以及持续时间上都与产后忧郁症有所不同。

做出诊断

因为很多新生儿的母亲害怕或是羞于和自己的家人、朋友或医生谈起自己的情绪，所以产后忧郁症（英文简称PPD）总是缺乏诊断。产后的这种忧郁情绪与整个社会预期的不太一样，通常情况下人们会认为有了宝宝是一件欣喜若狂的事，觉得这个小奇迹带来了连连喜事——而不是对宝宝缺乏兴趣、悲伤，或是因为难以面对成为母亲的事实而深深自责。情绪低落的母亲就会开始认为自己永远不可能成为一位好母亲。

家庭成员和朋友们可能会误以为产后忧郁症是产妇向"母亲"这一身份过渡时的正常现象。如果不是医生定期专门询问新生儿的母亲的情绪，产后忧郁症的诊断很有可能就此错过。新生儿的母亲可能不会主动向医生提供相关的信息。

当这些抑郁的症状随着时间的流逝加剧时，这就意味着产后抑郁症已经发展成为较为严重的状态。医学上将产后抑郁症定义为产后强烈的悲伤、焦虑或绝望的

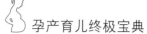

情绪。她们会觉得这种感觉十分强烈以至于妨碍了自己身为人母的职责，她们还会觉得这种情绪是挥之不去的。

产后忧郁症如果未经治疗的话就会对产妇或新生儿造成严重的伤害。10%～15%新生儿的母亲会受到产后忧郁症的困扰，而且其中有一半的人的症状会持续6个月以上。

产后忧郁症的诊断标准需要满足下列条件中的一条：

产后忧郁至少持续两周或缺失兴趣（对日常活动不感兴趣或没有快感）。

加上下列的任意4种症状：（如果以上列举的两个症状都有的话就只需满足下列症状的3项）

· 体重减轻或食欲缺乏

· 入睡困难或睡得太多

· 焦虑

· 浑身乏力

· 觉得自己没有存在价值或过分自责

· 注意力下降

· 脑中反复想起死亡、自杀等想法或自杀未遂

· 产后忧郁症的严重性：

对于患上产后忧郁症的母亲我们不能只对她说一句"振作起来"或让她从忧郁中摆脱出来。真正的产后忧郁症是不容忽视的。这种忧郁的情绪使得母亲总是无情地反感自己，不仅如此，这种情绪还会使其对宝宝产生一种厌恶感。这些症状可能会表现得很明显而且十分严重，但是这些症状也并不总是表现出来，尤其当产妇故意隐藏情感或是羞于吐露情感时，这些症状就更难发现。内疚、羞愧以及自我封闭通常是诱发产后忧郁症的元凶，而且最终可能会导致出更为严重的后果。

◆ ◆ ◆ 你并不孤单

我接待过的产妇，美莎，一直都是一个很阳光、积极向上的人。她对生活一直充满力量、充满勇气、积极乐观，她顽强地走出了两次腹腔镜外科术和两次流产的阴霾，最后终于产下了一个健康的女婴。美莎轻松地通过产后恢复阶段。当第一个宝宝只有几个月大的时候她意外地发现自

己又一次怀孕了。得知这个消息后美莎很高兴。美莎又产下了一个健康、漂亮的宝宝，而且我们十分确定她会像之前那样积极乐观地走下去，即便是在最困难的时期。

然而，美莎的第二次产后恢复期与第一次完全不同。睡眠不足再加上巨大的压力使得美莎情绪低落，并最终引发了严重的产后忧郁症。美莎的痛苦中还包含着由于不能时刻感受喜悦而遭受的沉重打击。毕竟，她十分想要个孩子。现在所有梦寐以求的事情都已经拥有了，她怎么可能在清晨降临时还躺在床上呢？美莎尝试着向关系比较好的女性朋友（当然也已经身为人母）吐露情感，但是结果却是别人用怀疑的眼神目瞪口呆地看着她。她们完全不能理解美莎竭尽全力想要描述的事情。美莎觉得自己就像是一个无家可归的人。不仅陷入深深的自责之中，而且还觉得十分孤独。

幸运的是，美莎在产后恢复期向我们寻求了帮助。我们向她保证，虽然她的其他家庭成员没有出现过产后忧郁的现象，但是她绝对不是唯一一个出现这些症状的人。我们首先着手的工作就是让她补充一下睡眠。她的丈夫同意值几天夜班，这样一来就能让美莎补充睡眠了。第二个步骤就是让美莎服用一些抗忧郁的药物。因为之前提到过的同事塔莱恩与美莎的经历相同，所以我们建议美莎和塔莱恩交流一下。通过满足她的需求并且让她觉得自己不再孤立无援，我们成功地使美莎脱离困境。问题的关键就是没有人能够精确预测出自己分娩后会是什么样的情绪，也不知道宝宝的降生会对自己的情感产生怎样的影响。仅仅是怀孕期间的喜悦和激动并不意味着你不会产生低落的情绪。但是你不一定非要孤身一人面对！

伊冯◆◆◆

诱发产后忧郁症的危险因素

一些女性有产后忧郁症的倾向。这些危险因素包括年纪较小、多重的生活压力、离婚以及之前有产后忧郁症史等。然而，只有40％的产后忧郁症患者出现过上述几种危险因素之一。

治疗方法

产后忧郁症的治疗方法包括临床观察和药物治疗两方面。临床观察可以发现潜在的压力，药物治疗可以改变大脑中化学物质。该种药物就是抗忧郁药物，而且大多数药物都不会对母乳哺育造成危害。虽然症状不会立刻得到缓解，但是科学研究表明服用抗忧郁药物4周之内症状会减少一半。

朋友和家人能为你做些什么

如果你认为自己身边的朋友、姐妹或是自己的女儿有产后忧郁症的迹象，一定要主动给予她帮助。因为她很有可能因为害怕而没有表达出自己的感受。如果患者的病症未经治疗或没有得到重视，这将给产妇及宝宝造成严重的影响。不要只是对新生儿的母亲说"要摆脱困境"这样的话，也不要让她觉得自己的症状是不正常的。

你自己或其他你认识的产妇没有经历过产后忧郁并不意味着其他产妇也不会经历，而且也不意味着这种现象是不正常的。学会理解她所经历的只是一种生理反应。这并不是她能选择的。这完全不在她的掌握之中。

帮忙做家务，洗衣服、做饭、将碗碟摆放整齐等任何可以使她减轻负担的事情。

让她敞开心扉说出自己的感受。

尽量不要有太多前来拜访的人。因为，有时在产后产妇会觉得取悦客人是一件十分累人的事。

对于新生儿的父亲来说，要告诉你的妻子你爱她也爱你们的宝宝。告诉她，她还是那么美。要深情地表达。

●**经历产后忧郁症后的再次怀孕**：之前经历过产后忧郁症并不意味着下一次怀孕时还会出现这种病症。每一次怀孕、每一个宝宝都是不同的。因为第一个宝宝的降生会让产妇手足无措，所以这时的产妇更容易出现产后忧郁症。但是一旦有了经验之后，她就能够预计到会发生什么，也不会那么手足无措了，而且在之后的孕期中出现产后忧郁症的概率会降低。

我们强烈建议那些在怀孕之前就出现忧郁现象或是有过产

后忧郁症病史的孕妇一定要留心自己身上出现的危险信号，并且一旦有症状表现出来一定要尽早和医生联系。早诊断、早治疗可以大大减少产后忧郁症造成的影响。

◆ ◆ ◆ 母性的本能和联系的纽带

我接待过的产妇克里斯托和她的丈夫保罗一直都特别想要怀上一个健康的宝宝。但是在怀上第一个宝宝的两年之前，作为一位高中咨询顾问的克里斯托却被诊断为原发性高血压病。虽然她尽可能采取一切可行的节食和锻炼方法，但是最后还是需要吃降压药。在克里斯托怀孕之前，她看见医生将其服用的药物换成了最安全的。

怀孕期间一切都进展得十分顺利。克里斯托努力地控制自己的血压，甚至在课间的时候还进行血压监测。

为了确保宝宝发育良好，她做了一系列的超声波检查，而且每周还要做两次无负荷测试。随着预产期的临近，我们发现她的宝宝处于臀先露的胎位，所以我为她实行了剖宫产手术。宝宝出生三天后克里斯托和保罗离开了医院，他们怀着激动的心情揭开了人生的新篇章。

他们刚刚回到家，一切都改变了。安东尼奥一直都难以衔住乳头，所以母乳喂养就成了问题。克里斯托的伤口开始疼痛，家中没有人能睡个好觉。

克里斯托开始觉得自己一定是做错了什么事，而且很多时候都是心情沮丧、泪流满面。过去每一天都像是永恒的。

两周后克里斯托和保罗来医院拜访时，我就发现克里斯托有产后忧郁症的迹象。她面临的最大问题就是她感受到自己和宝宝之间没有亲密感。

当她想要保护和照顾宝宝时，她觉得安东尼奥对于她来说就是一个陌生人。她一点都不了解自己的宝宝，而且也弄不明白宝宝的哭泣意味着什么，宝宝需要什么或者如何抚慰她。

有时克里斯托只是盯着宝宝看，不知道接下来应该做些什么。她产生了一种对宝宝的厌恶感。而且，她十分害怕自己会一直有这种感觉。

当6周后克里斯托来医院拜访时，情况终于有所好转。宝宝第一次冲她微笑了，虽然这个微笑没任何实际含义，但克里斯托觉得这种期盼已久的交流终于实现了。

克里斯托向我吐露到，产后的这六周真的是她一生中最艰难的时刻，尤其是当她准备无奈地接受自己和宝宝永远不能向其他人那样拥有亲密母子关系的事实时，她真的十分痛苦。克里斯托和保罗满怀希望地离开了医院，因为他们相信自己和宝宝的这种亲密联系一定会越来越强大。

每位母亲都有不同的母性本能。有些母亲简直是对自己的宝宝"一见钟情"，还有些母亲觉得很难和宝宝建立亲密的关系。如果运气不好的话，拥有一个极其易怒、睡觉不踏实、吃奶时十分挑剔或难以抚慰的宝宝时，有些母亲会觉得十分气愤、沮丧、厌恶甚至产生一种挫败感。

如果此时产妇的朋友或家人对此不能理解，她们就会觉得自己十分孤独。谢天谢地，几乎所有的产妇最终都会与宝宝十分亲密。一个微笑、一声咕咕声、一次充足的睡眠，所有这些小奇迹就像一条条线一样，在时间的编织下织出了一片母子亲密的织锦。就像克里斯托一样，当她们认为自己和宝宝的关系永远不能如此亲密时，她们梦寐以求的深切、充盈的爱就像洪水般涌入了她们的生活。

艾莉森◆◆◆

为什么我的腹部看起来还是那么大

宝宝出生6周后，你要回到医院进行一次产后拜访。我们会为你做身体检查以确保你已经完全恢复了。我们要检查你的子宫是否已经恢复到了产前的正常大小以及是否处于阴道撕裂伤或外阴切开术的恢复之中。

如果分娩6周后你仍觉得身体不舒服的话，也一定要放松心情并相信自己目前的状况是正常的。在分娩6周后，只有30%的女性会恢复到产前的体重。除此之外，有很多女性觉得产后的自己还像是怀孕4个月时的样子。这时因为孕期不断增长的胎儿和不断扩张的子宫使得孕妇身体上肌肉和皮肤受到拉伸。

恢复肌肉张力需要一段时间。做一些核心训练，比如瑜伽或仰卧起坐，一定会起到一些作用。但是想要恢复到产前的外形就需要长期的坚持。

如果你在产后6周后恢复得很好，那么大多数的活动都可以重新开始了。你可以进行性生活、游泳、洗澡以及一些运动强度更大的锻炼。

我们建议你要慢慢地恢复到正常的生活中去，而且第一天进行体育锻炼时千万不要竭尽全力。可以理解的是，许多处于产后恢复期的女性觉得自己提不起精神来。这是因为在怀孕的最后那段日子里，大多数的孕妇不会有太多的活动量，再加上照顾宝宝时那些残留的疲劳感，这就使得母亲们刚刚恢复体育锻炼时很容易疲劳。另外一条关于体育锻炼的警告：在怀孕期间，耻骨联合处，也就是两块耻骨连接的地方会自然分离。为了适应分娩，怀孕期间孕妇的臀部和骨盆连接处也会出现松弛的现象。

在产后恢复阶段，这些部位还是会保持松弛的状态，所以有些女性会觉得在跑步或做一些强度更大的有氧运动时，身体有一种不平稳的感觉。所以，你应该学会倾听自己的身体，而且还要认真地运用生活常识决定自己运动的强度和频率。

最后，在分娩6周后的拜访中，我们会和你讨论避孕的问题。如果你采用的避孕方法中含有雌激素（如口服避孕药），那么你不能在母乳喂养期间服用该种药物，因为这种药物会造成奶水供应的减少。处于哺乳期的母亲想要使用激素疗法必须使用仅含有黄体酮的药物，比如迷你避孕丸、羟孕酮（一种长期的黄体酮血液注射法，每3个月注射一次）或宫内节育器（如曼月乐节育器）。如果妈妈想要使用无激素的避孕法，那么她可以使用避孕套、薄膜或是T型镀铜避孕器。如果一对夫妻认为自己的家庭不需要再进行扩大，那么他们有另外一种选择，即永久节育法：输卵管节扎术和输精管节扎术。

输卵管节扎术就是将女性的输卵管凝结后切断或是先系紧、切断然后再进行凝结。这样就能防止卵子和精子在输卵管内结合导致怀孕。手术的准确性取决于产妇是在分娩后立即接受的手术还是在分娩一段时间后通过腹腔镜检查时接受的手术。

输精管节扎术就是将男性阴囊内的输精管结扎后进行横切，这样就可以防止男性在性生活时出现射精的现象。

恢复孕前体重

事实上，大多数女性不能恢复到产前的体重，而且生完宝宝一年后会增加1.4～2.3千克的体重。最理想的就是能把怀孕期间增长的体重都减下去。尤其是对于那些体重增加了很多的人（超过15.9千克），如果这些人没有在节食和锻炼上下苦功夫的话是不可能将多余的体重减下去的。对于这些体重增长的较为正常的女性来说（11.3～15.9千克），大多数人的体重会在生完宝宝8个月左右恢复正常。

尽管我们三人在研究这本书之前没有意识到这一点，但是实际上不管宝宝的母亲是否进行母乳喂养，她们在体重恢复方面并没有太大的区别。虽然母乳喂养的母亲每天会因为分泌乳汁而消耗3345.6焦耳的热量，但是她们的食欲也有所增加，所以无论是否选择进行母乳喂养，她们在产后体重恢复方面通常都是相同的。最终，你还是要回到最基本的方法：合理的节食并且制订良好的锻炼计划。

当新生儿出生后，最大的问题就是母亲很难有锻炼的时间和精力。除非健身馆带有婴儿看护中心，否则很难抽身出去，但是大多数健身馆没有这种配套设施。一个更为实际的方法就是每天推着婴儿车散步或慢跑30～40分钟。让宝宝接触一下新的环境是大有裨益的，而且室外的新鲜空气还有助于缓解压力。

◆ ◆ ◆ 和新生儿一起锻炼

像我们这样的重返工作岗位的人一般都不知道怎样在工作之余进行体育锻炼，如果你像我一样，你也会不可避免地产生这种内疚感——如果我整天都在工作没有时间照顾宝宝，那么我怎么能够忍心在下班后挤出一个小时锻炼呢？最终我找到了一个很好的解决办法。

我回到家后会将一块很大的针织物做成婴儿背带，将凯莉包在我的身上，每天走上三英里的路。她有时会贴在我的胸口上睡着，这让我觉得自己离她很近很近，与此同时我就可以开始锻炼了。她的体重增长的越多，对我就越是一种更好的锻炼。我发现我们两个一起散步那些日子里时，凯莉似乎心情也变得更好了，而且睡眠也有所改善，而且在那段"令人精疲力竭的时光"里挑剔难取悦的次数也大大减少了。

散步同时也给了我的身体一些时间重新适应体育锻炼。我是剖宫产手术生下凯莉的，术后卧床休息了一段时间，而且我是从怀孕24周时开始一直到分娩结束都没进行过体育锻炼。和宝宝一起散步的好处就是，你不需要去健身馆或是雇用保姆。我发现每天和宝宝一起散步再加上进行母乳喂养真的让我把怀孕期间增长的体重减下去了。

伊冯◆◆◆

找出时间与一个新生儿和一个4岁大的宝宝一起锻炼真是件难事啊。所以当我的第二个宝宝出生的时候我就模仿伊冯的做法，经常和我的儿子马克斯一起锻炼。马克斯就像我一样习惯早起，所以我们两个会比家中的其他人早起，然后我就推着婴儿车和马克斯绕着家附近的一所高中散步。当我的丈夫和大儿子睡觉的时候，我和马克斯一起锻炼，这真的是一个增进母子感情的好机会啊！

阿兰◆◆◆

重新开始性生活

我们和孕妇开过的一个玩笑就是说母乳喂养是一种自然的生育控制。如果一位母亲采用的是母乳喂养法，她的雌激素就会降到一个很低的水平。这就导致阴道壁变得薄且干涩。不仅仅是因为女性的身体无法产生足够的自然润滑剂，还因为女性的阴道组织失去了弹性。我们经常说"你的阴道正处于更年期"。所以通常来讲，此时进行性生活会让人感觉不舒服。为了解决这一问题，我们建议你使用一种人造润滑剂并且要慢慢来。伴随着母乳喂养次数的减少，月经期就会恢复正常，这时雌激素就会恢复到正常水平，阴道干涩的现象就会消失了。

有很多女性前来询问，"以后会一直这样吗？"我们向她们保证这种现象完全正常，而且过一段时间这种症状就会自动消失的。虽然这时你会觉得不舒服，但是你的身体没有出现任何问题。

许多女性发现产后前几个月一直没有性欲。因为当一个人疲惫不堪、压力重重时，她是不会想要进行性生活的。除此之外，如果你和宝宝待上一整天，尤其当你是母乳喂养时，你会和宝宝有着十分频繁的身体接触。所以当宝宝睡着的时候，有时你就想要一些私人空间，甚至你丈夫的触摸都会让你觉得疲惫，难以承受。但是你一定要向你的丈夫解释你现阶段的感受和需要，而且我们可以向你保证，这绝对是过渡时期。就像新生儿出生的那段日子那样，这种感觉会随着时间的流逝慢慢消失的。

掉发

"我家的下水管堵了，而且我的刷子上都是头发。"处于产后恢复期的女性都很奇怪自己的头发究竟是怎么了。

20%的女性在产后3个月时就会开始大量地掉头发。这种现象叫作产后脱发症。有些女性认为这种现象和母乳喂养或体内维生素含量低有关，但是事实上这只是怀孕本身带来的一种自然的结果。

头发的生长周期为90天。当你怀孕的时候，大多数头发处于生长期或者也被称作发育期。这就是女性在怀孕期间头发会变得特别浓密的原因。由于分娩所带来的身体上的巨大压力，头发由生长期转为静止期，或者也被称为休息期。而且大约分娩90天以后，当你梳头发或洗澡时会发现很明显的脱发现象。当然很多女性觉得这件事很令人震惊、沮丧。但是请你不要担心，你的头发很快就会恢复其正常的生长周期，而且大多数情况下，产后脱发会在产后15个月左右完全消失。

重返职场

获得额外的帮助

刚刚将宝宝带回家的那段日子里，母亲会意外地发现自己连洗澡、做饭的时间都没有。当你刚要开始一项简单的工作时，宝宝睡醒了，这时你就需要给他换尿布或者喂奶。这时想要把一件事做完是不可能的，这种感觉的确很让人沮丧。我们十分支持孕妇雇用助产士或分娩指导帮助自己进行分娩，而且我们发现对于一些爸爸妈妈来说，花钱雇用专业的产后助理真的是很有帮助。而且花同样的钱，你还可以在产后第一个月雇用一个保姆，因为她能够使你全神贯注地照顾你的宝宝。千万不要害怕向他人寻求帮助。非初产妇会觉得事情都比第一次简单很多。她们知道有宝宝的生活是什么样的，而且她们也能够理解产后前几周所有人关注的焦点必然都是这个宝宝。

有经验的母亲知道怎样调整并重新编排事情的主次，并且做好了承担义务的心理准备。

◆ ◆ ◆ 一位新生儿父亲的日记

我能确定的一点就是我觉得我的妻子太让人难以置信了，她对宝宝的悉心照顾简直让我感到惊讶。无论乔丹哭喊的多么剧烈，她还是那样耐心地呵护他。从中我意识到了母亲和父亲的不同之处，虽然女性总是急于表现，但是男性的想法可能更浅显一些。所以当宝宝哭到脸都红了的时候，我就会觉得他是在批评我作为一位父亲的能力。我知道这种想法听起来很不理智，但是我真的就是这么想的。而且这样一来我很快就会产生沮丧、厌烦的情绪。但是对于我的妻子来说，宝宝的哭声只是意味着他需要些什么。而且她竭尽全力照顾我们的宝宝。当我在一旁看着、倾听着她照顾宝宝时，我觉得这太令人难以置信了。

多米尼克◆◆◆

重返工作岗位

有一些担忧并不是所有的产妇都愿意向我们吐露的。随着产期的临近，有些孕妇会对自己即将成为母亲的这个事实感到莫名其妙的焦虑或是手足无措。她们开始问自己："我将要怎样照顾这个宝宝呢？我将会成为怎样的一位母亲呢？在没有指导书的情况下，我会做好照顾宝宝的准备吗？"

事实就是，你并不孤单。在美国，由于经济原因，怀孕期间

72%的女性都会在工作，而且当宝宝出生后她们可能还得继续工作。然而，宝宝的看护费用通常都是特别高，即使一个有两份收入的家庭都难以支付。而且将宝宝送往日间看护中会产生对宝宝身体和心理上的双重风险。即使母亲有能力雇用一位比较可靠的保姆，但是让宝宝和一个非家庭成员待上一整天也会让她们觉得不舒服。

我们三人都是有工作的母亲。我们不得不去同时处理很多件事；我们每个人总是需要同时处理很多事情。我们总是竭尽所能，保证自己不会出现差错，但是不可避免的是，很多时候，有些事情总会从缝隙中悄悄流过。这时请记住，不能做到完美是完全可以理解的。我们不会向你撒谎——所有的欺骗都十分艰难。但是数以百万的女性都在这样做，并且尽力将事情做好。事实上就像我们一样，有很多女性不得不外出工作，她们必须学会怎样在工作和家庭之间保持平衡。

我们这些医生的宝宝从不到两岁到九岁半不等，所以我们都有

几年的亲身经验。有些母亲就会问我们："你是怎么做的呢？"我们意识到对这个重返工作岗位的母亲有效的方法可能对另外一个并不管用，但是我们十分愿意分享一下那些帮助我们重返工作岗位的珍贵的"珍珠"。这一直都是一项长期的工程。你听说过别人谈起母亲的负罪感吗？这种事情绝对是事实。我们都希望可以一直守在宝宝的身边，不错过他们成长中的每一刻。从另一方面来讲，我们一直都在努力让自己接受了多年的教育和培训派上用场，即帮助其他的母亲，完成自己一生的使命。我们热爱自己的事业，所以我们心甘情愿牺牲；而且有些时候，为了工作或其他事情，我们的父母和宝宝不得不为我们牺牲。下面列举的是我们使用过的帮助自己重返工作岗位时采取的办法。我们希望自身的经历可以有所帮助。同时，有些建议是来自我们接待过的孕妇，她们总是愿意和我们分享自己为人母时的悲悲喜喜：

1．在周四或周五的时候回去上班。选择在周一回去上班真的有些令人畏惧，但是在一周的后几天回去上班就不会让人觉得那么手足无措。

2．如果你是一位有工作的母亲，想要进行专门的母乳喂养是不可能的。然而，你可以通过吸奶器吸乳法让宝宝享受母乳喂养。这是一项辛苦的工作，但毫无疑问是值得的。一旦你的母乳喂养方式已经建立，你将母乳吸出后还需要将其储存在一个瓶子里，这样一来当你上班时无论是谁来喂宝宝都会容易一些。如果三个月来宝宝一直接受的都是母乳喂养的话，宝宝将会很难适应用奶瓶吃奶。在上班的前一天让宝宝尝试第一次用奶瓶吃奶一定会让他觉得有点意外。

3．在重返工作岗位之前一定要自己练习一下怎样在工作环境下吸乳。你一定要在家中模拟几次工作时吸乳的场景，这样一来你就可以确定上班时所有的吸乳用具都已准备齐全。例如，阿兰在家中模拟吸乳时就意识到自己需要牛皮纸或塑料袋将吸奶器的零件拿回家清洗、消毒。在办公室吸乳本来就已经十分尴尬了，所以准备的越充分越好。

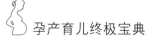

4．当你重返工作岗位时，打可以将宝宝的照片放在办公室里。

5．无论你是想雇用一个保姆还是把宝宝送进日间看护中心，一定要确保自己在做出决定之前对其充分了解。如果想要选择看护中心可以提前看一些不同的品牌。如果你打算雇用一个保姆，最好提前对其中的几个人进行面试。

6．如果你想要雇用一个保姆的话，在上班之前一定要让她来家中工作几周。制订出一个较为正式的日常计划表，这样保姆就能将宝宝一天中每个小时小憩以及进食的情况记录下来。同时，你还能够知道那些你作为母亲应该了解的重大的发展里程碑或重要事件。

7．你可以用网络电话或有视频聊天功能的电话和宝宝进行互动。

8．给自己一点休息的时间。你不需要让自己每时每刻都成为女超人、完美的母亲、完美的妻子或职业女性。只要尽力就好。

9．不要每当自己享受咖啡、舒适的散步或享受物有所值的足部治疗时就产生一种内疚的感觉。有些时候，你能为宝宝做得最好的一件事就是照顾好自己。

一切辛苦终究会过去

尽管这一阶段过得十分辛苦，但是收获远远多于我们经历的痛苦和压力。一眨眼的工夫，你的宝宝就会爬了，然后会走，再之后就会跑了。当你回过头来看宝宝几个月时的照片时，你就会惊叹原来宝宝之前是这么小啊！

那么时间都去哪儿了呢？在曾经那日复一日的奋斗的时光中，你会觉得产后的这段日子似乎永远不会结束。但是我们向你保证，当这段日子结束的时候，你会惊讶时间居然过得这么快。享受那两三个小时的小憩吧！因为这样的日子马上就会过去，你的宝宝马上就会爬、摔倒、淘气地把葡萄干或弹球放在自己的鼻子上。你会嘲笑自己居然突然如此怀念以前那段每天只需喂奶和哄宝宝睡觉的日子。尽量把这段旅程中的每一个阶段都视为一段重要的时光吧！因为我们在这里想要告诉你——时光飞逝啊！

第八章　异常情况及并发症

不孕症

很多人都把怀孕看作一件简单的事。毕竟，他们在中学健康课上学到的就是这样简单的，卵子和精子结合后一个小生命就诞生了。当你怀孕几周后，孕检就会呈阳性。

实际上对于健康的年轻夫妻来说，在进行无防护措施的前提下进行性生活，每个月怀孕的概率仅为20％。所以我们建议女性即便第一次尝试失败后也不要烦躁。对于大多数人来说这都要花上一段时间——通常6～12个月的时间，你才会成功怀孕。

不幸的是，35岁以下的女性中有10％～15％的人会面临着不孕症的困扰。而且35岁以上的女性会有1/3的人面临怀孕的难题。

不孕症的诊断标准：在排卵期内，进行连续12个月的无防护措施的性生活后却还是没能怀孕。这时，我们通常建议其去看生育专家。然而，如果这位女性已经接近40岁，我们就会建议她再进行3～6个月的尝试，若仍然无果再进行生育方面的咨询。即便因尝试怀孕失败，而需要生育专家的帮助，也不要产生失败感。现如今，由于医疗技术的发展，成千上万的女性在几年前还绝望地认为自己已经完全丧失了怀孕的机会，但是却在医疗技术的帮助下成功怀孕，甚至不止一次，实现了自己想要为人母的梦想。

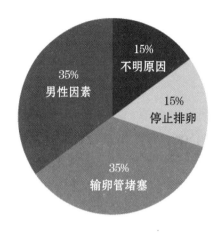

图8-1：导致不孕的常见原因

输卵管堵塞

35％的不孕症是由于输卵管堵塞造成的。这种现象发生的原因就是输卵管内部出现堵塞，导致卵子和精子无法结合。如果一位女性之前患过由衣原体引起的盆腔炎，那么她就有可能出现输卵管堵塞或损伤的情况。类似的，如果之前有过子宫内膜异位症、盲肠破裂、异位或盆腔手术等情况都会导致输卵管损伤。当怀疑问题出在输卵管上时，我们会为患者进行子宫输卵管造影（英文简称HSG）。

一旦发现确实出现了输卵管堵塞的问题，患者可以采取手术法修复输卵管或进行体外受精，因为采用体外受精的方法时，胚胎是直接植入子宫内的，这样就回避了输卵管堵塞的问题。

男性因素

35％的不孕症是由男性因素造成的。

原因可能是精子出现了异常情况，你可以在3～5天的无性生活后通过精液分析进行诊断。

其原因可能是精子数量少、精子活动状态不佳或精子形状异常。另一个原因可能是生殖道发生堵塞，阻止精子产出。

还有可能是男性出现了精索静脉曲张，就是指睾丸附近出现了静脉曲张，进而导致睾丸过热损伤精子。

其他原因包括激素失调、有外伤的病史、压力、药物的使用、性生活过于频繁、有睾丸手术史以及吸烟等。

当男性的精液分析结果出现异常或怀疑男性患有不育症时，就应该向泌尿科医生寻求帮助，这时泌尿科医生就会为患者提供确诊的病因以及给患者提供几种治疗措施以供选择。

停止排卵

女性怀孕的首要前提之一就是女性的卵巢排出卵子，也就是我们所说的排卵。如果女性没有排卵，那么就没有可以受精的卵子，所以女性也就不会怀孕。15%的不孕症是由停止排卵造成的。

多久才能成功怀孕 ■■■	
无防护措施性生活	女性怀孕的百分比
3个月	50%
6个月	75%
12个月	85%

大多数女性的月经周期都是21～35天。那些不排卵的女性月经周期就会稍长一些，一般是2～3个月或更长。我们可以通过检查促黄体生成素排卵装置或通过在女性月经期的倒数第三天进行血液测试查看黄体酮的水平来检测排卵情况。造成排卵停止的最常见原因就是激素紊乱干扰了每月正常排卵的生理节奏。有多囊卵巢综合征、厌食、体重的过度增长或下降、压力过大、经常出差、甲状腺病征，或正处于母乳喂养期的女性更有可能出现排卵停止的现象。

原因不明性不孕症

如果一位女性排卵正常，卵巢功能正常，没有子宫或输卵管方面的问题而且也没有男性因素的影响，她却还是不能怀孕的这种情况称为原因不明性不孕症。10%～15%的不孕症是由这个原因造成的。当然，患上不孕症都是有原因的，但是在原因不明性不孕症的案例中，专家就无法诊断出病因，至少目前为止不能。

🚫 **误区**

因为我的子宫倾斜所以我无法怀孕。

✔ **事实**

每位女性的子宫天生就是在腹腔中的特定位置。有些人的子宫会向膀胱处前倾，还有些人的会向脊柱后倾斜。子宫形状异常，例如弓形、有隔膜、新月形等，会造成孕中期出现早产或孕中期流产的现象。然而，子宫的形状不会影响女性怀孕的能力。

高龄产妇

女性进入30岁以后怀孕的概率就开始下降。到了40岁，女性怀孕的概率就会自然降至每个月5%以下。科学研究表明，从遗传学角度来讲，40岁以上的女性排出的卵子中有90%是不正常的。通过在月经期的第三天进行血液测试，检测尿促卵泡素就可以整体感知一位女性的卵巢功能。如果尿促卵泡素少于10个生物国际单位（IU），女性排出的卵子具有生育能力的可能性还是很大的。如果其生物国际单位（IU）多于20，那么女性排出的卵子具有生育能力的可能性几乎为零。对于那些尿促卵泡素的数值介于10～20的女性来说，虽然怀孕的概率有所减少，但是并不代表无法怀孕。

促进怀孕的治疗方法

很多人从来都没有想过自己会遭遇不孕症的困扰。不孕症的诊断结果真的会让很多人难以接受。

但现如今不孕症的治疗方法有很多。这些治疗方法包括从基本的受精程序到诱导排卵、体外受精、卵子捐赠等。伴随着不孕症治疗技术的进步，不管问题出在哪里，专家都可以帮助你顺利怀孕。

根据不孕症的诱发原因，医生通常会采取费用最低、最没有伤害性的治疗方法。

诱导排卵

如果停止排卵是诱发不孕症的原因，我们可以使用药物刺激卵巢排卵。首要的治疗方法就是服用克罗米酚排卵药或克罗米酚柠檬酸盐（具体情况请遵医嘱）。克罗米酚是可以促使脑垂体释放尿促卵泡素的一种激素，服用该药后卵巢就会开始排卵。另一种口服药叫作二甲双胍，这是一种用来治疗糖尿病的药物，但是也有调查发现该药物专门对由多囊卵巢综合征引发的停止排卵有所帮助，75%的该病患者服用该药物后开始排卵。如果上述两种药物没有效果，患者就要接受血管注射剂，这种方法会直接刺激卵巢排卵。

这些药物会增加多胎妊娠的可能性。在不服用排卵药的情况下，怀上双胞胎的概率为1%，服用克罗米酚排卵药后，概率会上升到5%～10%，使用注射药物后，其概率最高可达25%，除此之外，药物所需的费用以及服用药物后的检查费用会让很多家庭难以承担。

值得庆幸的是，停止排卵是不孕症中最容易治愈的，60%～75%女性在经过不到6个月的治疗后就能成功怀孕。

在这里再次提醒你，我们之前提到过的一点：对于那些过于肥胖的女性来说，减去自身5%～10%的体重可以帮助女性在不服用任何排卵药的前提下恢复正常的排卵功能。

宫腔内人工授精

一旦男性因素已经确诊，那么首要的治疗方法就是解决卵子的受精问题。在进行该种治疗时，首先要用排卵预测装置检测女性的排卵情况。当检测结果呈阳性时，夫妻二人就应该去生育室采集精液样本并将精子从精液中分离出来，然后将一个小导管从子宫颈处插入阴道内，将精子直接注射到子宫中。

当精子出现的问题较为严重时，也可以选择体外受精（英文简称IVF）再加上卵细胞内单精子注射法（英文简称ICSI）进行治疗。在这种治疗方式下，为了确保卵子确实已经与精子结合，每一个卵子都会单独注射一个精子。

体外受精

第一个体外受精的宝宝出生于1978年，基于科技的发展，美国每年都会有1%的新生儿是通过体外受精降生的。当女性出现输卵管堵塞、原因不明性不孕症或女性的产龄过高时都可以采用体外受精的治疗方法。

在进行体外受精时，第一步就是通过激素暂时停止女性的自然生殖过程，这样一来卵子的生长发育就完全可以被外界控制。这就使得许多卵子以相似的速度增长。当自然的生殖系统被关闭后，女性就会通过接受日常的注射来刺激卵巢排卵。在接受这些药物注射的时候，我们每隔两天就要为患者做一次血液检查和超声波检查，以此确保患者的身体对激素的适应是否良好。随后药量的增减就取决于卵巢的反应。如果排出的卵子数量不足，成功的概率就会低一些。如果卵巢反映过大，患者就会患上卵巢过度刺激综合征（英文简称OHSS）。这时患者的身体状况就较为危险了，因为这时患者的卵巢扩大，身体会出现肿胀和水肿的现象，还有可能会产生腹痛感。在十分严重的情况下，会出现电解质紊乱的现象，这就需要住院治疗。体外受精中会有10%的女性出现卵巢过度刺激综合征。

一旦卵子发育成熟并且大小适中，医生就会将一根针通过阴道插入卵巢内将该卵子从母体中移出，之后卵子就会和精子结合，在实验室培育一段时间后，再将胚胎转移回子宫中的最优位置。移植的胚胎数量取决于女性年龄的大小以及胚胎的质量。对于较年轻的女性来说，需要移植的胚胎数量很少，通常是1～2个。对于年龄较大的女性来说，需要移植的胚胎数量就会更多一些。如果还留有多余的胚胎，这对夫妻就可以将其冷藏起来为以后的体外受精使用。如果已经确定不孕症是由男性因素引起的，那么医生就会为其进行卵胞浆内单精子注射从而使得卵细胞在移植前完成受精。

下列是由疾病预防控制中心出版的2007版的年度《辅助生殖技术报告》中最新公布的体外受精的成功率。

体外受精的成功率	
在使用鲜活的胚胎进行体外受精的情况下，每个周期怀孕的概率：	
年龄小于35：	40%
35～37：	30%
38～40：	21%
41～42：	12%
43～44：	5%
年龄大于44：	2%

输卵管内配子移植术以及合子输卵管移植术

输卵管内配子移植术，也是像体外受精时一样，将一些胚胎从女性的体内移出，然而，这些胚胎不是在实验室受精，而是使用一种特殊的方法将其清洗后通过手术的方法将该卵子和精子一起放入女性的输卵管内。因为，医生希望正常的受精过程可以在女性的输卵管内进行。

我们上面已经解释过体外受精的操作方法，下面来讲一下合子输卵管移植术（英文简称ZIFT）。合子输卵管移植术不像体外受精那样将胚胎移植到子宫中，而是采用外科手术的方法将胚胎放入输卵管中。进行合子输卵管移植术的前提条件就是女性的输卵管必须是正常的，而且处于打开的状态。有些科学研究表明，合子输卵管移植术的成功率比传统的体外受精法更高一些。因为医生将胚胎放入了女性的输卵管中，所以这个过程能够更精确地模仿正常怀孕时的情况。

◆ ◆ ◆ 我的体外受精经历

经历第一次顺利的怀孕经历后并准备再次怀孕时，我经历了两次流产。我马上就要40岁了，所以我觉得如果我不尽快怀孕，我就要失去机会了。因此我们决定采取体外受精的方法。每尝试一次，就要花费将近三个月的时间。就我自身而言，我一共有三次体外受精的经历。

第一次时，我想通过服用避孕药抑制自然生理周期却失败了。我的淋巴结以不同的速率发育，所以我不得不中途停止。第二次时，医生建议我尝试一种叫作亮丙瑞林的药物来抑制淋巴结增长，这种药十分有效。医生将5个胚胎移入我的身体内，我虽然成功的怀孕了，但是子宫中的胚胎并没有发育。第三次，我使用的是和第二次一样的药物，但这次是将4个胚胎放入我的输卵管内而且有一个成功了。因为第一次怀孕的经历太顺利了，所以第二次的体外受精的经历真的对我产生很大压力。整个体外受精的过程帮助我成为了一名更好的医生，同时对于那些迫切想要怀孕的女性来说是一种勉励。现在我可以和她们分享我的体外受精个人经历了。最终，虽然整个过程充满艰辛，但是我仍旧感激如今的医学技术让我拥有了第二个宝宝。

伊冯◆ ◆ ◆

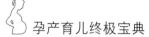

体外受精的方法的确能够创造奇迹，但这种方法极其昂贵，而且极其费时，通常每个周期要花上8 000～12 000美元。对于很多人来说，体外受精的费用太高，他们根本承担不起。

除去费用昂贵这一点，体外受精的整个过程也是十分费时的。每一个步骤都需要花费很多时间，而且每日的激素注射十分疼痛。当卵巢受到刺激后会变得很大，让人产生一种不适和肿胀的感觉。你需要自己为自己注射药物，并且每隔一天要去医院进行血液测试和超声波检查。为了查看你的卵子是否形成、卵子形成的数量是否足够以及形成的卵子数量是否过多等问题，医生会为你做全面、系统的检查。与此同时，男性也要按需求分泌精子。

在另一方面，伊冯强有力地证明了不孕症治疗法是可以创造奇迹的。她说道："无论是自然怀孕还是体外受精法，我的这两次经历都可以用来勉励那些仍旧同不孕症苦苦斗争的人。的确，漫长的治疗过程和所有的失望感使得这条寻子之路充满艰辛，但是当你将宝宝抱在怀中的时候，你会忘记所有的艰难和痛苦，只剩一颗感恩的心。"虽然不孕症的治疗需要很大的经济开支并且会给患者带来极大的心理压力，但是你要意识到成千上万对夫妻为了成功怀孕不惜一切。我们所有那些通过这种方法成功怀孕的患者都告诉我们，这个好的结局使得一切的努力和付出都变得值得。

捐赠卵子

就像我们之前讨论的那样，女性进入40岁后，其排出的卵子拥有受精和发育成为正常胚胎的可能性会大大减小。当女性进入42岁后，其怀孕的成功率会陡然下降。如果一位女性想要怀孕但是自身卵巢排出的卵子却又不合格，她可以使用另外一位女性的一枚卵子帮助自己怀孕。

通常情况下，卵子捐赠者的年龄都在20～30岁，而且都是匿名的。然而，有些时候，患者使用的卵子可能来自其姐妹、朋友或其他亲属。就像体外受精那样，捐赠的卵子会和患者丈夫的精子结合，然后将形成的胚胎植入患者的体内。此后患者就开始孕育子宫中的胎儿直到分娩。唯一的区别就是从遗传学角度来讲宝宝并不属于这位母亲。这种方法的成功率取决于捐赠者的年龄，通常情况下这种方法的成功率很高。

◆◆◆ 一条不同的路径

当我37岁刚刚结婚的时候，我和丈夫设想的是在接下来的5年内组建一个家庭。于是我们立即开始努力怀孕。但是经11个月的努力无果后，我决定立刻去看医生。经过一系列的检查诊断后，医生告诉我，我的卵子质量不是很好，而且我还有子宫肌瘤和其他一些问题。这让我十分震惊。我从来没有想过是我的卵巢出了问题，我只是觉得我们需要一些帮助而已。

那时，我的尿促卵泡素非常高但还在专家的掌控范围内。为了清理我的子宫，医生为我安排了外科手术。当我痊愈时，这种试验又开始了。试验意外地发现：我的尿促卵泡素升高了一倍（尿促卵泡29）。它简直太高了。

当你经历此事时，你可能会变得忧虑、敏感。我慢慢意识到忧虑和恐慌毫无意义。它们非常有害而且不能帮你解决任何问题。为了降低尿促卵泡素水平，我接受了很多非传统疗法（针灸、瑜伽、营养疗法）。而且，我成功了两次。在那段日子里，我尝试过宫腔内人工授精，我不是试管受精的人选，因为我简直不能产生足够的优质卵细胞。即使在使用药物过后，我也不能产生。第一次宫腔内人工授精的尝试导致了生化妊娠（化学怀孕）。在第二次尝试后，我接受了一个家庭怀孕试验。试验结果显示阳性。第二天，医生给我做了血液测试。测试结果是毫无希望的阴性。我属于那种假阳性的罕见人群。事实是：我的卵细胞不适合怀孕。当意识到这个问题时，我悲痛至极。在这个悲痛的过程中，我开始意识到：不论我喜不喜欢，这都是我要经历的。我仍然会要许多宝宝，也许这并不是通过我原本想象或者希望的那种方式。这个意识给了我重新选择的机会，尤其是选择接受卵子捐赠。我决定选择这

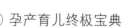

条新的道路并勇敢向前迈进。我们一旦决定寻找一位捐卵者，进程就变快了。我们注册了数个代理处并开始浏览潜在捐卵者的名单。最初，这事非常吓人并且有点儿失去掌控。

对于我们而言，和那位女士至少交谈5分钟至关重要。这并不是为了和她建立关系，而是为了熟悉她。我们见了几位女士并从中选择了一位。

尽管她非常可爱并当场就作了决定，我们还是同她进行了简短的交流。从那刻起，事情开始有了头绪。在两个月的时间里，我们都在做捐者的卵细胞转移。令人吃惊的是：我第一次怀孕了，而且还是双胞胎。我做梦也没想到会怀上这两个宝宝。当然我考虑过捐卵者。我想知道我的宝宝究竟会有捐献者的哪些特征。我想着那位帮助我们创造未来家庭的出色女士。回顾过去，我没有任何遗憾，我真的相信这就是我要选择的路，而且因为选择了它，我的情况变好了。

艾伦◆◆◆

捐献者的精子

在某些情况下，男性的精子数量是如此的少以至于他不能成为通过卵胞浆内单精子注射技术进行宫腔内人工授精或者试管受精的人选。

另外的选择是用精子库里捐献者的精子。夫妻可以选择一位和自己伴侣有相似特征的捐献者，然后用购买来的精子进行宫腔内人工授精。

除此之外，没有伴侣的单身女性可以通过这种途径怀孕。

◆◆◆ **一生的两次遭遇**

当我第一次见格雷琴的时候，她刚好经历了她人生中最艰苦的时刻。格雷琴29岁，她和作为大学教授的丈夫德克斯特已经结婚5年。在那段时间里，她怀孕了两次。22周后，在没有任何提醒的时候，她的第一胎流产了。格雷琴因为子宫颈功能不足失去了这个宝宝。她和德克斯特精神都垮掉了，但是一年伤痛之后，他们战胜了打击。他们准备好再次尝试。这次格雷琴在她怀孕16周后做了一次环扎术（为保持子宫颈闭合缝的针）作为预防措施。尽管他们作了最大的努力，环扎术缝的针没有堵住并且格雷琴的子宫颈在22周后开始裂开了。孕25周，她的羊水破裂。她的女儿艾维被生了下来且只有0.7千克重。两天之后，艾维因为患有严重的早产并发症而去世。

格雷琴和德克斯特又一次承受了失去宝宝的极度痛苦。然而尽管经历了那么多，他们从没失去希望为人父母的热切希望。这对夫妻在搬到洛杉矶不久之后，第一次来找我咨询。我们聊了他们的怀孕史以及孕育宝宝方式的各种选择。格雷琴只是觉得她不能再次经历这些压力和恐惧，并了解到关于让另一个女人来帮她孕育宝宝的选择。

我向他们介绍了代孕过程，描述了需要的受孕药和将胚胎移入接受者体内的方法。最后，我们谈论了怎样着手选择合适的代孕者。格雷琴和德克斯特带着大量信息和困惑离开了我的办公室。

6个月过后，这对有决心的夫妻带着格雷琴的妈妈戴安娜激动地再次来到我的办公室。经过长时间的深思熟虑过后，他们请求戴安娜来当她女儿的代孕者。加之，在无助地目睹了她的女儿遭受失去两个宝宝之痛的数年后，极富挫败感，所以，她欣然接受了他们的请求。她是一位健康的女士，52岁但显得很年轻。她毫无问题地生下了4个宝宝。这对夫妻接受了受孕治疗。然后，格雷琴和德克斯特的胚胎被植入了外祖母戴安娜的体内。其中的一个胚胎在第一次尝试时，戴安娜怀了一个健康的宝宝12周。39周时，她顺利娩出3.9千克重的宝宝。那天屋子里的每个人都为我们目睹的奇迹之力量感到敬畏和触动。

艾莉森◆◆◆

多胞胎的概率

几天的新闻报纸上挤满了有关不孕不育的夫妻最终产出高位的多胞胎的有趣的故事。这是因为

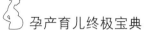

大多数受孕治疗涉及刺激多个卵细胞的生长以及植入多个胚胎到孕妇的体内。在这些治疗下，多胞胎产生的概率约为25%。身体方面，子宫不能同时承载如此多的胎儿。多胞胎怀孕增加了发生诸如糖尿病、先兆子痫、早产之类的并发症的概率。除此之外，许多父母简直没有经济能力来养活一个突如其来的大家庭。考虑到这些原因，专家密切地监控受孕周期以确保夫妻能得到既安全又合理的怀孕。我们知道存在这样的读者，他们认为受孕治疗在某种程度上不同于我们自然能想到的生殖方式。然而，作为母亲，我们也深知能孕育并抚养宝宝是一份多么厚重的礼物。然而，这种经历对于最终能顺利怀孕夫妻来说是值得的。

当怀孕异常时

作为医生和母亲，一旦发现怀孕，你的感觉和行动就会完全改变。你更加注意吃什么、喝什么。而且，对于你来说，吸烟不再具有诱惑力了。你也许很想知道自己为什么不在怀孕之前多做运动或者更注意你自己的健康。突然，你意识到：不再仅仅是你，你用身体所做的事情和对身体所做的事情真的很重要。我们了解到。尽管通过超声波检查不会看到一个完全成形的胎儿，甚至你的腹部还没有隆起，但你已经开始感觉你要当妈妈了。

我们总是希望自己传递的都是好消息。因此，当第一次做超声波检查却并没看见一个正常的胎儿时，我们也很痛苦。让孕妇知道她的胎儿不健康是观测子宫工作最难的部分之一。你可以根据事实推断我们说的是真的。导致孕早期胎儿出现问题的主要原因是基因异常。我们知道在大多数情况下，你会怀上一个健康的胎儿，即使这次没有，下次也会成功的。

◆ ◆ ◆ 从没怀上一个胎儿

"医生，你的意思是什么？我的宝宝出什么事了吗？"罗莎死死地盯着我。她是一位当过两次妈妈的30岁女性。她在家确定她自己怀孕了，然后在第8周的时候首次来咨询我们。我做完了所有的超声波检查。然而，所有我能看到的是一个大大的空液囊。我温和地向她解释：这是一次异常的怀孕；她的胎儿没有形成以及她会体验一次自然的流产。

"我不明白。"她一直重复道这句话。"可是宝宝去哪儿了呢？"我再一次竭尽全力澄清事实的真相；告诉她这是由于怀胎所需物质基因上的错误导致的。因此，真正的胎儿从未形成。我建议罗莎一周之后回来进行一次跟踪扫描，看看她的诊断是否准确以及她是否没有她想象的容易怀孕。然而，如果液囊大小超过两厘米并且没有胎儿，胚胎发育的概率就很小了。有时，患者需要再次检查，才会相信事情真的不正常。罗莎带着怀疑离开了我们的办公室。尽管我努力尝试向她说明一切，她仍然不能很好地理解这个概念——她可以怀孕却不能生小孩的概念。根据我的经验，她的困惑非常普遍。大多数女性不清楚：你可以看到呈阳性测试结果，感觉怀孕了，可是却并没有怀上健康的胎儿。

艾莉森◆◆◆

造成流产的原因

作为医生的我们在数年里目睹了数以千计的流产事故。我们将在这里与你分享这个事实：怀孕前三个月发生的流产通常是由胎儿自身的基因问题引起的。虽然我们多次强调这个事实，但有些患者仍然执意要寻求一些导致他们流产的外部因素。很多流产的女性责怪自己："是不是因为我喝了一杯酒？""是不是因为我工作压力太大？""是不是因为我搬过重物？"我们告诉患者不是因为她们吃过或者做过什么。如果一位女性在意识到她自己怀孕之前不小心喝了少量的酒，那也不会导致流产。流产是因为胎儿的基因异常。再说明一下，我们的身体通常在潜在的劣等胎儿充分发育前便自动清除他们。

事实是至少有1/5的胎儿最终

会流产。50%～60%流产的原因都是胎儿体内的染色体异常。随着胎儿的发育，怀孕期间可能发生多次流产。

生化妊娠

导致流产最普遍的推测是生化妊娠。生化妊娠是怀孕不久后终结的一种怀孕。

很少胎儿的组织发育并且怀孕激素水平（人绒毛膜促性腺激素）升得不是很高。这位女士将会流血5～7天。这与之后的温和期相似。

毁坏的卵细胞

流产的第二大普遍原因是"毁坏的卵细胞"。这可以在怀孕7周后通过超声波来诊断，那时只能看见一个没有胚胎的空液囊。液囊可能长得相当大并能在体内存留数周。

这是怎么发生的

首先，卵细胞受精后，进入子宫，植入子宫壁并开始发育。在正常的怀孕过程中，一些细胞从这里分裂成为羊膜囊和胎盘，

另外一些细胞生长成为胎儿。然而，有时细胞不会按计划进行分裂。所以，所有细胞都形成了液囊却没有成为胎儿。怀孕组织出现时，导致怀孕激素水平人绒毛膜促性腺激素上升，出现呈阳性的怀孕测试结果，可使胚胎从未生长。最终机体会识别这种情况而且怀孕激素水平将会下降，引起痉挛和流血。然而，这可能会在液囊生长后的4～6个月。

初期怀孕的女性可能有某种真怀孕的感觉，因为她们体内产生了孕激素。这使她们感到恶心、胸痛、疲惫不堪。通常在这些情况下，因为激素水平没有正常怀孕时高，所以，症状不是很严重。当一名孕妇进门说道，"我没感觉到什么。"或者"两周前我不舒服，可是现在感觉好了。"这有可能是怀孕停止的危险信号。然而，也有部分孕妇的早孕症状并不明显或根本没有，但这并不代表她们没有正常怀孕，因此一定要请医生对此进行判断。

胎儿死亡

在怀孕液囊生长时，大约5周后，我们能看见一个卵黄囊。

这个卵黄囊为胎儿提供早期的营养。在孕6周时，应该能看到一个有心跳的胎儿。一旦胎儿有了心跳，流产的概率便从20%急剧下降到3%～5%。在确认胎儿心跳出现之后，只要你没有发生痉挛或者流血症状，医生便可能会要求你在2～4周之后复诊。如果在接下来的诊断中没有发现胎儿的心跳，这就预示着胎儿已经死亡。我们把这种令人悲痛的情况称作胎儿死亡。幸运的是，这种情况在孕3个月后很少发生。但在某些情况下，也可能在孕晚期发生。

如果胎儿死亡发生在孕12周之前，50%～60%是由胎儿的基因异常导致的。伴随着初期怀孕，孕激素水平人绒毛膜促性腺激素开始下降。由于你的机体驱逐怀孕组织可能导致自发性痉挛和流血事故。持续时间可能为4～6周。

流产的处理方法

如果它发生在你身上，你可能会感觉十分绝望。但统观全局，当供胎儿形成的所有必需物质都完全具备时，20%的这种情况不会正常进行也不足为奇。所有的组织必须通过一种复杂得难以让人置信的方式生长发育，当系统出故障时，机体知道该何时消除"错误"。一旦肯定不是正常怀孕，医生会为你提供几种解决方法。

怀孕治疗

第一种选择是遵循自然的规律，待身体来清除异常怀孕。在自发性的流产中，你会经受中度到重度痉挛和流血并且能够看到由粉白相间的组织组成的通道和血液凝块。当这些组织经过时，你会流更多的血。这跟一周后的温和期有些相似。从发现怀孕失败到自发流产过程可能需要4～6周。

扩张刮除术

扩张刮除术（扩张术和刮除术）是在麻醉下进行的一种外科手术。在这个过程中，我们会移除怀孕组织。我们先将子宫颈扩张。紧接着，我们将一种仪器插入子宫并通过吸力清除怀孕组织。然后，我们用一个叫作刮匙

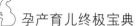
的仪器轻轻地刮子宫内壁。这叫作刮除部分。这个程序的缺点在于它是一个外科手术。做扩张和割除术的风险很小。但是像感染、流血和子宫穿孔这类的风险仍然存在。怀孕时间越长，风险越大。扩张刮除术的优点是孕妇不用等一个月之后的自发流产，而且，手术成功率将近100%。

药物治疗

我们也可以用一种叫作迷索前列醇的前列腺素药物来诱导流血和流产。这可以通过口服或者由医生植入阴道。它的成功率能达到80%～90%。它的优点是避免了手术。缺点为如果失败，患者可能还须做扩张刮除术。这种治疗产生的疼痛和流血与自发流产相似。对于不能忍受疼痛和流血的女性来说，外科手术可能是个更好的选择。

周期性流产

它指在孕20周或者更短的时间内连续流产3次或者更多。当这种情况出现时，就预示着未来很有可能复发。我们经各种血液测试以寻找致病的潜在原因。这些原因包括父母染色体异常、异常血液凝块问题、激素（例如，失控的糖尿病和甲状腺疾病）和自身免疫问题。有过流产经历的女性往往认为自己会再次流产。尤其是对失去第一胎的女性来说，再次尝试流产令人恐慌。但是，请不要害怕。继续照顾好自己，才有机会在下一次怀孕中获得正常的胎儿。

◆ ◆ ◆ 流产后继续努力

最近，我经历的一件事触动了我内心，让我意识到流产经历对于一位女性来说是多么的痛苦。丽贝卡，一个怀孕28周的初产妇。我引导丽贝卡做完适合28周左右孕妇的标准测试所有系统都正常——一切都按计划进行着。然而，在整个诊断过程中，丽贝卡脸上露出一丝痛苦的表情。她问是否能够再用超声波检查一下她的胎儿。我问是不是她在担心着什么特别的事情。让我感到大为惊讶的是，丽贝卡将双手捂住脑袋然后悄悄地开始抽泣。她承认害怕会发生对胎儿不利的事情。一年前，她曾在孕8周时流产。她告诉我她因为那次经历失去了判断力。由于她没意识到流产有多么普遍或者说每个人都可能遇到流产，她认为自己幼稚而生自己的气。在她从失去胎儿的痛苦中恢复后，丽贝卡和她的丈夫小心地再次尝试，随后她成功怀孕了。然而，由于之前的流产经历，因此她内心始终存在一个阻碍她和胎儿联系的物质。她仅仅是太害怕再次受伤。

丽贝卡和我聊了很久。我劝她这么想是正常的，也许只有当她双臂抱着宝宝时，她才会真正产生对宝宝的牵挂。第一次的流产经历夺走了那种对第一胎的美妙天真的强烈情感，但是我想让丽贝卡认识到经历过这种痛苦的人不止她一个。不幸的是，就像其他失去胎儿的妈妈一样，这已成为一种生活现实。

艾莉森◆◆◆

◆◆◆ 第三次努力

温迪是一位34岁有一头传统爱尔兰红发的理疗师。她也是为两个宝宝卖力的母亲。她自己在很多兄弟姐妹中间长大，她一直梦想能生三个宝宝来建立一个属于她自己的完整家庭。在她顺利地孕育前两个宝宝后，第三次的怀孕经历却成为一种不同的经历。她的第一次努力以大约6周的初期怀孕结束。这次病变她接受了扩张刮除术。尽管都用了扩张刮除术但仍未成功。当我看她第四次努力时，我针对周期性流产成立了一个工作组，她的测验结果在抗磷脂抗体并发症的条件下呈阳性。抗磷脂抗体并发症是一种自身免疫失调疾病。温迪接受了一位血液学家的治疗并开了一种叫作依诺肝素的血液稀释剂。

这次，我是治疗她的内科医生。在孕12周之前，几乎我每周都会去看她，12周后我每两周会看她一次。谢天谢地，这次她将会生下一个健康的宝宝。然而，在她真正双手抱着她的儿子之

325

前，每次来参加诊断时，她都会担心。温迪因为流产遭受如此大的创伤以致她不敢相信一切都将正常进行。我也在温迪怀孕后不久怀孕了。我们在成功怀孕的憧憬中都会为彼此打气。在我顺利分娩后，我每个月都要拜访温迪一次。然而，我们的经历显示了流产即使对于有经验的母亲来说也非常令人沮丧。

伊冯◆◆◆

异位妊娠

异位妊娠就是在子宫外的任何地方进行的怀孕。异位妊娠最常见的地方是输卵管里，也被叫作输卵管妊娠。

下面将说明异位妊娠是怎么发生的：一旦精子与卵细胞在输卵管中完成受精作用，胚胎将会花费3～4天从输卵管游到子宫中。如果输卵管有狭窄的地方或者管道周围有伤疤，通道可能变得更狭窄。正在发育的胚胎可能会在努力通过管道的时候被卡住。子

宫内膜炎或者骨盆被衣原体感染都可能产生这种伤疤。然而，很多时候，找不到具体的原因。不能按程序钻进子宫壁内，这个受精卵就会攀附在输卵管内壁。与子宫内壁相比，输卵管就像纸一样薄，它原本就不是用来承载胚胎的。最后，不断生长的胚胎会挤破输卵管。这可能导致体内出血。如果出血没被及时发现，可能会导致孕妇死亡。

据美国国家卫生研究院的数据显示，50%的经历异位妊娠的女性的输卵管均出现肿胀或者有曾患盆腔炎。但将近85%异位妊娠的女性最终都能通过常规方式分娩。

我们通常在6～7周时就能诊断出异位妊娠。且在所有导致非正常怀孕的原因中，异位怀孕出现的概率只占1%。

监控激素水平也能帮助我们诊断出异位妊娠。输卵管妊娠时，B人绒毛膜促性腺激素升高的水平不及正常怀孕。因此，我们通常可以通过综合超声波和激素水平测试两种技术来辨别是否为异位妊娠。

◆ ◆ ◆ 所有异位妊娠的妈妈

比琳达是一位24岁的孕妇，我们可以听到从医院走廊传来她因痛苦而发出的叫声。

"怎么了？"当我们准备超声波仪器时，我们问她。我们努力获得她痛苦的来源。"哪里痛吗？早产分娩吗？韧带周围痛？阑尾炎？"比琳达的医疗记录显示她在此之前从未接受过胎儿期的护理，并且她的身体看起来能顺利进入孕晚期。

"宝宝在踢我呢！"她抽泣着说。我们面面相觑，都摇着头。大多数孕妇能感觉到胎动，有时可能会有点儿不舒服。但并不会像比琳达看起来这样严重。超声波显示比琳达怀孕32周后的子宫仍然处于怀孕前的常规大小。最后，我们认为受精卵移动方向错误，经过输卵管远端，最终进入她的腹腔。然后，胚胎被植入腹腔并开始在腹部主动脉上生长。腹部主动脉是一条巨大的血液运输管道，胚胎可能已经进入那里。当然，胎儿就会在它生长的

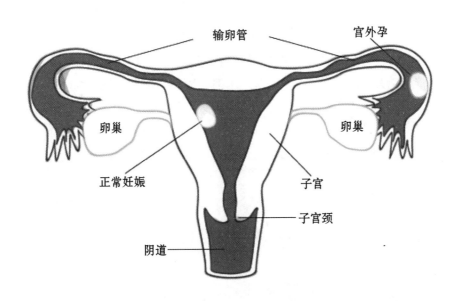

图8-2：异位妊娠相对于正常妊娠

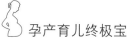

时候汲取它所需要的血液供应。它就在主动脉上形成了一个胎盘并且没有被人发现。当胎儿照常规在子宫里发育时，孕妇不会因为他踢动过猛而受伤害。但是比琳达确实是在肝脏、脾脏以及肋骨间受到胎儿的猛击。最终，我们为其执行了一次紧急剖宫产。这在技术上甚至不能算作剖宫，因为胎儿并不在子宫中。这个疯狂的故事有一个圆满的结局——我们母子平安，并且宝宝也很健康。由此也可证明生长中的胎儿极富适应力。

◆ ◆ ◆

治疗异位妊娠

为了避免输卵管破裂和内部流血，异位妊娠一旦被发现就需要及时接受治疗。

针对异位妊娠最常见的疗法是外科手术。手术涉及从输卵管中移除胎儿或者移除整条输卵管。第二种疗法是用一种被叫作氨甲蝶呤的化疗剂。

氨甲蝶呤能引起输卵管里的胎儿组织溶解。在极少情况下，输卵管妊娠会自发溶解。关于治疗模式的所有决定都需要在妇产科医生指导下进行。

我们能在这里和你共享的医学信息不能改变这个事实：流产仍然令人绝望和恐惧。

即使对于能顺利进行的下一次怀孕，你可能还会担心流产会再次发生。但是，结合我们数年来的实践和自身的个人经验，几乎我们所有经历过流产的孕妇最终都会顺利生下健康的宝宝。

第九章 高危妊娠

读过这本书的大多数人可能都不必用到这章。它涵盖了一些可能会使人紧张的信息，但是请不要惊慌。即使你被诊断处于高风险状态，你也不必惊恐。因为尽管我们目睹并处理过很多并发症，但在绝大多数时间里，我们保证了母婴的健康。希望这章对已经被诊断有这些情况的人们或者只是想提前知晓当这些问题出现在自己身上后将会发生什么的人群有所帮助。

需要再次强调的是，这些问题中的任何一种出现在你身上的可能性都不大。

如果危险的确变成了现实，请你一定要相信你的医生团队将会配合你以确保胎儿的安全并使你顺利分娩。那么，什么能引起胎儿高风险呢？是孕妇的年龄、家族史还是并发症之前用药。

例如，得了妊娠高血压综合征会增加早产的概率。生长在子宫颈上的胎盘可能引起致命的流血事故。失控的糖尿病可能增加胎儿先天残疾的概率。然而，年龄却不一定导致你成为高危孕妇的必然原因。同样，仅仅因为你的妈妈或者姐妹曾是高危孕妇也不能说明你便也一定会是。

怎样监控高危妊娠

现代产科学的一大重要进步是能评估胎儿在子宫内的情况，然后再决定继续怀孕是否安全。在

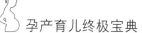
很多高风险的状况中，此时子宫可能不是胎儿生长的最佳地方，并且，此时分娩非常有必要。为了检查到胎儿的状况，产前胎儿心率检测非常有必要。

有很多测验可以用来评估胎儿的健康状况，但是本章的目的在于概括介绍产前胎儿心率检测的这种最常用的方法。它被许多产科医生使用过，并被叫作修改生物物理配置文件。它由两个部分组成：

非压力测试

在非压力测试中，孕妇被连接到电子胎儿监控器上。这台电子胎儿监控器每20分钟将会记录一次胎儿的心跳速率以及子宫内的活动情况。这台监控器同样被用于力作用期间。当宝宝吸收到胎儿所需要的所有氧气，胎儿的心率将会一拍一拍地发生变化，心率的记录看起来就像是一条锯齿状的线。如果线条在心脏收缩后是平的或者下滑，也许胎儿的情况并不乐观。当非压力测试正常，接下来7天之内的死产发生概率就为5/1 000。

羊水指数

羊水指数可以通过超声波检查测量。由于这些液体基本上都是胎儿的尿液，一次常规的羊水指数检测能告诉我们宝宝的肾脏正常，因为他能吸收足够的氧。

先兆子痫

先兆子痫是一种由怀孕引起的高血压。这种情况曾被称作"中毒"，因为医生认为血液里存在一种毒素。这种毒素能使孕妇感到恶心。该毒素影响了5%～10%的孕妇，它也是导致15%的孕妇死亡的原因。在美国，母亲死亡发生率为10万次分娩中出现8次，然而，在发展中国家的某些地方它在分娩中的发生率仍然高达11%。

有很多不同的关于先兆子痫怎样发生的理论，包括免疫系统功能紊乱、胎盘异常、血管受损、遗传易染病倾向。然而，这些理论没有一个被证实过。所以，先兆子痫的诱因仍然不被人知道。先兆子痫大多在孕20周后发生，并且75%的这种情况发生在孕37周之后。

风险因素

引起先兆子痫的风险因素：

1. 孕前患有原发性高血压病。

2. 先前怀孕中有先兆子痫的病史。

3. 第一次怀孕。

4. 年龄超过35岁。

5. 怀孕前或者怀孕期间有糖尿病。

6. 怀上了双胞胎或者多胞胎。

7. 自身免疫问题。

8. 早已存在的肾功能问题。

9. 潜在的血液凝结失调，比如抗磷脂抗体症候群、凝血因子V突变、蛋白C缺乏症，以及血酶缺乏。

10. 肥胖，体质指数（具体算法见第二章61页）超过30以上。

诊断与症状

当怀孕的女性血压持续升高或者尿液中出现了蛋白质，先兆子痫就会被诊断出来。这也可能与脚部、手部和脸部的水肿有关，

尽管这些症状在正常的怀孕中也会出现。在每次诊断中，医生都会从你的血压和尿液中来寻找先兆子痫的痕迹。在大多数情况下，患有先兆子痫的妈妈会感觉完全正常。

如果在一次会诊中，发现孕妇的血压升高，她将在接下来的几个小时里接受观察以及血液和尿液测试的评估。如果血压在6个小时过后仍然保持很高的水平，那么诊断结果便为先兆子痫。

轻度先兆子痫的诊断标准：

收缩压（收缩压：顶部数字）持续在140～160毫米汞柱或者舒张压（舒张压：底部数字）在90～110毫米汞柱（正常的血压读数应该低于140/90）。

尿液内蛋白质含量（24小时收集的尿液中蛋白质含量超过300毫克，正常情况下少于300毫克）。

重度先兆子痫的诊断标准：

1. 收缩压持续高于或者等于160毫米汞柱或者舒张压高于或者等于110毫米汞柱。

2. 尿液中的蛋白质含量（24小时收集的尿液中蛋白质含量超过5克）。

3. 头痛症、视觉模糊，或者腹

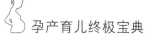

部的右上1/4处或者刚好在胸骨下方的部分痛。

4.HELLP综合征：这代表溶血、肝酶升高及血小板减少为特点。在这种情况下，血细胞出现问题，引起贫血症和血液凝结问题。除此之外，肝脏膨胀引起血液中肝酶含量升高。

5.尿液排出量下降。

6.惊厥，即先兆子痫和突发病的症状。

治疗

先兆子痫的唯一疗法即是分娩。由于诱因和传统高血压的不同，血压药物治疗对先兆子痫几乎不起作用。然而，医生可能会在你分娩前用血压药物来暂时控制你的血压。在某些情况下，孕妇的长期卧床休息会对疾病有所缓解。如果在孕期被诊断患有先兆子痫，建议那个时候就终止妊娠。这种情况发生得越早，情况便越复杂。在这些情况下，我们会努力寻找平衡点。当对孕妇的危险超过对宝宝的危险时，我们就会为孕妇终止妊娠。先兆子痫出现的最糟糕的时间是在孕中期

或孕晚期的最初阶段。在此阶段，如果分娩，宝宝可能会产生许多并发症，然而，对孕妇健康构成的威胁却可能促使早产的发生。

◆◆◆ 我的先兆子痫

当我33岁时，怀孕了。我非常想继续工作到我的预产期。我以为我会待在办公室，然后跑到医院，分娩，花几周时间干完这一连串事情就马上回来。从不知道这个计划竟会改变。

孕29周后的一天，我开车去工作，突然感到一丝头痛。当我到达办公室的时候，我感到视线有点"模糊"。护士检查了我的血压，发现血压值为160/100。过一段时间后，护士再次检查了我的血压。发现数值攀升到160上方时，我疑惑地盯着仪器。始终无法相信这个事实，我知道的下一个事是为预防早产，我要服用类固醇。短时间内，只要我能完全平躺在床，我的血压便能保持平稳。我像那样在医院待了两周。

孕31周时，我的血压猛升到180/110，而且我还患上HELLP综

合征。我的肝功能测试糟透了。血液凝结功能开始下降。我需要开始分娩了。我的分娩在药物诱导下进行得非常快。我生下了我的儿子卢克。他只有1.6千克。一分钟后，他就被推进新生儿监护病房里进行人工呼吸了。

在分娩期间以及产后，我接受了一种叫作硫酸镁的药物治疗。这种药物治疗是为了防止患了重度先兆子痫的孕妇产生痉挛。这种药让我感觉非常糟糕。24个小时后，我的血压终于开始下降。

尽管我进过新生儿监护病房无数次，我还是没有心理准备在那里见我的儿子。卢克带着呼吸器，他那么瘦并全身红肿。我只能和他待一会儿，因为当我离开床，我的血压又会开始上升。

几天后我回家了，并服用了将近两个月的降血压药物，直到我的血压数值最终恢复正常。经历过曲曲折折的道路后，卢克在35天后告别了新生儿监护病房，体重只有1.8千克。但谢天谢地，现在卢克是一个8岁的健康的孩子。他没有因为早产受到不良影响。

我的经历以一种不同于由教科书获取的关于先兆子痫的信息的方式让我了解了这种疾病。

它改变了我的人生。并且使我意识到，它的确是一种无源头、无预兆、无症状的疾病。

艾莉森◆◆◆

正如艾莉森的痛苦经验显示，在先兆子痫突发之前，很少有或者没有症状。甚至很多女性在患上该病时仍然感觉良好，对她们体内正发生着什么全然不知。

并发症

如果先兆子痫的并发症长时间未被发现，情况便会变严重。这些并发症包括痉挛、中风、肝脏破裂、肺积水，以及器官故障。胎儿的并发症包括胎盘早剥，血流量减少和生长问题以及低羊水量。幸运的是，一旦先兆子痫被诊断出来，胎儿和胎盘都将被娩出，症状也将会在几天内消除。在某些情况下，升高的血压持续不下。这种情况就需要暂时使用降血压的药物了。

糖尿病

糖尿病是一种新陈代谢疾病。它的特点是患者血糖较高。正常情况下，机体的胰腺能产生一种被叫作胰岛素的激素。胰岛素能保持血糖平衡。

如果胰岛素含量太低或者机体抵抗它的作用（阻抗），血糖便会变得很高。此时，你便患上糖尿病。正如你可能知道的，糖尿病是当前的一种流行病。据美国糖尿病协会的报告，糖尿病是七大首要死亡原因之一。它影响了将近2 360万美国人。年龄在20岁以上的所有女性当中有10%都会患上糖尿病。不能治愈的糖尿病是并发症多发的罪魁祸首。这些并发症包括心脏病、中风、失明、肾病、神经问题、流入腿的血流量减少。它也是最常见的孕期并发症。

尽管如果没有控制好，糖尿病会对怀孕产生严重的危害，但是进行细心的护理严格控制饮食，保持健康的生活习惯，便可以拥有健康的孕期。

孕前糖尿病和孕期糖尿病的区别

●**孕前糖尿病是显性糖尿病：**这些孕妇中的大多数人在来做胎儿期诊断之前便知道她们有糖尿病，因为之前她们就被初级保健医生诊断过。理想情况下，她们的血糖水平都能通过饮食、药物，或者胰岛素注射并结合运动，先于怀孕而受到极好的控制。

在某种情况下，一名女性可能在胎儿期诊断时发现糖尿病症状，可是以前从未正式诊治过。如果你有长时间饥渴、尿频，或者突然之间体重意外下降的症状，请立即前往医院请医生诊治。这些是糖尿病的警钟。你将会接受一种检查血液中葡萄糖水平的测试。如果任意一个葡萄糖含量值都高于200毫克/分升或者你的空腹葡萄糖值（早上没吃任何东西时的葡萄糖值）超过125毫克/分升，你很可能患有孕前糖尿病。

•孕期糖尿病是怀孕期间产生的糖尿病： 在美国，该病影响将进4%的怀孕女性。胰腺分泌的胰岛素是负责维持血糖正常水平的激素。在怀孕期间，胎盘分泌的一种激素——胎盘催乳素，阻碍了胰岛素的作用。因为一些仍然不明的原因，一些女性对这两种激素的争斗非常敏感。这些女性成为了"胰岛素抵抗者"。她们需要更多胰岛素来保持血糖水平正常。这种情况最终发展成为孕期糖尿病。

易导致孕期糖尿病的原因：

1.先前的孕期糖尿病史。

2.肥胖。

3.成人后开始患糖尿病的牢固家族病史。

4.多胞胎。

5.慢性高血压。

6.先前生出一个巨大儿的经历。

诊断

因为胎盘分泌的激素在孕20周后会引起胰岛素抵抗加强，大多数患孕期糖尿病的孕妇都会在孕24～28周被诊断出来。一些医生从所有孕妇中筛选孕期糖尿病患者。然而，另一些只从有高风险因素的孕妇中筛选。

如果怀疑有孕前糖尿病，你可能在第一次诊断中就会被检测出。如果你在这次早期诊断中没被筛除，医生会要求你会在孕24～28周进行复查。

治疗

那么，如果你接到一个告知你患了孕期糖尿病的电话，会发生什么？

首先，别慌张。只要你足够努力，你将收获一个更健康的自己和一个健康的宝宝。

诊断后，你可能会被介绍给一位内分泌学专家（一位激素专家）兼营养师进行咨询。这些专家将会让你了解你的情况，说明适合糖尿病患者的饮食，并教会你每天怎样监控血糖水平。

最初，你将被要求每天用一台血糖检测仪做4～5次血糖检测。为了检测血糖，你要每次收集一滴血液在测验条上，并将之插入检测仪中。葡萄糖颗粒非常小。因此，它们可以任意穿过胎盘进入你的胎体内。如果你的血糖太高，胎儿将会接触过多的葡萄糖进而导致并发症的发生。

你的血糖水平目标如下：

空腹：<95毫克/分升

饭后一小时：<140毫克/分升

最初，你将企图仅仅通过控制饮食和恰当运动来维持正常的血糖水平。理想情况下，你的饮食应该包括55%碳水化合物，20%蛋白质，以及25%脂肪。最好全天吃三餐和三次点心。一定要记住：你仍然需要吃东西，而且要吃得健康。这个时期不是严格遵守低热量饮食的时期。

运动也很重要。运动能帮助你降低血糖水平。每天坚持进行30分钟的运动。尤其是饭后马上散步对降低血糖水平十分有效。

如果饮食和运动都不够维持正常的葡萄糖水平，你可能需要口服药物或者开始注射胰岛素。胰岛素疗法是多年来治疗孕期糖尿病的支柱，然而很多研究表明口服药物也很有效。例如，格列本脲和二甲双胍。请向妇产科医生咨询关于这方面的内容。

你可能会发现随着你孕期的深入，尽管保持了良好的饮食习惯和运动习惯，但你的血糖水平在不使用胰岛素或者药物仍然很难达到较好的控制效果。

这种现象很普遍，因为胎盘分泌的激素水平持续升高并且你的机体变得更加抵抗胰岛素了。因此，不要担心。根据医生的指示，调节好你的胰岛素或者药量即可。或者如果你之前只靠控制饮食和运动来控制葡萄糖，你可能需要开始注射胰岛素或者口服药物。

除了血糖监测，你可能也要接受更多的超声波检查来追踪胎儿生长。患孕期糖尿病的孕妇的胎儿存在更大的生长风险。这会导致复杂的阴道分娩或者更需要剖宫产。对于服用糖尿病药物的女性来说，还需要在孕期快结束时用非压力测试和羊水检测进行监控，以确保能够顺利娩出一个健康快乐的宝宝。

在临近预产期时，请不要对医生推荐引产而感到惊讶。因为糖尿病增加了顺序的风险，你的分娩将会得到更加慎重的安排。你可能需要通过静脉注射胰岛素。

目的是当宝宝出生后，他的血糖也在正常范围内。通常刚分娩的糖尿病产妇需要在新生儿监护病房里接受观察，以防出现低血糖症状。

控制这种情况需要你花大量的工作和努力。但当你双手抱着那个漂亮而健康的宝宝的时候，你便会见到你的成果。

并发症

未得到较好控制的孕前糖尿病和孕期糖尿病有关的并发症包括流产、早产儿，尤其是心脏畸形和巨大儿，这样的胎儿先天残疾的风险更高，以及临近预产期出现死胎的风险也更高。患有孕前糖尿病和孕期糖尿病的孕妇患先兆子痫的风险也更高。

产后

如果你努力治疗孕期糖尿病，你会发现分娩后，你将不再需要注射胰岛素或者口服药物。血糖水平通常会在分娩的第二天恢复正常。

因此一定要确保怀孕后按照主治医生或者内分泌学医生的指示做。他们会在宝宝3个月大的时候进行葡萄糖测试。但50%患孕期糖尿病的女性都会在今后人生的某个阶段患上显性糖尿病。最好的预防措施是通过健康饮食和经常运动保持一种健康的生活方式。

宫颈机能不全

宫颈机能不全是一种子宫颈功能下降并发生膨胀的情况。它通常会导致在孕中期流产的情况。宫颈是你身体一个值得注意的部分，当你怀孕时，子宫颈担任把胎儿锁在子宫内的"大门"的角色。让人感到惊讶的是，子宫颈通道，一个子宫颈中间的小孔，在分娩时能够扩大到10厘米以便让胎儿从子宫中出来。

正常情况下，子宫颈会因为子宫收缩张开或者扩张。但当出现子宫颈机能不全时，即子宫颈通道打开太早而且胎儿在怀孕期满之前就被分娩到途中；这经常发生在孕18～24周之间，也就是在胎儿有存活能力之前。

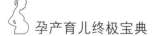
这是一件让孕妇以及家人都很绝望的事情。因为我们已经处理了很多这样的情况，所以，作为医生的我们也非常难过。

宫颈机能不全发生率在每100胎1次到每2 000胎1次之间。

症状

不幸的是，因为这种情况的特点是子宫颈开放时不会感到疼痛，所以在发现症状时，可能已经太晚了。如果在你的骨盆里有压力增加，阴道排放量异常，或者阴道出血，请立即去医院。如果一位女性在孕15~24周之间诉说着这些症状，她会接受阴道检查以及超声波检查以确保子宫颈的闭合。

风险因素

宫颈机能不全的风险因素包括：

1.曾有在孕中期流产的经历。

2.多胞胎引产或者自发流产的病史。

3.子宫颈动过手术的历史（电圈切除术、冷刀锥、截肢宫颈）。

4.子宫异常以及多胞胎。

诊断

关于这种情况既有好消息也有坏消息。坏消息是，通常诊断出病情的时候已经太晚了。好消息是，如果确诊得足够早或者如果我们知道你以前怀孕时遇到过宫颈机能不全，这种情况能被治疗并且你有很大的机会生下一个健康的宝宝。

诊断这个问题的关键在于妇产科医生了解你先前的产科病史。如果你在孕中期出现过流产的现象，一定要做好记录并写下详细过程以便同你未来的产科医生探讨。典型的症状就是你感觉到阴道受压迫以及腹部下方的阴道排放量增加或者出血。在某些情况下，羊水破裂。通常在这时你才会去医院请医生诊治，但此时可能为时已晚。在某些情况下，你运气好可能碰巧在妇产科医生的办公室。在那里做超声波检测并且医生发现了缩短或者扩张的子宫颈。在其他情况下，因为你有过上面提到的危险因素之一，产科医生会对你进行15~24周严密的监测。

子宫颈长度

子宫颈是一个圆筒形器官。它实际上位于子宫的最下方。正常情况下，它长3～5厘米并且有稳定的坚实度。与做子宫颈抹片检查相似，通过在阴道置入反射镜，子宫颈可以被看到，它的长度也可以通过超声波来测量。

对于有患宫颈机能不全或高风险的孕妇，以及拥有以上任何症状的孕妇来说需要进行子宫颈测量。如果它的长度少于2.5厘米（大约1英寸），这可能意味着子宫颈缩短且有提前张开的可能性。

治疗

子宫颈环扎术是一种治疗宫颈机能不全的疗法。它是在子宫颈4周缝针以便收紧它。那样它就不会扩大。它是由一种缝合线实现的，这种线非常结实。把你的子宫想象成一个底部开口的袋子，环扎术就像系钱袋的绳子将开口收紧。环扎术在麻醉下通过阴道或者骨盆置入。阴道环扎术最简单并已被证实非常有效。它们在怀孕16～18周期间被置入，以便在子宫颈真正张开之前供预防之用。腹部环扎术是为之前尝试阴道环扎术失败的女性保留的方案。

是否通过超声波检查偶然发现了子宫颈缩短以及随后的环扎术真正起到预防早产的作用仍然是极富争议的热点研究问题。但是根据我们的经验来讲，如果我们发现一名有高风险因素或者有阴道受压迫症状的孕妇性的子宫颈缩短，我们会预防性地给她做环扎术。

除了做环扎术，一些患有宫颈机能不全的女性可能会因卧床休息获益。要这样想：如果你有一个装了一只大西瓜的口袋。口袋底端有个洞。这个洞只是用系钱袋的绳子绑了一下。那条绳子仅靠自身可能不够结实以致不能防止西瓜掉落下来。然而，如果你把这个袋子侧着放下，将绳子放在适当的位置，你可能把西瓜留在口袋里的概率更大，因为开口处承受的压力减小了。

在某些情况下，在子宫颈已经张开后还能置入环扎术。这被叫作"紧急环扎术"。不幸的是，这种情况下置入的环扎术有失败和产

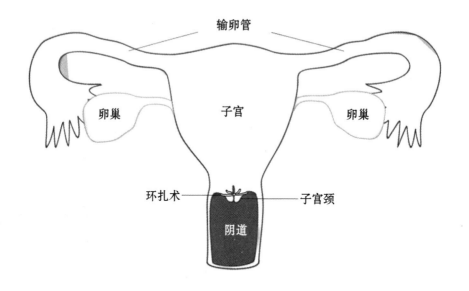

图9-1：环扎术

生并发症的风险。环扎术引起的并发症包括感染和破坏羊水。

医学是一门艺术，每位妇产科医生针对此种情况可能有不同方法。因此，可以和你的医生谈谈他或她的医学实践是什么。

◆ ◆ ◆ 一次环扎术经历

我喜欢玛格丽塔。我们已经认识将近9年了。我们有共同的爱好，即都喜欢观看朝鲜歌剧。我们生第一胎时同时怀孕。但和我不同的是，她怀孕非常艰辛。玛格丽塔曾打电话给我，诉说盆骨受到异常压迫。我在医院给她做了评估，认为一切正常。但让我沮丧的是，我发现她的子宫颈完全膨胀。羊水袋和胎儿正要掉出来了。这时她才怀孕22周，这意味着她的宝宝没有机会存活。我的心都沉了，但我强忍着，因为在那一刻，她更多地需要一名医生而不是朋友。玛格丽塔在那天失去了她的宝宝。

因子宫颈机能不全失去宝宝是件让每个女性都绝望的事。然而，谢天谢地，它教会了我们预防未来再次发生的事故所需要的知识。玛格丽塔随后顺利怀上两胎。在这两胎中，我们置入了环扎术来防止再次小产。当我接到告知她开始分娩的电话时，我冲进医院偶然发现，她被推入816号分娩室。我非常熟悉那个房间。玛格丽塔9年前在同一间房里失去了第一个宝宝，对于我来说这事好像发生在昨天一样。

分娩后，当玛格丽塔双手举着她第三个宝宝时，我问她是否还记得这间房。她说："记得。"可是这次，室内的气氛与9年前截然不同。玛格丽塔在这次分娩后要求系上她的输卵管。因此，对于我们俩来说，她能在这书写完美篇章，是让人满意的结果。

阿兰◆◆◆

子宫颈机能不全是一种既无法预测又让人绝望的疾病。对于一位辛苦怀胎20周并已经感到胎儿在体内运动的孕妇来说，在毫无知晓的情况下失去胎儿，简直就像噩梦一样。尽管如此，子宫颈机能不全只会影响到0.5%的怀孕。这种情况是如此的糟并且难以预测，以致很多医生现在习惯性地为还没有任何症状的孕妇做

子宫颈的检查。事实上，孕妇的子宫颈可能外观正常但会在一天或者甚至几分钟之内突然扩张。但谢天谢地，环扎术疗法给孕妇带来了希望。如果没有它，孕妇就不能怀胎到期满。

前置胎盘

前置胎盘指的是一个临近或者遮盖子宫颈通道的胎盘。由于子宫颈是在阴道分娩期间出入子宫的门户，如果出现前置胎盘的现象，就需要对产妇进行剖宫产手术。

我们通过前置胎盘与子宫颈通道的关系来描述它们：

●**完全性前置胎盘**：宫颈口完全被胎盘覆盖。

●**部分性前置胎盘**：胎盘覆盖住部分宫颈口。

●**边缘性前置胎盘**：胎盘边缘刚好临近但不覆盖宫颈口。

●**低置胎盘**：胎盘边缘离宫颈口不到2.5厘米但不覆盖它。

通常前置胎盘能够在孕20周的时候通过超声波检查被诊断

出来。尽管如此，典型的、部分性、边缘性前置胎盘或者低置胎盘都会随着子宫的张大而让开通道，将胎盘拉离子宫颈。然而，完全性前置胎盘趋于固守原地，在整个孕期覆盖子宫颈。

风险因素

1.经产，意思是女性不止有过1次分娩经历。

2.孕妇年龄偏大。

3.先前进行过剖宫产。

4.做清宫术或刮宫术时人流或者小产的病史。

5.吸烟。

6.前一胎患过前置胎盘。

诊断与并发症

随着今天对超声波的利用，大多数前置胎盘都能在产前护理中诊断出来，然而在过去，孕妇通常是在孕晚期因为无痛阴道流血才被诊断出来。有时，前置胎盘的症状可能在孕中期出现。这正如伊冯自己的情况。前置胎盘最常见的症状是无痛阴道流血且血液呈淡红色。流血在没有前兆或疼痛的情况下开始且流血量可能不同。后者通常会引起紧急剖宫产和需要输血的情况，而且，在非常糟糕的情况下，这会导致胎儿和孕妇死亡。

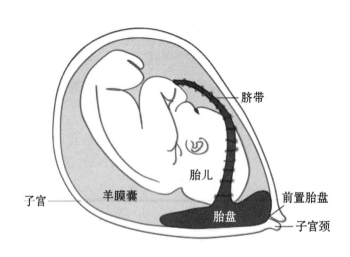

图9-2：前置胎盘

◆◆◆ 前置胎盘

在一个周五的早晨，我醒来后走进盥洗室，突然发现马桶里满是淡红色的血液。我怀第二胎才14周。我感到非常恐慌。我会失去我如此努力才怀上的这个宝宝吗？ 但是我内心的某种信念告诉我，我的宝宝还活着。也许是因为我前一天晚上的运动量比正常情况下大。

我冲进办公室，阿兰刚好在那里。因此，我请求她帮我看看胎儿是否出问题。谢天谢地，胎儿正常，但是那是我第一次发现我的胎盘完全贯穿着我的子宫颈。我去看了被称为"柯利弗"的博赫纳医生，最受我们喜爱的围产学家。他认为胎儿看起来正常，且此时对前置胎盘的诊断还过早。几天后流血停止了。而且，我也请了假休息，然后继续产前护理并做了最好的打算。

孕20周时，我做了解剖学观测并且发现我的胎盘仍然覆盖着子宫颈。我听从了对患前置胎盘人群的常规建议，停止了性生活并减少活动量。取消了剧烈运动，换成了缓和的散步，但是我继续处理日常的工作事务。

一天早晨，当柯利弗来到我们的办公室为孕妇做扫描，我让他再看看我的胎盘。非常肯定的是，孕24周时，我的胎盘一点都没移动而且仍然挡住我子宫颈的开口。柯利弗，作为一位聪慧而传统的医生，要求我马上停止工作并上床休息。尽管第14周后我没有再流血，他认为每天跑到如此繁忙的医院分娩对于一个情况如此危险的孕妇来说不合适。过多的体力劳动可能引起早产以及子宫收缩，并且那些运动可能引起有害的流血事故及早产。

在大量哀诉和抗议后，我接受了医生的建议并在那天彻底停止了工作，直到宝宝满了30周并顺利度过了严重早产的危险期后才回去上班。

在那之后我严格遵循每天工作4个小时的计划。柯利弗通过定期超声波检查来帮助我确保宝宝的正常发育。我在孕37周时做了一次羊膜腔穿刺术以保证宝宝的肺发育成熟，然后在孕37周通过剖

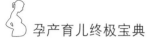

宫产生下了我漂亮的女儿凯莉。我没有再遇上流血期并且非常庆幸顺利度过了这种有潜在危险的并发症。

伊冯◆◆◆

治疗

一旦诊断出孕妇是前置胎盘，医生会建议她们不要进行性生活、不要运动过度，甚至做数字阴道测试。

如果发生了轻度流血并且宝宝仍然早产，那么孕妇通常要住院卧床休息直到流血停止。如果流血严重，孕妇可能会在怀孕的剩余时间里住院卧床休息。

一位患有完全性或者部分性前置胎盘却没有流血的孕妇，我们建议她在孕37周的时候做羊膜穿刺术以确保胎儿的肺发育完好，然后通过剖宫产分娩。这需要在怀孕期满的前几周进行，以减少她进入分娩并因为子宫颈扩张而大量流血的可能性。至于那些患边缘性前置胎盘或者低置胎盘的孕妇，你可以和医生讨论尝试阴道分娩是否明智的问题。只是要注意：如果你在分娩期间遇上了过度流血事故，你需要马上去医院。

胎盘早剥

胎盘早剥出现在分娩前胎盘与子宫壁分离时。由于氧气和营养物质都是经胎盘由孕妇传给胎儿的，分裂可能导致缺氧，胎儿危险，甚至胎儿死亡。

因为分裂出现的胎儿死亡的概率要比正常情况下高9倍。在200次分娩中，只有1次出现分裂的可能。

症状与风险因素

与胎盘早剥相关的症状包括阴道流血以及腹痛。胎儿通常会在胎儿监测器上显示出危险的迹象。大多数分裂发生在分娩开始之前。风险因素包括：

1.慢性高血压。

2.先兆子痫。

3.未足月胎膜早破。

4.直接的腹部损伤（车祸、摔倒或者腹部受踢）。

5.使用可卡因。

6.吸烟。

并发症及治疗

胎盘早剥的治疗由胎儿孕育期的长短、流血量以及胎儿的危险程度决定。如果流血过量并且胎儿不能忍受血液流失，建议马上剖宫产。如果血流量小且胎儿心率稳定，可以如期尝试顺产。当发生早产，且流血减轻时，可以通过住院或者在家卧床休息来延长你的怀孕期。

分裂的并发症可能影响到孕妇和胎儿，并且涉及是否需要输血、血液凝固问题以及胎儿缺氧的问题。尽管这些是潜在的严重并发症，但医生也会迅速采取行动来纠正这些问题，努力让你和胎儿都很安全。

胎盘增生，植入性胎盘以及穿透性胎盘

正常情况下，在分娩后，胎盘很容易从子宫上脱落。发生脱落现象是因为子宫内膜与胎盘间可以自然分离。在胎盘增生、植入性胎盘以及穿透性胎盘中，胎盘以一种异常的方式附着在子宫内膜上。在胎盘增生中，胎盘直接附着在子宫内膜上。在植入性胎盘中，胎盘生长进入子宫的肌肉层里。最后，在穿透性胎盘中，胎盘穿过整个厚厚的子宫壁生长到子宫的外表面。

谢天谢地，这种情况的发生率非常少，大约每2 500次分娩中仅出现1次。风险因素包括先前的剖宫产，先前的子宫手术，以及前置胎盘。

诊断

大多数孕妇在分娩前都没有任何关于这种情况发生的前兆。我们通常在分娩时发现胎盘不能及时与子宫分离或者我们只能够取出部分时才能诊断出是否胎盘增生、植入性胎盘，或者穿透性胎盘。这通常与出血有关，因为胎盘不能完整地被产妇分娩。

如果你的风险增大，例如，曾有因为前置胎盘做过剖宫产的病史，分娩之前医生应能判断出。一位有经验的放射科医生或者围产学家可能在产前护理时通过使用

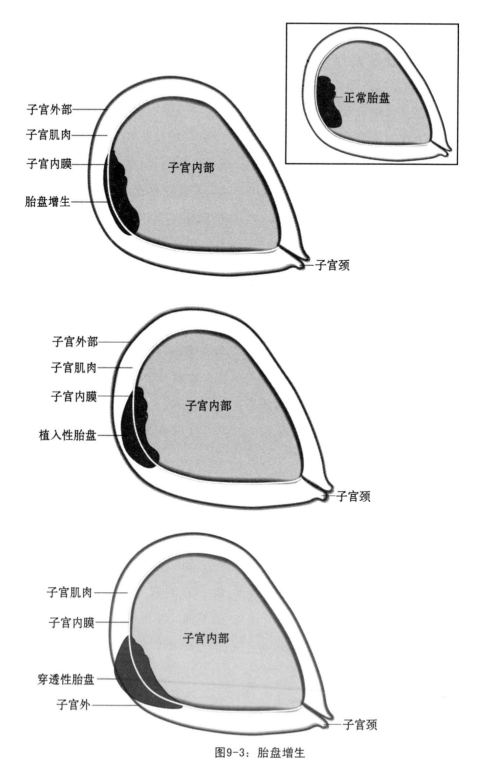

图9-3：胎盘增生

346

超声波或者一个磁共振成像就能够从孕妇身上发现是否有这种情况。

治疗

大多数患胎盘增生、植入性胎盘，或者穿透性胎盘的孕妇必须在分娩后马上进行子宫切除术或者移除子宫。然而，对于那些想要再次怀孕并且需要流血症状有所缓解的女性来说，可能需要使用更传统的治疗。

胎膜早破

胎膜早破的意思是羊膜在子宫收缩开始之前破裂。到预产期时，这种情况约为每100胎中出现10例。孕37周之前，大约有3%的孕妈妈会遇上胎膜早破。这些孕妇中的大多数人将会发展成早产。实际上，胎膜早破是引起早产的最普遍原因。

病因与风险因素

与早产类似，胎膜早破的起因通常不明显。一些风险因素如下：

1.阴道、膀胱或者骨盆感染。

2.吸烟。

3.先前患胎膜早破的病史。

4.孕妇营养不良。

5.多胎妊娠。

6.在孕中期或者孕晚期发生阴道出血。

症状与诊断

患胎膜早破的女性会发现从阴道渗出的清晰的粉红色的液体。这种液体可能很少且持续不断，但是它通常也会喷涌而出。孕妇通常都认为是她们去卫生间失禁。然而，液体继续渗漏并且有一种与尿液不同的特有味道。

我们通过检验阴道里流出的液体来对胎膜早破进行确诊。明确的做法是，我们能够测量这种液体的pH值（羊膜中液体的pH值高于6）并能通过显微镜识别一种透明的叫作"蕨样变"的图案。最后，我们可以通过超声波看到低羊膜液体水平。

羊膜囊看起来像一张有弹性的玻璃纸，充当正常情况下胎儿和阴道中的细菌之间的保护屏障。

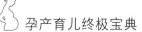

一旦羊水破裂超过24小时，子宫受感染的概率是25%。这种感染可能传给胎儿，引起新生儿受感染以及胎儿危险。因为这个原因，如果胎膜早破在孕34周后发生，我们通常建议孕妇分娩。

◆ ◆ ◆ *深夜之惊*

切尔西怀孕28周了，并且一切进展顺利。在此之前他们有过4次失败的试管授精经历。

一天半夜，我的电话响了。打电话的人是切尔西。她告诉我她刚从睡眠中惊醒，因为她感觉自己湿了。那是一些液体，她怀疑是因为她上床前没有彻底排空膀胱。我让她回去继续睡觉并且告诉她如果事情发生了变化就给我回电话。两个小时之后，也就是在凌晨两点钟，我的电话又响了。切尔西告诉我，她的整张床都被浸湿了。我让她马上去医院以及我会上那儿看她。

我们同时到达。我把她带进诊断室并发现她的羊膜明显破裂了。她的衣服完全浸湿了。

夫妻俩怀疑地看着我。几年前，当我照顾我早产的儿子时，他们陪伴过我。切尔西陪我在新生儿监护病房里度过了无数个夜晚，现在突然发现她很可能也会在那儿生下宝宝。在接受了数年的生育治疗后，他们早已预料到那之后更糟糕的事了。他们内心非常失望和泄气，并且感到恐慌。

新生儿学专家来到他们的房间已讨论早产的潜在后果。他们的脑子塞满了数据，可能性以及未知的事。

切尔西使用了类固醇来帮助胎儿的肺部发育。她也使用了抗生素来防止感染。几天内，她的病情稳定。然而，最后，胎儿开始显示出将受感染的征兆。在那一刻，我们认为分娩的时间到了。

切尔西那晚生下了名叫布莱克的宝宝。宝宝重量只有1.3千克。他马上被送到了新生儿监护病房，并借助氧气、抗生素以及药物来帮助他呼吸。布莱克可能很小，可是他的确是个"战斗者"。他在新生儿监护病房中表现出奇得好，仅仅一个月之后他就能回家了。小布莱克战胜了所有困难，而且从没因为过早步入人间而患上任何并发症。

艾莉森◆◆◆

脐带脱垂

当孕妇的脐带在胎儿之前滑出子宫颈时，脐带脱垂就发生了。仅当羊膜破裂它才会发生，并且一旦它发生了，胎儿必须尽快被娩出。如果脐带在胎儿和阴道之间被拧住或者受到挤压，胎儿的氧气会出现供应不足。

当胎儿不是处于头朝上的位置时，脐带脱垂通常会发生。当胎儿的头部盖住子宫颈，脐带通常不能先出来。你可以试想：如果形状不规则的臀部或者双腿在子宫颈上面，就有更多的空间供脐带脱垂出来。在羊膜穿刺术时，如果胎儿的脑袋没有紧紧地挤压子宫颈，脐带脱垂也能发生。类似的是，如果有过量的羊水，胎儿的头部可能不能在紧靠着子宫颈的地方被放置好，孕妇的脐带也会容易滑落出来。

针对脐带脱垂，最好的措施是马上进行剖宫产。

◆ ◆ ◆ 与孕妇同待一张病床

作为一名医学博士，我发现用手指进行子宫颈检查是一门艺术。实际上你是在未曾看到的情况下直接评估孕妇身体的一部分。这种技术仅仅是来源于经验，就我们而言，这来源于成千上万次检验得来的经验。沿着这个方向，你也能更加熟练地知道你正触摸到胎儿身体的哪个部分。坦诚地说，每个部位都的确感觉有点软、有点滑，但是经过足够多的练习后，你能确切地分辨出那部分是什么。

在我实习的第一年里，我记得一位孕妇在自然情况分娩时，突然，我在监测器上看到胎儿的心率迅速下降……并且持续偏低。当我给她做子宫颈检测看看到底出了什么问题时，我感觉到了胎儿的头部，但是我也感到子宫颈四周的一圈脐带，我能判断这条脐带将会进一步滑落。并且能感觉到血液沿着孕妇的脐带冲出来，

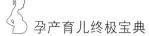

因此，我100%肯定这就是我猜想的脐带脱落。

我提出为其进行一次紧急剖宫产，然后跳上了患者的床上并通过我的双手插入她的阴道以便努力防止孕妇的脐带进一步滑落。同时，护士跑进医院大厅，将病床上的我和患者一同推入手术室。也许如果没有我那非职业的英勇，她也能平安。但是，那是我实习的第一年而且我只是本能地反应。无论如何，她的确需要紧急剖宫产，并且最终她顺利产下了一个健康的宝宝。

阿兰◆◆◆

早产

早产是指怀孕37周之前发生的任何分娩。美国1/8的宝宝都是早产儿。

早产的后果包括宝宝出现呼吸问题、脑瘫、失明，肠道问题以及发育迟缓。早产也是导致新生儿死亡的首要原因。

风险因素

如果你不是初孕，我们通过以下条件评估你早产的风险：

1.如果你的第一个宝宝如期出生，你的风险为4%。

2.如果你的第一个宝宝早产，你的风险为17%。

3.如果你有两个早产儿，你的风险为30%。

导致早产的其他风险因素：

1.肾脏、阑尾，生殖道或者肺部感染。

2.非洲裔美国人——早产在非裔美国人群中的发生率大约为白种人的两倍。

3.一个形状不正常的子宫或者较短的子宫颈。

4.多胎妊娠。

5.吸烟。

6.营养不良。

7.孕中期和孕晚期出现莫名其妙的阴道出血。

8.有过生育治疗。

尽管我们知道这些风险因素存在，超过一半的早产病例的起因仍不被我们所知。早产随时都可能危害到任何怀孕。与网上传言相反的是，早产与性行为或者压力大的工作无关。

诊断

当孕妇的子宫收缩引起她的子宫颈张开的时候，我们能诊断出早产。这与布雷希氏收缩不同。布雷希氏收缩发生在孕37周之前，但事实上子宫颈不会张大。如果我们不确定孕妇是否真的开始分娩，我们可以通过超声波或者测试阴道中一种叫作布雷希氏收缩的蛋白质是否出现来检查子宫颈的长度。这些测试的结果会帮助我们确定谁才是真的面临早产的危险。胎儿纤维连接蛋白测试（FFN）：胎儿纤维连接蛋白是一种胎儿制造的蛋白质。正常情况下，它出现在胎盘附近。它也会出现在早产女性的子宫颈和阴道分泌物中。医生可在孕24～34周之间运用棉签试纸测试FFN。如果在阴道分泌物中发现了FFN，在接下来的两周内，你有25%的可能会分娩。如果FFN显示阴性，紧接着两周内分娩的可能性几乎为零。因此，这项测试被用来确定一位女性是否真的会发生早

产。宫颈长度测试：运用一个阴道探测超声波检查子宫颈长度是我们确定是否有早产分娩的可能性的另一种方式。子宫颈越短的女性早产的可能性越大。

治疗

数年来，人们开发了许多治疗早产分娩的药物。不幸的是，这些药物，通常不能有效地预防早产，而且有过早产经历的女性在下次怀孕的过程中发生早产的概率更高。然而，一些药物能够减缓分娩进程以便能让分娩的准备更加充分。准备过程包括将孕妇送往医院。医院有特有的护理新生儿的新生儿监护病房设备。除此之外，我们可以给孕妇注射类固醇。类固醇能极大地减少早产中最常见并发症的风险，即呼吸问题、消化问题以及脑出血。最后，注射抗生素能够减少发生B群链球菌感染的风险。这在早产儿中也是非常常见的。

预防

早产预防包括消除任何已知的风险因素。例如，有很多女性自

己可以做到的事情，比如戒烟。作为医生我们会尽最大的努力帮助她们。目前，关于注射激素的疗效的研究正在进行，例如，给一个之前有早产病史的女性注射黄体酮。在后面的章节中我们会带您了解更多此方面的内容。

科学研究并未证实卧床休息对预防早产有什么好处。主观方面，患者认为：比起进行正常活动，卧床休息让她们更少地感觉到紧张的子宫收缩。

很明显，卧床休息无害。但是在防止早产方面，卧床休息可能没有多大益处。

早产儿

围产医学的主要目的就是减少早产的发生率并提高早产儿的生活质量。

分娩早产儿通常是个冒险的提议，尤其是在怀孕期的27周之前分娩。不论我们现代医疗有多大的进展，妈妈的子宫总是胎儿发育中的最好的家。根据最近发表

在《美国医疗协会杂志》上的一篇文章，早产儿的存活率为：

早产儿的存活率	
22周	低于10%
23周	53%
24周	67%
25周	82%
26周	85%
27周	高于90%

新生儿重症监护室

早产儿或出生后有严重疾病的宝宝会在新生儿重症监护室，或者新生儿监护病房接受儿科医师的护理。但不是所有的医院都有新生儿监护病房，而且不同的新生儿监护病房可能提供不同层次的护理。因此，有时早产儿在出生后，他的需求得不到医院的满足，他就可能需要转院。

如果你从未到过新生儿监护病房，它对于你来说可能像另一个星球。各个角落都是监测器，穿着长袍、戴着口罩的医护人员，以及各种大小的宝宝。如果预料到要早产，孕妇可以提前参观新

生儿监护病房，以便熟悉医护人员以及可能引起的潜在医疗问题。通常，这会让过渡期变得不是那么可怕，让孕妇把更多的精力集中到其他地方。我们鼓励母亲问问题，因为新生儿监护病房里的医护人员理解这是你的宝宝而且这是世界上对你来说最重要的东西。

◆ ◆ ◆ 一个早产儿父亲的故事

在新生儿监护病房里，你总能分辨出谁是乐观主义者谁是悲观主义者。悲观主义者看到的只是电线、软管以及监测器，然而，乐观主义者能够看到那些东西后面的东西并将注意力集中到宝宝身上，但我却是一个悲观主义者。

早了3个月就出生了，我的儿子亚历克斯体重只有992.2克，并且由于剧烈的分娩，她的四肢布满了伤疤。当我第一次看见他的时候，他在明亮的蓝色灯光下一动不动地正面朝上躺着。他的眼睛紧闭，他的小身体全被抹上闪亮的润滑油，他的双胞胎弟弟查理看起来皮肤红肿、瘦弱。

不久后，不寻常的事发生了：查理睁开了他的眼睛。理智地说，我知道他的视力发育得不够充分，现在还看不清我。但从情感上说，我完全相信他能够继续为生存而努力。而且在那一刻，我变成了乐观主义者。直到今天，我不确定是否我态度的调节对他们长期的健康有影响，但是我可以说：态度的转变让我的生活变得容易得多。因此，人们一定要保持乐观的态度。

皮特·康明◆◆◆

早产儿的问题

在早产儿身上，脑、肺以及内脏发育不完全。因此，早产儿中心面临的主要问题是早产儿的呼吸、消化以及脑出血问题。许多这样的宝宝会戴上呼吸辅助设备。

消化问题源自发育不完全的肠道不能很好地消化食物，也不能将食物转移到胃肠地带。在某些情况下，他的肠道甚至可能破裂。一旦他能够消化食物，他可能需要通过软管进食，因为他们的嘴部肌肉不够强壮没有力气吮吸。早产儿身体上脂肪少。因此，很难保持恒定的体温。因为这些原因，他被放置在温暖的恒温箱里直到他能在外界保持恒定的体温。

早产儿经常被连接到几个不同的监测器上。这些监测器被用来检查他的呼吸、血压和心率。因为他的神经系统发育不完全，这有可能导致他停止呼吸或者心率过缓。如果这两个问题中的一个被发现，宝宝将迅速接受新生儿监护病房里医护人员的治疗。

最后，早产儿也易受感染。因此，他们通常接受静脉注射抗生素。探访者则被要求穿上长袍和戴上口罩以防止将这些敏感的宝宝暴露在感染源中。

◆ ◆ ◆ 新生儿监护病房室中：一位妈妈的遭遇

我的宝宝詹森在孕31周通过剖宫产手术出生，刚出生后，他便被医生转入新生儿监护病房。

在他住进新生儿监护病房的第一周，我逐渐从我的剖宫产和之后的手术中恢复过来。每天我都会挤出我很少的母乳，并请人推着我的轮椅去新生儿监护病房，把乳汁带去让护士冷冻，那样我

能感到我帮助了他的成长和康复。每次我都会默默地流泪。

逐渐的我去见他时不再哭了。我想一直和他交谈。我知道他在听着。在他逐渐恢复，准备离开新生儿监护病房时，我便开始为他准备着他的房间。但我的内心却一片空虚。就像丢了魂一样。并且，直到我双手捧着宝宝的时候，任何人说的任何话、做的任何事都不能填补我内心的空虚感。

新生儿监护病房里的经历充满了复杂而强烈的情感。我很高兴詹森终于恢复健康。詹森几乎不需要管道输氧，而且仅仅只有一天后他的小鼻孔就能吸收只用爪镶泵辅助吹入的氧气。他的体重增加了。每3个小时他就会通过他的喂食管喝我的乳汁，并显示出能通过他脸那么大的奶嘴来吸我的奶。

"坦白地说，我期待着宝宝带回家的尿不湿、不眠之夜，以及所有的喧嚣和快乐。我迫不及待了。我们去了塔吉特。我的丈夫和我久久地盯着生了宝宝的其他夫妻。他们可能认为我们疯了，

此刻我们确实快疯了。他们的宝宝都待在他们的身边。而我们的却是一个要在新生儿监护病房里护理的早产儿，这确实是他待的最安全的地方。"

克里斯蒂娜◆◆◆

在新生儿监护病房里踱步

当孕妇最终在新生儿监护病房中生下早产儿时，她们容易把它想成一条直线性的旅程。在这旅程中宝宝不断成长并变得更强壮。宝宝在新生儿监护病房里的日子更像是坐过山车：有些日子，那就像向前迈了两步而只退了一步。某一天，宝宝可能一切正常而第二天宝宝可能会受感染，并且必须注射抗生素。最终，他健壮了，变得更健康了。大多数宝宝最终都会离开，但是在等待那一刻到来的途中，会变得心力交瘁。父母可能会认为"噢，宝宝身体如此好，宝宝都长胖了"，然而第二天宝宝的情况可能便又变差了。

有些时候，新生儿监护病房里的医护人员实施某项治疗之前会征求父母的允许以确保宝宝正常。当父母接到电话并听说"我们需要给你的宝宝做腰椎穿刺术"或者"你的宝宝需要输液，你同意吗"，那听起来让人感到十分恐惧。

但请相信新生儿监护病房医护团队会给宝宝最好的治疗，会让信心剧增。一直要记住：新生儿监护病房里的医护人员都在为确保宝宝的健康努力着。

随着你频繁的探访，你会在那里认识许多医生、护士。他们到那里都是为了护理你的宝宝，并且他们的目标是希望宝宝能够恢复健康。

告别新生儿监护病房

早产儿在被允许回家前需要经历许多转折点。宝宝需要能够独立呼吸并保持体内氧气含量足够高。他或她也需要能够进食并消化食物，而不把食物扔掉。

有趣的是，大多数早产儿离开医院回家的时间正好是他们36周大的时候，就像他们在子宫内待满正常孕期。

多胎妊娠

尽管我们成为了妇产科医学博士很多年了，并且接生了成千上万的宝宝，但我们在超声波下面观测宝宝时仍然会感到惊讶。你可以试想当我们看到两个，有时三个或者更多胎儿生长在子宫里时是什么感觉。多胎妊娠描述的是超过一个胎儿的任何怀胎。最普遍的多胎妊娠是双胞胎（两个胎儿）或者三胞胎（三个胎儿）。然而，仅次于卵细胞诱导剂和生育治疗，或者辅助生殖技术（ART），多胎妊娠的数量可能更多。

在过去只有产科药物的日子里，许多双胞胎在分娩前都无法被诊断。然而，随着超声波技术的应用，我们能够早在进入孕6周时便可确定一位孕妇怀上了多少个胎儿。

子宫就像是为胎儿提供的一个房间。当同一间房被共用时并发症发生的可能性便更大。因为额外多一个胎儿都会增加所有最常见的产科并发症出现的风险，早产的概率也会比单胞胎高。分娩双胞胎的平均时间是35.3周；三胞胎是32.2周；四胞胎是29.9周。胎儿出生得越早，永久残疾的可能性就更大。在多胎妊娠中，脑瘫、生长迟缓以及胎儿之间的生长不均衡的风险都会增加。

发生率上升

随着卵细胞诱导剂和辅助生殖技术的使用率的增加，多胎妊娠的发生率急剧飙升。自1980以来，双胞胎的发生率增加了65%，三胞胎的发生率增加了400%，而且还有更多数量的多胎妊娠。

同卵双生（一个卵细胞与一个精子结合，然后分裂成两个胚胎）不使用生殖技术的情况下，它的发生率是4‰。

对于异卵双生（释放出的两个卵细胞分别与两个不同的精子受精），发生率随着年龄、种族、经产状况，以及生育治疗而不同。平均发生率为1%。例如，在尼日利亚的一个部落中，异卵双生的发生率为1/20。使用刺激排卵的口服药物（氯米芬），会将怀上双胞胎的概率增加10%。可注射排卵诱发剂会使怀双胞胎的概率增加25%。年龄大一点的孕妇生双胞胎的可能性也会增大。

◆ ◆ ◆ 早产双胞胎

莱斯利和杰克经过试管受精成功怀上双胞胎，这让他们感到欣喜若狂。

然而，从一开始，怀孕本身就显露了它自身的一系列问题。莱斯利患了一种罕见的被称作卵巢过度刺激的试管受精综合征。患这种病的女性的腹腔内会堆积大量的液体。然后，孕21周时，她开始出现相当规律的痉挛。孕21周对于任何一位女性来说，子宫收缩都太早了。并且我们发现莱斯利的子宫颈还在缩短，我们只好让她长期住院。

当我们将莱斯利连接到医院的监测器上时，我们能看见她的子宫的确在规律性收缩。我们将她安置到一个叫作特布他林泵的仪器上，并通过静脉给她注射了镁以阻止这种收缩。我们请了一名

针灸师为她治疗。她的丈夫也给了她强大的精神支撑。

我们最担心的就是她无法足月分娩，但作为医生我们会保证她和两个孩子都能够健康平安。

然而，在孕26周半时，莱斯利分娩了。尽管使用了所有药物，但是她的子宫颈还是开始扩张了。

我们给她注射类固醇来加快宝宝肺部成熟。而且，新生儿监护病房里的医护团队把一旦早产儿出世后可能发生的一切情况都告诉了她和杰克。我们现在的唯一选择就是助产。

莱斯利顺利产下了一对双胞胎姐妹，出生后她们被直接从分娩室送到新生儿监护病房里。在她们变得足够强壮能回到家之前，她们在医院待了几个月，经历了许多寻常的挫折。然而，今天她们长成了4岁的漂亮、开朗、快乐的小姑娘了。

◆ ◆ ◆

监护
多胎妊娠通常用超声波监测以确保所有的胎儿生长均衡。20周

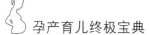

后胎儿生长情况需要每3～4天测一次。

我们密切地观测着这些孕妇和胎儿，寻找子宫颈机能不全、早产分娩、先兆子痫、糖尿病及生长受限——所有的情况在多胎妊娠中都非常常见。可能因为早产的缘故，我们会限制怀上多胎孕妇的体力活动。如果早产征兆明显，我们会使用类固醇疗法来加快胎儿肺的发育。如果胎儿发育不良，或者其中一个胎儿的生长是以另一个宝宝为代价，就需要进行引产。

减少并发症

你无法控制是否自然怀上双胞胎或者三胞胎。然而，如果受到孕育专家的护理，你要确保问了足够多的问题并理解你最终会怀上多少个宝宝。

多胎妊娠在很多方面都让人为之惊异。但是，多胎妊娠也会导致对你以及宝宝的护理更加复杂。

减少并发症的方法是在受到密切监测的胎儿期，减少你自己的体力活动。

◆ ◆ ◆ 三重威胁

奥利维亚，我们实习的会计师，患上一种叫作慢性不排卵的疾病。这种病缺少规律性月经周期，由每个月机体不能释放任何卵细胞引起的。在使用一种怀孕药后，我都她成功地怀上了第一胎。最终，她在孕40周后，产下了一个漂亮、健康的儿子。

然而，当奥利维亚准备怀第二胎时，这种药物对她来说却无效。因此，我把她介绍给了一位治疗不孕不育的专家。试管疗法起作用了，结果是子宫里住着三个胎儿：两个女孩和一个男孩。我们讨论选择性地将三胞胎减少为双胞胎以减少严重并发症的风险。但因为各方面的种种原因，奥利维亚决定继续坚持且不使用任何药物干涉。

出于个人原因，我为奥利维亚担心：仅在奥利维亚怀孕之前，斯蒂芬妮，我们实习遇上的另一位孕妇，她怀了三胞胎。孕26周时她的羊水破了并在孕28周时生下3个男孩。尽管她接受了药物干涉，但其中一个男孩仍然因为不够强壮而在出生后不久就死去了。基于这件事带来的悲痛，我决定好好看护奥利维亚。在孕30周时，她开始出现早产子宫收缩以及子宫颈缩短，我让她卧床休息并用了类固醇疗法以增强胎儿肺部发育。奥利维亚怀三胞胎的时间长达34周，而且分娩了三个健康的宝宝。宝宝们在新生儿监护病房里待了一小段时间，最后他们都健健康康地回家了。

奥利维亚的经历是让人高兴的。尽管她的宝宝早产，但也是在孕32周后才出生。这是大多数三胞胎的平均孕期。奥利维亚也避免了任何母亲会患的并发症。然而，正如斯蒂芬妮悲伤的失去孩子带来的启示，许多其他那样的情况并不总是如此顺利。

伊冯◆◆◆

产后出血

分娩前几个小时出现的产后出血或者流血仍然是世界上导致产妇死亡的首要原因，占所有情况的25%。尽管有这样的数据，但并不是经常遇到这种并发症。因为产后过度流血，我们必须给产妇输液的情况非常少。关于产后出血的发生概率，目前还无法确切说明。各种因素，包括我们具体怎样定义出血。例如，我们通常把产后出血定义为失血量超过500毫升。但估计分娩的失血量不是准确的科学数字，只是一个估计数字。

过去，医生把产后出血定义为是否产妇需要输血。但是和很久以前相比，我们现在尽量不给产妇输血。如果你很健康，所有重要的指标都稳定，你不会头晕并且能够自由走动。而且，能照顾好你的宝宝，即便你贫血，但是我们也不会为你输血。

◆◆◆ 护士能分辨

一位有资格证书的护士柯兰，怀上了第一个宝宝，而且尝试自然的无药物干涉分娩对她来说非常重要。她孕期满后自然进入分娩。但经过30个小时的困难分娩后却看不到结果，她需要一点休息以及硬膜外麻醉。柯兰也遇上了一种叫作"低置胎盘"的情况。在这种情况中，胎盘被搁置在她子宫的下方，而没有掩盖子宫颈。大多数低置胎盘的女性仍然能够努力进行正常的阴道分娩，只要在分娩期没有出现过度流血的征兆。

40多个小时后，柯兰最终生出来了一个漂亮的男婴。这个新妈妈欣喜若狂却也因为多个小时的劳累疲乏了。分娩期间流点血并且只在分娩后流一点是正常的。典型的是，一旦宝宝和胎盘被分娩出来，子宫开始通过收缩恢复原状来帮助止血。不幸的是，柯兰在流血本应该已经减缓的时候开始大量出血。我遵照了当我们遇上过度流血时所使用的所有步骤：按摩子宫帮助促进子宫收缩，IV催产，仔细检查阴道和子宫颈来确保没有裂伤，检验胎盘以确保没有碎片遗留，以及一种叫作甲基麦角新碱的药物注射。这种药物也用来帮助子宫收缩。尽管使用了所有这些步骤，

柯兰仍然流血不止。

不管出现什么紧急情况，在分娩室内保持冷静总是非常重要的。但是对于柯兰，作为一名训练有素的护士，迅速发现了不寻常的事情正在发生着。当她听我安排了第二次静脉线以及紧急实验室测试，要取她的生命特征，并向护士要了两包血液准备着，她双臂抱着宝宝并抬头看，声音颤抖着问："帕克医生，谢谢你如此冷静，可是，我是否正常？"我的反应是："是的，你会好好的。可是如果你继续流血，我可能马上带你去手术室。"

最后，柯兰的子宫收缩并停止了流血。年轻和健康是她的一大优势。尽管她流失了大量的血液，但由于得到她的机体及时补充，在整个激动人心的时间里她的身体状况都保持稳定。这一切过去之后，她出现流血的征兆。因此，的确需要输血，但是输血也非常顺利。仅仅几天后，柯兰双臂捧着漂亮的男婴出院了。

阿兰◆◆◆

数年后，我们很少给妈妈们输血，除非在绝对必要的情况下，正如上述柯兰的情况。许多因素，包括妈妈的健康，会影响输血的必要性。柯兰事实上不用输血也相当健康，但是我们知道不能在送她回家时还让她贫血，新生儿需要不断的护理和母乳喂养。

风险因素

●**子宫收缩乏力**：这是导致过度流血最普遍的原因。正常情况下，在宝宝和胎盘分娩出来后，子宫收缩减缓且子宫出血停止，被称为退化。

子宫收缩无力是子宫抵抗收缩，仍然很软却继续流血。孕期满时，每分钟都有大量的血液流经你的子宫，因此，不需要太长时间就会失血到贫血的程度。要记住你的子宫已经张开了数月，为你足月的胎儿、胎盘以及羊水提供空间。一个足孕期的子宫承载着约3千克的胎儿。它必须在几分钟内收缩到它一半的大小。那么，什么让你受到子宫收缩乏力的危险呢？

1.任何能将你的子宫放大超过正常量的情况。例如，双胞胎、巨大儿以及羊水过多。

2.你的子宫工作远远"超时"，完全到了承受的负担过重或者疲乏的程度。子宫不再能正常收缩，因为它的肌肉如此疲劳了。使子宫产生疲劳的时间长短不固定，因人而异。

3.多次人工流产经历，导致子宫过度疲劳。

4.分娩期间子宫受感染。

所有这些都仅仅是风险因素而已，遇上这些情况中的任何一种并不意味着你必然会患子宫收缩乏力。因为母体的调节能力往往非常强。

●**软产道裂伤**：这些可以包括各种撕裂伤，从你因为分娩产生的自然的撕裂到外阴切开术，到你子宫颈上可能被撕裂的情况。

●**胎盘异常**：你胎盘进入的那些子宫血管相当大，它们运输了大量生命所需的血流。在胎盘被娩出后，这些血管理应收缩以停止血液流动。在异常的胎盘中，如前置胎盘或宫缩乏力，这些血管可能因为收缩困难而导致你流血。

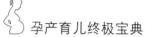

●**某些医疗情况**:这种情况包括：重度子痫前症或血液凝固混乱。

●**过去有产后流血的病史。**

治疗

如果医生断定你失血过量，他会开始一系列特定的医疗项目来为你止血。如接受静脉输液来帮助补充你身体所失去的营养，并帮助维持你正常的血压。医护团队会按摩你的子宫颈来帮助它收缩，识别任何需要修护的撕裂；他们会检查胎盘以确保没有碎片残留。

如果子宫颈按摩无效，可能会通过静脉注射药物，或者通过你的手臂和大腿注射药物，或者用一种肛门坐剂来帮助你的子宫收缩。如果你需要输血，血库就会发出通知。如果所有尝试均失败，医生可能需要给你做手术以止血。在某些情形中，为子宫提供血液的大血管可能需要被捆住，或者在更严重的情形中，你的子宫会被移除。请记住：医生和护士均接受过治疗这种并发症的训练。而且，你必须相信他们为你作的决定是正确的。

死产

死产指在孕20周之后出现的胎儿死亡现象。它的发生率为1/200。

死产的原因 ▪▪▪

1. 30%是因为先天缺陷和染色体变异。

2. 15%源自脐带事故。这不仅仅因为脐带缠住了胎儿的颈部，还因为脐带打结或者脐带的安置问题。

3. 10%～20%因为与胎儿相关的问题，例如，因为腹部损伤发生的分裂。

4. 10%来自母体疾病，例如，高血压、糖尿病以及肾病。

5. 5%源自感染，例如，细小病毒、巨细胞病毒或者李斯特菌属。

6. 25%～35%的原因未知。

这是一个让人感到非常沮丧的事实，但是我们并不是每次都能准确判断导致死产的原因。

在这些病例中，仅仅只有25%～35%的病例，未发现任何导致其发生的原因。

治疗

当死产被发现，胎儿必须被娩出。一些孕妇会选择人工流产，然而，其他人不想经受长时间的分娩且可能选择剖宫产。在分娩后，会对其进行检查，判断是否为先天缺陷或者染色体变异。

在之后的怀孕中，有过死产经历的孕妇通常会感到紧张恐惧，尤其是死产的原因不明时，这些怀孕会接受更加严密的监测，通常进行超声波监测和源追踪系统。在这种监测中，胎儿的心率会通过一种特别的监测仪被监测，以确保胎儿生长良好而且吸收到它所需要的所有氧气。

◆◆◆ 再次尝试的勇气

去年春天，我的丈夫和我一起坐在学校听众席上，对我们儿子马修在年末音乐会上的表现充满了骄傲。从我在过道旁的座位上，能清楚地看见梅丽莎（马修热心肠的音乐老师），双手飞舞地站着，以确保所有宝宝都在记他们的歌词。梅丽莎隆起的腹部

表明她马上就要分娩了。而且，我记得当时我真的为她感到高兴。当她秋季返校时，我想，她应该是已经顺利分娩了。

马修的暑假周而复始。新一个秋季学年开始了。马修忙着他新的日程安排，一天他说道："妈妈，沃森夫人失去了她的宝宝，她不再拥有这个宝宝了。"我说："马修，你在说什么？她的宝宝出什么事了吗？""我不清楚，妈妈。"马修回答道。当时我的心都沉了。

之后不久，我请梅丽莎喝了一杯咖啡，询问她出什么事了。她孕期后两天，虽然定期进行检查，但是她被告知子宫中的胎儿已经"死"了。她彻底崩溃了。我不能想象怀着胎儿经历40多周孕期却如此意外地失去了它，她的心里会是什么滋味。我不敢肯定自己能够处理好这种悲痛。然而，梅丽莎看起来非常坚强。她想知道为什么这种事情会发生在她和她漂亮的儿子身上。她的医生进行了各种测试，但是正如很多时候会出现这种情况一样，她被告知没有发现任何原因。一切

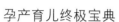

表现得都非常理想。梅丽莎想要一个宝宝，而且她很勇敢，想要再次尝试。

她问我是否介意照顾她。她能邀请我，让我感到如此的荣幸以至于我打破了我通常的原则：这次，我不去照顾生病的密友或者家人而去照顾梅丽莎。

在梅丽莎和她的丈夫丹的努力下，她第二次怀孕了。在大多数胎儿期探访中，我能感觉到她没什么把握。为了帮助她减少焦虑，我让她比其他孕妇更频繁地来我这里做检查。有一段时间，也许在临近孕中期末、孕晚期初的某个阶段，她开始看起来变得放松。

几个月过去了，突然到了每年的那个时候——马修的春季音乐会。我的丈夫和我坐在观众席中同样的位置，梅丽莎也来了，这次她又怀孕了，面带微笑坐在一张椅子上，看着表演的孩子们。这次怀孕进展顺利，但当临近孕35周时，她开始恐慌，因为她的第一胎表面上也是正常的。我几乎在她孕期的最后一周天天去看

她，消除她的疑虑，让她相信：她的女儿是正常的。她告诉我："我的儿子也曾一直待在我的子宫中，可是我还是没能保护好他。我想让我的女儿在你认为她可以生出来的时候尽早地来到这个世界。"

在孕36周左右，她的羊水开始减少，游戏结束了。因为她有子宫肌瘤切除术的病史（子宫肌瘤切除手术），并且通过剖宫产生下她的第一个儿子，因此她要再次通过剖宫产分娩。

我在那天看见了她，那一天对她来说是很重要的一天。大多数妈妈都会在预定剖宫产的那天表现得非常紧张。毕竟，那是一个手术。相反，梅丽莎却比平时看起来轻松得多。

她在那天生下了一个漂亮的女婴"莉莉"。梅丽莎和丹高兴到了极点。小莉莉有点儿早产，因此，她必须被送进新生儿监护病房护理一段时间，可是梅丽莎并不介意。她为最终能够用双臂抱着莉莉而感到非常高兴。

阿兰◆◆◆

控制血糖（血糖过低）。他可能更易患脑瘫或者出现生长迟缓。

宫内生长迟缓

宫内生长迟缓，英文简称IUGR，指一个因为怀孕期长短而弱小的胎儿。如果胎儿的大小小于同胎龄的90%的胎儿，那么，他就被诊断为患宫内发育迟缓。当孕妇的孕期满时，这意味着胎儿的体重可能少于2 500克。

生长受限的胎儿遇到的并发症跟早产儿的情况相似。他可能有段时间很难保持体温，而且很难

风险因素

1.身体瘦弱的孕妇。

2.营养不良。

3.不良生活方式（酗酒、吸烟、染毒）。

4.感染（例如风疹、甲肝或乙肝、李斯特菌属、梅毒、弓形虫病、巨细胞病毒、疱疹感染）。

5.先天缺陷。

6.染色体畸变。

7.骨骼和软骨的障碍。例如，侏儒症。

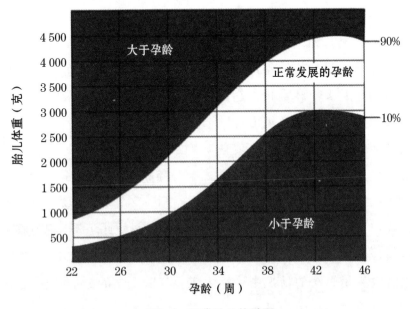

图9-4：正常胎儿体重图

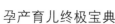

8.先兆子痫。

9.肾病。

10.糖尿病。

11.慢性高血压。

12.哮喘。

13.镰状细胞疾病。

14.胎盘及脐带异常。

15.凝血障碍。

16.多胎妊娠等。

17.生长在高纬度地区。

18.系统性红斑狼疮。

诊断

宫内生长迟缓在产前护理探访阶段就能被诊断出来。孕20周后的每次探访，医生都会测你的宫高（请参看第四章节）来评估胎儿的生长情况。如果宫高与孕期长短不相符，将会使用超声检查来评估胎儿的大小和重量。超声波检查得出的数据通常更准确。如果胎儿的重量少于前十，就证明胎儿的生长受到了限制。

除此之外，在使用超声波检查时，我们可以检查脐动脉测速。这能通过脐动脉测量血流量。在严重宫内生长迟缓的情况中，胎盘里可能会出现巨大的抵抗，结果减少了血流量。在那种情况，胎儿没有得到充足的营养或者氧气，而且出现生长问题甚至死产的风险非常高。

治疗

通过定期测量宫高及早发现宫内生长迟缓非常关键。一旦确诊，孕妇可根据医嘱减少体力活动并增加热量摄入，以便为发育中的胎儿提供更多的营养。除此之外，胎儿需要受源追踪系统监测，检查羊水量，并进行动脉测速。每2～3周一次，胎儿的生长情况都会通过超声波检查被测量出来。

当然，最终的目标是让胎儿尽可能久地待在母体内，直到它的肺发育成熟。然而，如果胎儿停止了生长或者显示出危险的征兆，建议提前分娩。

预防

预防宫内生长迟缓重点在控制任何可能导致此问题出现的原因，例如，高血压和糖尿病。此外，营养良好以及放弃吸烟和吸毒等有害的习惯也能降低它的发生率。

巨大儿

巨大儿描述的是另一个极端——体型过大的宝宝。在美国刚出生宝宝的平均体重是3 300克。尽管医生仍存在着具体多大算太大的争议，但大多数观点认为体重超过4 000～4 500克。巨大儿的定义是当宝宝体重达到4 500克。

美国健康数据中心报告它的发生率占总怀胎数的1.5%。

风险因素

1.孕前或孕中期糖尿病。

2.孕妇过度肥胖。

3.怀孕期间超重。

4.先前有巨大儿的病史。

5.多胎妊娠。

6.过期妊娠。

诊断

我们在邻近产期时，有两种估计宝宝体重的方法：超声波检查和四步触诊法。通过超声波，我们可以测量宝宝的头部、腹部，以及大腿骨骼来计算胎儿体重的大概值。用四步触诊法时，我们把手放在孕妇腹部上，去感觉胎儿并估计它的大小。两种方法都不是十分准确，都有10%的误差幅度。是否为巨大儿只能在宝宝出生后才可做出具体判断。

治疗

研究表明非糖尿病孕妇因为被怀疑怀有巨大儿而进行人工流产的结果是非常遗憾的：它并没有减少分娩损伤或者剖宫产的比率。目前的原则：如果一位非糖尿病的女性被怀疑怀上了估计值超过4 500～5 000克胎儿，或者一个糖尿病女性被怀疑怀上了体重超过4 000～4 500克的胎儿，我们为她们提供选择性的剖宫产。

并发症

因为难产产生的分娩损伤是通过阴道分娩巨大儿期间遇上的最常见的并发症。难产是一种紧急情况，宝宝的头被分娩出来但肩部被卡住，导致妈妈和宝宝都受损伤。巨大儿的脂肪通常堆积在肩膀和躯干周围。

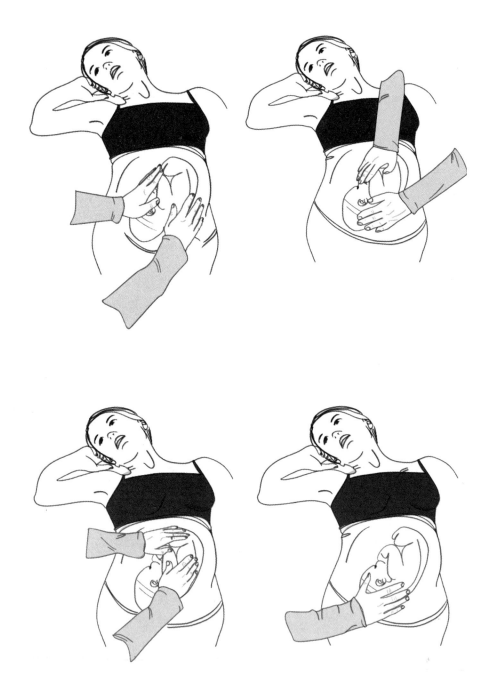

图9-5：四步触诊法

尽管孕妇的骨盆可能已经足够大，能够成后地分娩出宝宝的脑部，但是相对宝宝身体更宽的部分——肩膀区域——被卡在孕妇耻骨的后面。

为了让分娩更加顺畅，妇产科医生会尝试不同的策略来取出胎儿被卡住的肩。

除此之外，产妇可能还需要进行一次会阴切开术来扩大阴道的出口。

因为肩难产的后果很严重，它可能造成新生儿的锁骨或者手臂会被折断、手臂上的神经受损，或者因为氧气供应不足而导致宝宝的脑部受到损害。

由于难产，巨大儿倾向于5分钟之内进行一次阿普伽新生儿测评，而且更可能被送进新生儿重症监护病房。巨大儿今后过度肥胖的风险更高。

孕妇的并发症包括剖宫产的风险增加，产后出血以及阴道撕裂。

预防

预防措施在很大程度上取决于风险因素。对于患糖尿病的女性来说，怀孕前或者当在怀孕早期时严格控制血糖水平有利于防止宝宝过度生长。对于过度肥胖的父母或者孕期中过度增重的孕妇，我们建议其注意饮食以及经常锻炼身体（不要过激运动）。

◆◆◆ 巨大儿的突袭

多米尼克是我们接待的一位孕妇，她是一个1.82米高的、轮廓优美的女人，她的丈夫维尼站立时比多米尼克要高12.7厘米，当他们在室内踱步时总会回过头来。

饱含热情，并时刻准备好了让气氛变得欢乐起来的玩笑。

多米尼克三年前在我们的陪伴下成功地分娩出了她的第一个女儿海利；一个刚出生时重3.7千克的女婴。多米尼克在没有使用任何止痛药的情况下，就把她的女儿海利生了下来。

多米尼克的第二胎进展顺利。但是大约在36周时，按四步触诊法和宫高测量的标准，她的腹部比平均测量值大。

为了证实这种怀疑，我们的围产学家进行了一次超声波检查，估计现在这个胎儿的体重超过3.6

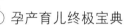

千克。基于这种预言，如果多米尼克是足月分娩，她宝宝的体重会超过4千克。

我们坦诚地对多米尼克说明事实，并且劝导她："阴道分娩这么大的宝宝有肩难产的风险。"在孕39周时，多米尼克的血压出现上升。

因此，她同意接受引产。她非常有信心能够分娩一个健康的宝宝，因为她的第一次分娩经历很流畅。我们为她进行引产的进展一直很快，尽管我们做了所有的医疗努力，她的子宫颈都没有张大到9厘米以上。

多米尼克同意进行剖宫产。让她和我们都感到惊讶的是：她通过剖宫产生出了一个重5.3千克的男婴洛根。多米尼克的儿子和大多数3个月的宝宝一样大。她的身体似乎知道具体要做什么来避免分娩危险——在这种情况，停止做一切事情。

◆ ◆ ◆

过期妊娠

"如果我超过了孕期，会发生什么事情呢？"随着不可思议的孕期到来，这是提出的最常见的问题之一。从上次月经期的第一天起计算，平均孕期长达280天。然而，孕期只是你宝宝出生日期的估计时间。

· 80%的宝宝会在期满时出生，在37～42周期间

· 10%的早产

· 10%的宝宝将会等到42周之后才出生。我们把这些情况称作"逾期"

关于人们为什么会过期妊娠有各种各样的原因。如果原先的孕期没有计算准确——尤其是当孕期只基于月经周期而没经过超声波证实——孕期似乎就会延续到42周以后。

例如，如果一位女性在预计时间之后才排卵怀孕，她的到期日可能被定得太早。在孕早期使用

超声波检查，这种情况就可以避免。其他情况，胎儿异常或者胎盘激素水平偏低可能会导致孕期延续到42周后。然而，在绝大多数情况下，我们不知道某个宝宝不能如期出生的确切原因。

这可能仅仅是因为每个怀孕都不一样，每个女性的身体素质都不同，分娩信号延迟出现。有趣的是，如果你的第一个宝宝逾期出生，你第二个宝宝也逾期出生的可能性为50%。

治疗

那么，如果42周来临会发生什么呢？妇产科医生需要为孕妇检查子宫内部的环境是否依然安全，以及胎儿是否得到了足够的氧气。

如果这些测试正常，我们有信心能继续等到自然分娩。然而，如果测试表明宝宝在一些方面会受到损害，我们会建议分娩。

剥膜可以减少怀到42周的可能性。在子宫颈的检查中，我们努力用手指将羊膜囊与子宫颈分开。子宫颈会释放前列腺素，天然激素。

这会触发引起分娩发生的链条上的一个环节，或者，至少能够让孕妇的子宫颈成熟一些。研究表明这个步骤能将逾期怀孕长短平均缩短4天左右。

最后，如果一位孕妇过了42周却仍未有分娩的征兆，引产可能是我们唯一的选择了。

并发症

在理想情况下，我们希望大多数的孕妇能在42周时分娩。胎盘就像其他过滤器一样充当过滤器，例如，试想你咖啡机上的过滤器。

你使用的次数越多，它制作美味早晨咖啡的效率就会更低。随着胎盘衰老，它非常重要的工作职责——为你的宝宝提供氧气和营养的效率也会降低。因此，死产的风险增加。

·在37周时，死产的风险占所有分娩的0.4‰

·在40周时，死产的风险占所有分娩次数的2.5‰

·在42周时，死产的风险占所有分娩的5.5‰

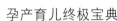
· 在43周时,死产的风险占所有分娩的11.5‰

· 在44周时,死产的风险占所有分娩的15‰

老化的胎盘也会影响胎儿忍受分娩的能力。不管子宫什么时候开始收缩,贯穿子宫和胎盘的血管都会因此受到挤压,因而,有很少的血液流经宝宝。除了这种正常的现象,如果胎盘血运不佳,胎儿可能遇上危险,有时需要剖宫产。

过期妊娠的另一个后果便是宝宝体型增大。更多时间的孕育就意味着胎儿会变得更大。从37~42周,胎儿继续生长,只是比之前生长的速度稍慢而已,但每周仍会增长113.4克左右。宝宝可能长得相当大。这取决于孕期持续长短。

因此,宝宝经阴道分娩被卡住的可能性增加,正如之前提到的肩难产。此外,孕妇的分娩通道会遇到更多诸如阴道撕裂之类的损伤。

胎粪是导致过期妊娠的另一大风险。胎粪是宝宝的第一张凳子。它通常在宝宝出生后出来,但是在10%~15%的怀孕中,当胎儿仍在子宫内时就会受胎粪污染。不幸的是,从孕妇体外,我们没有办法知道胎儿是否污染了胎粪。诊断它的方法是通过查看羊水破裂后是否有被胎粪染过的绿色羊水。

在少数这种情况中(大约5%),胎儿将会把胎粪吸入它的肺部,引起肺炎(也是熟知的胎粪吸入综合征)。逾期胎儿中,患胎粪吸入综合征的风险比如期分娩的宝宝高3倍。

◆◆◆ 那是个很长的故事

艾米,一位极富想象力的作家,从她第一次来问诊我们已经认识4年了。第一次见她时,她怀着她的女儿克莱尔。这一胎非常好,但是她的孕期好像没有尽头一样。艾米强烈希望自然娩出这个宝宝,而且经历了很长的孕期以准备好这个过程。她的孕期一直持续到42周。

然而,最终在我们发现她的羊

水特别少后，不得不给她进行引产。虽然她仍然能够进行阴道分娩，引产的过程特别费时费力。引产持续了将近36个小时。这明显不是艾米愿望中的分娩情形。

两年后，艾米发现自己又怀孕了，怀了一个小男孩。就像第一次一样，艾米有教科书上完美怀孕的愿望，可是她的孕期又一次到了却无任何分娩的征兆。

这一次，艾米把主动权放到了自己的手中，尝试了她能找到的一切措施来加快这个过程。

她过性生活、散步、吃辣的拌菜，并使用了月见草油。她去看了针灸师。这位针灸师为她提供了免费的课程，因为她来过那里很多次都没成功。

最终，在42周加两天过后——怀了满满的296天——艾米的子宫开始收缩。

由于她的第一次分娩持续时间很长，所以艾米和她的丈夫道格决定在去医院之前先在家放松一段时间。然而，和第一次不同的是，子宫迅速收缩剧烈。他们冲进医院，但在艾米下车之前，她就能感到宝宝出来了。她顺利地在停车场里生下了一个4.2千克的宝宝。尽管她晕了过去，但最终她能够体验到无药剂干涉的自然分娩，当然这也是她最初的打算。

好事值得等待，她儿子埃德蒙就是这个事实的证明。

艾莉森◆◆◆

◆◆◆ 我热爱我的工作

能把围产学家作为事业是我的福气，这是产科学的一个下属专业。它的工作重点是照顾情况复杂或者高危孕妇。

尽管这项工作肩负着照顾孕妈妈和她子宫里的胎儿的巨大责任，但是它却给我带来了巨大的满足感。

我体验到了孕妇和她们的家人经历复杂怀胎时产生的勇气、团结，以及他们此前从未体验到的对彼此的爱。尽管情况复杂的怀胎会带来许多焦虑，但是让我们感到幸运的是，现在能够运用各种方式来帮助绝大多数孕妇得到令她们满意的结果。

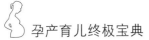

除了帮助这些勇敢的妈妈们保持她们的健康，并且最终生下一个强壮、健康的宝宝，我想不出另一个更能让我保持开心的生活方式了。

柯利弗、博克纳医生◆◆◆

我们意识到把你带进了一系列与怀胎相关的严重问题中去了。

我们不是想吓唬你；实际上，我们的目的恰好相反。

我们想帮助你，让你了解更多，并告知你一些事实以便一旦这些难题发生在你身上，你会更有信心和把握。现代产科药物由来已久，在我们谈论的时候就以飞快的速度发展着。我们的目的是保证你和你的宝宝健康。

第十章　你正在经历你从未料到的难题

怀孕40周的情感过山车

"女性的子宫中生长了另一个人。"

这听起来像科幻电影的名儿或者最近出现在全国询问报上面的大字标题，不是吗？毫无疑问，为什么这个神奇的事件引发了各种情感：兴奋、欢乐、忧虑、期盼、困惑、害怕以及高兴。定义怀孕的40周间隔就像一场充满矛盾的感受和情绪的旋风。

下面是他们没告诉你的：怀孕期间接受的护理涉及的不只是血液测试和超声波检查，健康饮食和运动。这超过了你发育的胎儿

和你分娩曲线细节之类的生理学上的内容。同时你也需要情感上的支持。这本书主要是一本关于怀孕的身体方面和医疗方面的指南。但怀孕对于每位女性、她的伴侣以及家人通常也意味着释放了一股由情感和潜在心理忧虑组成的洪流。当然，尽管大多数时间很快乐，但是怀孕会给一位女性的身体、精神和情绪增加新的压力。而且，它也会放大她生活中已经存在的其他压力。作为妇产科医生，我们尽自己的所能来帮助一位孕妇战胜她的恐惧和忧虑，或者帮助她处理与宝宝待在一起时的意外情感压力。在这里我们会与你分享一些最常见的经历，以帮助你战胜通常被称作情感过山车的困难。在我们工

作的数年里，我致力在办公室里营造一种安全、友好的氛围。在这里，如果孕妇觉得需要，她们可以在孕期自由地谈论她们的个人问题。每个人都有她自己的故事，故事是关于她的生活中正发生着什么——也许她有一位难相处的老板，一个看起来没有默契的伴侣，或者一个嫉妒心强的妹妹……或者三个问题都被她遇上了。也许，其他女性正处理更严重的问题：疾病、或者照顾年迈的父母。通常她们带着这些"包袱"来就诊。有时，她们能敞开心扉的地方就是在产科医生办公室内。你应该知道：你的医生或者助产士不仅仅是帮你把宝宝安全地生下来，他们也会在情感上支持你，把它书写成你生命开始的一个新篇章。如果你的情感问题很多，而且复杂，超出了他们的专业水平，医师会把你介绍给一位临床精神科医生，或者其他的对这种病情有经验的专家。

◆ ◆ ◆ 怀孕：不需要躲在幻想中

阿比盖尔，一位35岁的国内设计师，当她第一次发现自己怀孕时欣喜若狂。在她怀孕前那年，她来找我做孕前咨询。尽管在她和她的丈夫赖安开始努力怀孕之前，她记录了几个月的月经周期。在那第一次会诊，我得知她已经开始为怀孕做准备。

阿比盖尔和赖安第三次尝试怀孕，并来到我的办公室做他们的第一次妇科检查。经检查，一切正常——她怀孕6周了，宝宝生长良好而且心跳有力。在收下他们为看病所付的钞票并做好两周后的下一次预约后，这对夫妇眼含喜色且面带微笑地离开了诊断室。然而，当他们来进行孕8周的复查时，阿比盖尔头顶似乎有朵乌云在上方盘旋。她"扑通"一声坐在了椅子上，从她的小包里取出一个笔记本，并开始阅读上面记录的问题和忧虑：她在想起自己怀孕之前吃了奶酪和咸饼干，猫猫也曾坐过她的膝盖；并且发现自己后背变胖了。她继续读着笔记本上记录的问题，在阿比盖尔继续读的时候，我发现她变得越来越忧心了。她为自己每天的行为都感到恐惧，但她的这种行为已经在某种程度上严重伤害到了自己的宝宝。

随着我一条一条地将阿比盖尔的单子看完，评论了每个焦虑，赖安说话了。他承认阿比盖尔近两周内买了4本关于怀孕方面的书籍而且不断地上网查资料，寻找一个又一个记录了关于怀孕的恐怖故事。

阿比盖尔曾希望怀孕是她人生中最快乐的事情之一。然而，取而代之的是：怀孕引起了不可避免的焦虑。"我不再感觉一切安全了。"她告诉我，"我希望能在接下来的9个月里仍然待在我的幻想里，以避免我周围所有的危险。

我很高兴看见阿比盖尔想被通知病情并确保怀胎健康的情形。但是她也需要减少花费在无聊事情上的时间。我建议她每天尽量把自己的生活过好，并把拥抱她的宝宝作为人生的另一件事情。我安慰她道：大多数的孕期都能按正常而健康的方式进行，最终她和赖安一致认为：没有必要躲进幻想里。

艾莉森 ◆◆◆

发布错误信息的部门

我们在这整本书一直致力要解开的大量有关怀孕的神话。孕妇被一知半解的真相、讹传以及她们发觉自己怀孕那一刻所听到的个人观点轰炸着。她们担心吃的任何事物、触碰到的任何物体、吸入的任何气体会伤害她们未出生的胎儿。然而，这些误导准确源自何方呢？家人、朋友、陌生人，当然，还有互联网。

🚫 **误区**

将通乐与孕妇的尿液混合后产生的颜色能告诉她自己子宫中胎儿的性别。

✅ **事实**

让人惊讶的是，很多人宣称的"通乐测验"，终究只对了一半，然而，这里面并没有绝对科学的东西。

一些有过怀孕经历的女性认为她们胎儿很健康，所以她们有发言权，并时刻准备为其他孕妇提供免费的建议。大多数非官方的专家所提出的观点也都不是全部

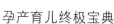

正确的。因为都是他们从其他人那里获得的二手经验，但他们却认为那就是适合每个孕妇的经验。

过多的信息

随着分娩日临近，一些孕妇开始害怕并将注意力集中到了可能会发生的一切问题上。孕妇通过上网阅读所有关于怀孕的信息，看的越多，她们就会变得越害怕。我们同意心理学家布朗博士在她的网上首次提出的一个说法："网络不会生孩子"。这上面有太多的信息，特别是这些信息没有由经验丰富的专业人士的筛选。我们必须纠正许多误导以让孕妇平静下来，并保持内心的安定。

在一个搜索引擎里输入"怀孕"，并准备好有所保留地阅读信息。尽管互联网是教育和获取各方面信息的一个极好的工具，但它也可能是一个传播"恐怖故事"的地方，尽管有此事是真的，不过可能一点也不适合她们

的个人情况。事实上，孕妇很难辨别她们读到的告诫或者某人声称的事实是否适合她们的个人情况。当你疑惑时，请打电话给你的医生。

热心的建议

有些孕妇告诉我们，一旦发现她们怀孕时，她们似乎一夜之间突然变成了公共的资产。不仅仅是每个人——包括完全不相识的陌生人——未经你的允许就想要摸摸你的腹部，她们也迫不及待地与你分享数不尽的各种建议；会听到你从未听到过如此具体的关于别人分娩的故事。即便漫步也会遇到好意的陌生人的评论、忠告，甚至说教。

我们的父母通常为我们撒了一张令人不安的话语网——如"出什么问题了吗？都这么久了，你的腹部还这么小"，或者"噢，我从未看到腹部这么大的人"。如果她们得到足够多的这类热心的建议，她们来会诊时通常会非常

担心。"为什么那么多的人问我是否怀了双胞胎?"他们会满脸沮丧地问。我们几乎总是这样告诉她们:"别担心,你很正常。"怀孕的女性关注自己是正常的事,但是他人的随意的评论和指责并没有什么帮助。

我们建议不要太在意这些评论。最可能的是,人们并不是刻意去吓唬你。她们也许只是努力找话题来承认你已经怀孕的状态。或者她们想通过共同的怀孕经历与你加深联系。把你内心产生的担忧告诉你的医生,他会告诉你胎儿非常健康以消除你的忧虑。

◆◆◆ **美丽的流失**

我听说过很多孕妇的经历,每一个都会让我了解到一件新的趣事并让我吃惊地摇摇头。这已经是塞布丽娜第三次怀孕,当她孕30周时,正打算从当地宠物美容师那里领回自己的狗。这时,一位孕妇向她走来并询问她胎儿的性别。塞布丽娜礼貌地回答道:她还不知道胎儿的性别,而且她等着这个孕妇告诉她吃惊的消息。

然后,这个孕妇让她为之一惊。

"你肯定怀了女儿,因为她所有的美貌都显露在你的脸上了。"

塞布丽娜非常惊讶。这是来自一位完全不认识的人的评论。这个人甚至都不知道塞布丽娜在怀孕之前长什么样子。

塞布丽娜避开了宠物美容师,想抑制泪水的流出。一位可爱的年轻女性,她已关注到怀孕以来自己长相的变化。就像大多数孕妇一样,她变胖了而且身材也不似从前。她甚至比前两次怀孕感到更加不适和肿胀。她最不想听到的就是一句未经考虑的、不善意的评论。

可笑的是,塞布丽娜最终生下一个漂亮的、健康的女孩。她来问我:"我怀孕时看起来是不是很糟糕呢?"

我向她保证:她看起来总是很漂亮!

艾莉森◆◆◆

与未出生宝宝的感情

对于很多女性来说，怀孕试验呈阳性的那一刻，她们的内心就会开始感到一阵温暖。她们真的欣喜若狂、兴奋异常并且已经爱上宝宝。

🚫 **误区**

如果你进行剖宫产，你不会喜欢你的宝宝。

✅ **事实**

不管使用何种方式让你的宝宝来到这个世上，你作为母亲都会爱上他的。

但是，如果没有那种感觉会怎么样？如果你承认你不是个"喜欢宝宝的人"会怎么样？尽管你做了力所能及的一切使自己怀孕了，但是你很焦虑，想知道你是否是个好妈妈，产生怀疑的时候，你是否能够像其他每个人看上去那样无条件地去爱自己的宝宝。

在我们的工作中，我们遇到过对自己胎儿没什么感觉的妈妈，而且她们害怕这种感觉甚至到她们分娩时都不会改变。

母爱是动物界的一种本能，它会保证物种的存活。对于很多动物来说，这种本能与激素催产素有关。

同样，在灵长类动物和人类中，孕晚期时激素催产素水平很高，会使你更加富有母爱。

我们向你保证：怀孕期间母婴间分离的感觉很常见。那并不意味着你出问题了或者你不会成为一位好妈妈。

相反，母亲的直觉发展因人而异。爱是一种随着时间慢慢产生的感情经历，并且能一周接一周地发生变化。

尽管可能花上几天、几周甚至几个月的时间，但是最终你会爱上你的宝宝。在这期间，你应该耐心一点。

不要用其他任何人的经历来定义什么是正常。你培养母婴间深厚爱的联系的过程对你和宝宝来说是与众不同的。

伴侣间的关系

> 🚫 **误区**
>
> 在丈夫的陪同下生下的宝宝能稳固并可挽回夫妻间不稳固的关系。
>
> ✔ **事实**
>
> 根据我们的经验,可悲的是,怀孕更可能给一种已经存在问题的关系施加更多的压力。怀孕前诚实地审视你们之间的关系非常重要。

◆◆◆ 怀孕未必能改善伴侣间的关系

惠特尼和赛斯恋爱两年了。惠特尼,36岁,是三姐妹和两兄弟中最年长的,然而,她却是他们传统的大家庭中唯一未婚先孕的女性。她和赛斯相恋,而且,她准备继续进入他们关系的下一个阶段。这个阶段对于她来说,意味着婚礼,建立一个小家,并拥有自己的亲人。整整一年来,他们的谈话一直围绕着这个话题。赛斯有点犹豫,因为他最近刚离婚,此刻,他不确定自己是否准备开始另一段人生。他们分手了,但在几个月内就和好了两次。在其中一次分手中,惠特尼决定不再节育了,她不知道未来会发生什么。

然后,接下来她知道的事情是:她发现自己怀孕了。尽管她很害怕,但还是充满了希望:这会成为一个促使赛斯巩固他们之间关系并最终做出她想要的承诺的外加动力。她知道他爱她,而且真的希望这个消息能激励他勇挑丈夫和爸爸的重担。

但赛斯并不这么看。他告诉惠特尼,尽管他深爱着她,他真的还没准备好将他们的感情发展到下一个阶段。他答应她怀孕期间陪伴在她身边并征求情感顾问的意见。

尽管她的孕期状态非常理想,但他们的关系却不然。怒火和怨恨在他们之间激化。而且,在每次妇科检查期间都能明显感觉他们关系的紧张。惠特尼对他们关系产生了美好的憧憬,但与事实对比,她感到非常失望。她生下

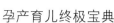
了一个漂亮的男孩，但最后却是自己独自出院回家。尽管赛斯继续给予了她帮助，但是怀孕也仍未能让他们成为一个惠特尼梦想中的幸福家庭。

◆ ◆ ◆

我们并非心理学家，我们也不是夫妻的情感顾问。我们没有声称我们有能帮助孕妇解开他们个人情感问题的医疗执照。同时，我们作为产科医生的工作职责是致力于与病人生命有关的最密切的那部分，因此，我们最终还是在最紧急的关头行使医疗职责。最起码，如果有必要，我们努力倾听孕妇的想法，担当倾听者并给予这方面的专业帮助。在我们三个人数年来都认识的成千上万的孕妇中，我们发现了一些困难的关系。

能见到伴侣作为胎儿期护理的一份力量来支持孕妇总是让人高兴的。但有时，一位孕妇会独自来会诊，且并未提到她的男朋友或者丈夫。

这对我们来说是危险信号出现的时刻，因为我们此前遇到过无

数次这种情况。在这种情况下，我们可能会问这个孕妇："你的丈夫支持你怀孕吗？"或者"你的丈夫愿意抚养宝宝吗？"当然，一些成年女性真的对独自抚养宝宝的旅程感到非常兴奋。但根据我们的经验，怀孕期间全靠自己一个人可能是一件非常可怕的事。

作为产科医生，我们见过太多的女性向我们吐露她们希望通过怀孕来稳固她们与伴侣间的关系。很多人承认他们目前并不彼此独占对方或者关系稳固，但是他们希望怀孕能让他们的关系更加稳定。但事实是，怀孕更有可能让关系紧张，而不是让其缓和。照顾宝宝是一件苦差事，尤其是闻初的几年这需要稳固的感情基础，或者坚实的支持系统以便彼此相处融洽。

甚至对于已经相处很融洽的夫妻，都有可能发生翻天覆地的变化。尽管结婚时有海誓山盟，但当作怀孕的选择时会有一种不同的、更深层次的承诺。对于没有宝宝的夫妻，他们可以离婚，离开并且不再联系对方。但一旦你们之间有了宝宝，在你离婚后，

那个人在今后的几十年里成为你和你宝宝生命的一部分的可能性非常大。

我们吃惊地发现如此多的夫妻意外怀孕。

如果你有选择是否怀孕的时间，请花点时间诚实地审视你们之间关系状况和你们的经济情况。一旦宝宝出生后，你就不再只是一个人了。

独自养育宝宝

在我们接待的孕妇被另一半抛弃之后，我们无数次地去安慰她们。这些男人抛弃她们，让她们独自承受孕期的折磨。她们非常伤心、绝望，并且非常害怕。她们从未料到独自怀孕，更别说面对独自抚养宝宝的困境。

即便是她们独自一人，但她们很坚强！她们从来没停止她们前进的步伐，而且每天都向我们展示着女性是很坚强的！

◆ ◆ ◆ 寻找新的梦想

帕梅拉，一名35岁的律师，还有肖恩，也是一名律师，他们结婚11年了。他们有一个3岁的漂亮男孩。他早产了两个月。他们决定再要一个宝宝来完善家庭，因为他们想给儿子生个弟弟或者妹妹。

大概在帕梅拉的孩子29周左右的时候，她正当付账单时，突然发现信用卡上有一笔不寻常的账单。这是她从未去过的一家本地的旅馆。她开始查看账单的剩余部分以及电话账单，发现了与同一个电话号码联系的无数的电话和短信。当她意识到这个赤裸裸的事实时，她的心都沉了——她的丈夫有外遇。

帕梅拉打电话给她丈夫，当面质问她的怀疑。他承认了——他不再爱她了，并且已经找到了他的知己。

接下来的几周时间里，帕梅拉除了卧床其他什么也没干。得知自己现在要成为一位单亲妈妈后，她感到非常绝望。她求肖恩再给她一次机会，在认输之前她想尝试劝一劝丈夫。她问他为什么这件事会发生在她怀孕的时候。他回答道，他因为家里又多了个宝宝而陷入了困境，现在他想要自由。当帕梅拉第二次怀孕时，他感觉自己都快进监狱了。

帕梅拉在孕35周时生下了她的第二个儿子。对于帕梅拉来说，他的出生是她人生中最可悲的那天。尽管听到无数声祝贺，但她想到的是失去了的婚姻，以及以后她需要独自面临的困难，抚养两个宝宝。这绝对不是她曾经期望的生活。

她要宝宝是为了有个家庭，和她的丈夫一起抚养他们。现在那个梦破碎了。在她儿子出生后的前几个月里，帕梅拉处于昏迷状态，并已经完全麻木了。她睡不安，吃不好。工作时，她不能集中注意力，并且非常健忘。但是她的精神没有垮下，随着时间过去，阴霾散去了。她做出清醒的决定，要给自己的儿子们做一个榜样——做一个坚强有韧性的妈妈。她和两个孩子开始了一个新的梦想。这个梦想可能比第一个更好。

◆◆◆

◆◆◆ 有时，事情真的会得到解决

玛利亚是一位出生在中产阶级的年轻漂亮的拉蒂纳女人，在前一段的婚姻中有一个健康的4岁男孩。她的丈夫李，是一个出生在一个富裕的、阶级意识很强的家庭的白种人，帅气而且成功。他们相爱了，而且玛利亚怀孕了。他们得知怀孕后欣喜若狂，但李的父亲一直不赞成李和玛利亚交往。不过，玛利亚的家人接受李进入他们的圈子。玛利亚告诉我她不确定李是否回来陪她，因为他父母的原因，尤其是他的父亲，会给他施加压力，让他可以有更好的选择。因此李感觉左右为难。

当李来参加玛利亚的妇产科医生会诊时，他问了思考已久的问题，而且，他真的对宝宝很感兴趣，还很关心胎儿的健康和整个出生的过程。当这个重要的日子到来时，玛利亚分娩的整个过程中，李坚定地守候在玛利亚的身边。当他们的宝贝女儿来到世上

时，你能看到他眼里充满了爱。玛利亚也有一个大大的亲友团来医院支持她。

尽管李的父亲从未接受玛利亚，他的儿子或者李以及玛利亚刚出生的宝宝，他与玛利亚共同的美好分娩经历以及她的家人都确信李对这段感情是全心全意的。在她的产后会诊期间，玛利亚的状态看起来非常好，而且，她很高兴地通知我他们计划搬到一起成立一个大家庭。

阿兰◆◆◆

对付怀孕：性别隔阂

一旦某个女性发现自己怀孕时，事情便开始了。马上，她们开始想知道这是个男孩还是个女孩，她们很快就开始牵挂着正在她们子宫中生长的生命。由于男性不能体会身体上的症状以及怀孕的变化，他们可能对新的孕育有着不同的看法。女性更容易将孩子会带来什么与未来联系到一起。

这并不是说，只有怀孕的女性会想到她子宫里的胎儿。有很多父亲也很支持怀孕，并会为在全程中做个全职的参与者而感到兴奋不已。事实上，很多来找我们的夫妻中的丈夫在妻子怀孕期间都扮演着很重要的角色，并且投入了很多的情感。然而，这并不意味着男性总能确切理解或者知道该怎样处理他们的另一半所经历的事情。

所有的孕妇在怀孕时无论是精力方面还是情感方面都需要外界的支持，尤其是在第一次怀孕的时候。

◆ ◆ ◆ 别忘了你的伴侣

我们知道一天只有24小时，而且，对于一位孕妇或者一位新妈妈来说，时间会过得更快。时间飞快流逝，你知道的下一件事是你的宝宝都12个月了。通常，你可能会算算你投入到宝宝中的精力。但在整个过程中，请不要忘了你的伴侣。他或她可能不会完全按照你做的方式去做：奶瓶不够干净，尿布太松，宝宝可能被穿上两只不同的袜子。但重要的一点是，他已经尽力了。坦白地说，只要宝宝健康快乐，有时让别人按照他们的方式行事也未

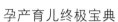

尝不可。在你人生忙乱的时期，请记得考虑你伴侣的感受。对你同样重要的他和宝宝需要一样多的来自你的爱和关注。

阿兰◆◆◆

很多女性对她们的伴侣期望很高，并且对他们应该在怀孕期间怎样行事以及提供何种感情上的帮助都有明确的定义。有时，这些期望很公平且实际；但有的时候，这些期望并非如此。我们曾看见许多好心的伴侣尽力去让他们的妻子感到舒适，但却不能符合妻子的标准。

在这些情况中，我们可能会给丈夫或者妻子建议使用一些特有的方式以便帮助他们。如果没有别的事情，我们会告诉这对夫妻，让他们对彼此的事情都保持坦诚的沟通。另一方面，我们有时会为她们的伴侣辩护。我们不希望他们的关系变得僵硬是因为孕妇怀孕时对伴侣不切实际的高期望导致的。一些丈夫根本不能提供这种理想化的支持，因为他们无法体会亲身怀孕的那种感受。他们从来不会体验到有个生

命在他们的体内生长的独特感觉。他们可以学着理解你，但他们不能领会这种感觉。

我们认为面临感情问题的夫妻可以去征求专业临床医生的意见。

◆ ◆ ◆ **很难愈合的伤疤**

在我们开始录制系列故事"生下我"的第一天，我们最喜欢的一位孕妇来做她的孕5月检查，说她会排出一种奇怪的物质。在她的阴道检查中，我能看到她的羊膜囊正从子宫颈脱落进入阴道，而且她都张开两厘米了。我的心都沉了——我马上知道：这胎会保不住。我把她送进医院，而且进入了大厅中的摄像机的镜头里。她不是我们节目中的孕妇，但拍摄组知道某种严重的事情发生了并想抓拍我的反应。我告诉他们我最喜欢的一位孕妇将失去她22周的宝宝，而且我完全帮不了她。然后，我开始哭了，因为我有幸得到一个漂亮的儿子，但是数年前也曾怀孕失败过。通过我的眼泪，表达了曾经失去胎儿的事对我造成了多么大的影响，而

且这也让我对遇上类似情况的孕妇产生了同情。

数月过后，节目在电视上首播了。第二天早上，我正从医院停车场中下车时，我们的院长安迪向我走来。他说："昨晚，我和我的妻子观看'生下我'，当我们得知那个孕妇失去宝宝的故事以及你曾流过产时，我的妻子也开始哭了。我们在13年前也失去了一个宝宝，不过现在也有两个已经成年了的儿子。直到那刻，我也不知道失去宝宝对她有多大的影响。"

伊冯◆◆◆

不孕的困难

不孕，尤其是在体外受孕的过程，也可能极大地损害两个人的关系。我们工作中遇到几对夫妻。他们承受了数月或者数年不孕不育的治疗之苦后仍未怀孕，最后耐心和财力都已经枯竭了。一天，他们决定休息几个月，或者在某些情况下，一起放弃做父母的念头。如果两个人意见相同。也许，寻找另一条道路的时间到了，例如收养。但是，如果意见不同，夫妻间可能产生裂痕。他们的关系将接受压力、愤怒以及挫折的考验。谢天谢地，大多数夫妻能坚强地挺过这场风雨，但有的人却会因此被拆散。

我们极力推荐那些因为不孕而导致他们关系僵化的夫妻去咨询家庭关系医生。这些会诊能帮你重拾当初你们走到一起并成为夫妻的记忆，然后挽救还存有希望的婚姻。

单身母亲

◆ ◆ ◆ 选择独自完成

我认识一位经历不凡的女性。克洛伊，一位聪明的、为冒险节目做外拍的经理，四十多岁了并且总想生个宝宝。她这辈子有几段比较长的恋爱经历，但从未找到组建家庭的完美人选。在她45岁左右，她发现自己又单身了。由于她十分想成为母亲，她决定找到完全靠自己实现这个愿望的方法——考虑选择精子库里捐来的精子。克洛伊找一位孕育专家做过一次咨询，但当她得知因为她年龄过大，她除了需要捐来的精子，还需要捐来的卵细胞时，她不得不重新考虑进行试管受精了。她最后屈服于这个想法。

在那之后不久，她在别人为她安排的约会中认识了蔡斯。他们立刻产生了感觉，相处融洽并且开始频繁交往。克洛伊向蔡斯吐露她见孕育专家后的失望。蔡斯安慰她道：当父母不是每个人所必须完成的愿望，即使在没有宝宝的情况下，她也可以拥有精彩的生活。然后，无法预料的事情发生了：两个月后，克洛伊突然发现自己怀孕了。

当他们来看我时，我确定她怀孕了，并能看到他们仍然处于震惊的状态中。这对情侣从未采取过任何避孕措施。因为克洛伊真的认为自己因为年龄问题已经不能生育了。克洛伊非常高兴，但同时，担心这对他们的关系造成影响。她意识到自己几乎还不了解这个男人。

克洛伊的男朋友也很害怕。他也想知道是否他们最终能走到一起，并且抚养这个宝宝，还建议放弃这次怀孕。然而，克洛伊却不这样想，她知道自己是多么想当个妈妈，而且她愿意独自一个人生下宝宝。她决定继续让宝宝健康成长并且不把她的男朋友牵涉进来。对于她来说，并不是因为这个男人，而是因为她真的想生个宝宝。在孕39周时她生下了健康的女儿布列塔尼，就此展开了她为人母的新旅程。

艾莉森◆◆◆

现在，我们发现越来越多的女性决定在没有伴侣的情况下，独自生下并抚养宝宝。我们确实也见过一些很年轻的女性，十分愿意而且有足够的勇气去承担做单亲妈妈的责任。也有些年龄稍大的、较成功的女性，她们在经济上很富足，能雇用保姆或者能获得家人的帮助。正是这些资源，她们才能在没有伴侣的情况下也能成为母亲。

其他一些单亲妈妈没有料到她们会怀孕，包括一些经济情况不好的——可能觉得这能成为她们当妈妈的唯一机会。她们坚持怀孕，宝宝并且经常在她们母亲的陪伴下来找我们。

宝宝是一个不会停止运作的"需求"机器，而且单靠你个人力量照顾那个宝宝可能会有很大的压力。过去，你只需要找个帮你照看宝宝的人以便你能洗澡或者出去买更多尿布。这需要有一些外界的帮助。大多数女性经常拥有一位能给予帮助的妈妈，兄弟姐妹或者密友。寻求帮助也非常重要。因为在复杂的现代社会里抚养一个宝宝真的需要花费很多的人力、物力及财力。

显然，如果你一直能够从周围获得帮助，事情会容易得多。我们遇到过一位单亲妈妈。她提前几年就通过做财政和金钱计划来绘制怀孕蓝图。

◆◆◆ 惊喜

我最近碰见了我儿子的一位老师莉拉，她之前当了很长一段时间的单亲妈妈，直到最近才结婚。她是一位很讨人喜欢的女人——聪明、努力，并总是乐观向上。她给我讲述了一场当她儿子刚出生时发生的令人难忘的意外事情。她独自一人在快餐店，一手抱着儿子，另一只手提着尿布包和一个瓶子。这是她分娩后第一次单独出去。

当她把订餐单送到取餐的柜台上时，由于她一手抱着宝宝，另一手拿着尿布包，所以她还没计划好该怎样取食物。在那一刻，她感到非常孤独和无助。她只是丢下所有东西开始哭，因为她实在是控制不住了。

弄明白怎样处理宝宝的所有常规需要，加上生活中的日常杂务可能是一条艰难的路——不管有没有伴侣。然而，莉拉料理得非常好。当时的那个宝宝现在已是一位魁梧的、适应力很强的17岁青年了。莉拉高兴地和一个值得依靠的对象结婚了。我喜欢听莉拉给我讲她的故事。尽管她作为一位单亲妈妈经历过很多挑战，她总保持乐观积极的态度以及幽默感。这些东西帮助她渡过了难关。

不管我们是否是独自抚养宝宝还是在别人的帮助下抚养宝宝，女性都是非常能干的。我们是出色的各种任务的完成者。而且，当我们面对挑战时，我们可能会瞬间消沉，但是，我们也知道：走出危机的最好办法是寻求帮助并继续向前。

阿兰◆◆◆

宝宝们和他们刚出生的兄弟姐妹

不管什么时候出生的宝宝，加入一个家庭时，都会产生各种各样的反应，尤其是已出生的宝宝们。一些宝宝因为多了弟妹感到非常兴奋。然而，另外一些可能太小而不懂得这个概念。也有一些宝宝开始怀疑或者憎恶。关于他们如何接受他们的新弟弟或者妹妹，宝宝们显示了各种各样的情绪。而且，他们的反应可能和个性一样很独特。

◆◆◆我的弟弟在哪里

我曾照顾一位精力充沛的有过3次怀孕经历的名叫肯德拉的孕妇。肯德拉有两个可爱的儿子——5岁的泰勒和3岁的迦勒。这两个男孩兴奋地陪着他们的妈妈来参加每一次产检，而且在孕20周时，每个人都惊讶地得知他们很快就有一个弟弟加入他们的家庭了。在每次访问中，他们都会聊聊自己的新弟弟，他们的新弟弟睡哪儿，他们能和他玩什么游戏。

那天终于到来了，那天她的两个儿子在大厅焦急地等待，肯德拉生下了一个漂亮的奥斯丁。他们非常小心地进入房间来看他们家族新添的成员，可是3岁的迦勒脸上露出一丝失望。

迦勒环顾房间四周，感到非常困惑，然后突然说出："妈妈，那不是个弟弟，那是个宝宝！"

当肯德拉意识到"弟弟"这个说法在迦勒的脑袋里生根了，她笑了。对于他来说，弟弟是个大男孩，就像他哥哥泰勒那样。他从未想到过他的新弟弟会是个宝宝。

艾莉森◆◆◆

将新宝宝介绍给家庭成员的过程开始于其他宝宝首先发现他们的妈妈怀孕了，然后进入了宝宝新加入家庭的前几个月。父母可能会发现他们必须解决宝宝间的嫉妒问题。如果这个宝宝是一个两岁的学步幼童，他或者她可能不能准确理解将会发生什么，但是仍然会莫名其妙地发怒。有时，可能是因为心情不好，但是他们经常会生气，因为宝宝感到妈妈不再像以前那样给他那么多的关怀了。解决宝宝之间的感情问题，可能成为妈妈的另一个压力来源的重担。

我们非常乐意在这些情况发生之前为其提供帮助。我们鼓励妈妈让宝宝陪她们一起来做孕期诊断，让他们通过超声波看见在妈妈子宫中生长的胎儿。最终的目的是让这些宝宝参与其中，尤其是哥哥姐姐。当宝宝们感到自己是个局内人，他们就不会因为他们身边发生的变化而感到害怕。

◆ ◆ ◆ **兄弟情**

对于我的丈夫和我来说，怀孕需要很长时间。在几年尝试后，我的儿子赖安长大了并且急切地想要一个弟弟。每年，他会在圣诞清单上将"宝贝弟弟或者宝贝妹妹"列为第一条。

我最终进行了体外受孕来怀孕。赖安总是和围产学家一起来参加我的超声波检查。每个人都会问赖安他想要什么，男孩还是女孩。他总是说："我不介意，我都喜欢。"当我们发现宝宝是个女孩，他从未摇头，他坚持自己的观点，并说宝宝是男是女不重要。当我去做剖宫产时，赖安跟着我进入了手术室。他是我在恢复室里看见的第一个人。第一次，他眼睛盯着凯莉，并且能够抱起她，他真的在赞美她。

然而，当我们回家，日夜不停地照料新生儿让这些日子失去了光彩。赖安感觉到自己被忽视了。他看见他的妈妈正花大部分时间来照顾宝宝而不是和他在一起——不是因为她不爱他，而是因为宝宝是如此的需要照顾。

几个月后，赖安开始说："我希望我有个弟弟而不是妹妹。"

我们自己的家庭故事说明一旦新生儿进入家庭生活，即使是当初最支持的哥哥姐姐也会失去热情。但让我们感到欣慰的是，丈夫的作用开始显现，他让赖安忙于运动和其他活动，而且，他们之间的关系也在这个过程中变好了。凯莉长大了，并且很快喜欢上了她的大哥哥。他是她学会亲吻后第一个亲的人。而且，很多时候，他也是她唯一愿意亲吻的人。

伊冯◆◆◆

另一个解决办法是父母让新宝宝给其他孩子送一份礼物，作为宝宝回家时一份"温暖家庭"的惊喜。一些父母会让他的孩子们坐下，并告诉他们应该扮演好作为大哥哥、大姐姐的角色。无论父母选择什么方法，我们希望从我们的角度为她们提供她们需要的帮助。

◆◆◆马修的变形金刚车

随着我的第二个儿子马克斯的出生日期的临近，并且想起所有从朋友以及父母那里听来的关于他们适应第二个宝宝的问题故事。我开始为怎样向我4岁的儿子马修介绍他刚出生的小弟弟的事情感到烦闷。我求助于卡门，向他征求一些专家意见（卡门是我最喜欢的助产士之一）。

卡门劝告我要让马修参与怀孕和分娩的过程，不要让他感到被冷落或者被"替代"了。她建议我在马克斯到来之前在车上安装宝宝座椅，以便马修能有机会适应对他而言的变化。当马修第一次走进产后休息间，她建议我不要双手捧着宝宝，而是把宝宝放进挨着我的婴儿床上。然后，当给马修介绍宝宝的时候，我们就能一起抱着并摸摸宝宝了。

卡门也建议当家人和朋友来探访时，让他们先问候马修，并问他："你能给我介绍一下你的弟弟马克斯吗？"这是真的，当一个新宝宝出生，每个人都想到宝宝身边去，事实上，宝宝并不知道将会发生什么。哥哥姐姐却知道并能感到宝宝抢走了他们应该得到的关怀。

我也得到一份礼物、一个改良后的玩具车。它被包装好并作为马克斯的一份礼物，送给了马修。马修欣喜若狂。让我惊讶的是，几年后，当玩具车再次出现在我们眼前的时候，马修惊叫了起来："快看，妈妈，这车是马克斯在他出生的时候给我的！"请相信我，我的两个儿子共处时光非常愉快。卡门的建议真的为我们的三口之家变成四口之家提供了很大的帮助。

阿兰 ◆◆◆

关于你的第一个宝宝怎样适应第二个宝宝有很多让人焦虑的事情，但是我们也没有忘记你。许多人想知道他们怎样才能适应作为下一个宝宝的妈妈的角色。你可能想知道："我怎样能像爱第一个宝宝那样爱另一个宝宝？"你会对你自己付出的爱感到吃惊。或者你会问你自己："我怎样才有时间将注意力集中到两个宝宝的身上呢？"这些是我们目前作为全职妈妈仍在努力解决的问题。但是毫无疑问的是，我们的宝宝也在相互学习。他们学会爱、宽容以及如何处理分歧。他们学会怎样分享，怎样表达他们的欲望和需要，以及学会争取与放弃。孩子们从他们的父母那里学会了这些重要的课程，但也来自彼此间的相互学习。

父母以及其他相关人员

家庭成员会对接生工作产生很大的影响，所以作为医生，我们不仅要安抚家庭成员还要时刻为产妇着想。我们的主要职责是为孕妇服务，所以如果任何家庭因素导致孕妇紧张，那么我们就要采取措施帮助她缓解压力。

作为妇产科医生，每次进入产房接生其实都是一个激动人心的经历，并且你会想究竟是谁会和你一起经历这个难忘的过程，多数会是孕妇的伴侣，也可能会是陪产员、母亲、姐妹或好友。有时我们感觉好像是置身在一次大型聚会中，而该聚会可能包括：双方父母、兄弟姐妹、朋友甚至有时还包括同事。看到这些人共同支持孕妇是很令人感到欣慰的。然而，尽管大家的初衷是好的，可是如果房间内人员过多，孕妇可能会紧张。所以，如果你觉得人多也不会紧张，那么我们欢迎大家的到来。但是，如果你感觉紧张，那么请一定告诉我们，我们会努力让你感觉轻松愉快。尽管我们都认为家庭成员的支持非常重要，但"妈妈"的需求才是我们最关心的。

母亲、婆婆以及女儿

母女关系可能很复杂，而且许多孕妇的母亲都想参与到整个怀孕过程中。令人庆幸的是，多数情况下母亲的帮助和支持是很重要的。根据我们的经验，准外婆和准奶奶在产房内都可以起到积极作用。

当然也有例外的情况。有时，母亲或婆婆也会给孕妇压力。我们见过有些孕妇的母亲或婆婆的控制欲很强。根据我们的经验，她们是想提供帮助，可能她们觉得自己有过生育和养育的经验，所以经验也比较丰富。但有时，情况可能并不危急，这时如果母亲或婆婆坚持陪伴在身边，孕妇可能会感到紧张或焦虑。

很不幸，有时准外婆可能会起到负面作用，尤其是在正式分娩的过程中。他们可能担心女儿或是对医生不够信任，又或者是母女关系并不融洽，这些都会导致孕妇无法放松。例如，我们曾经就遇到过这样一位准外婆，她不同意女儿接受硬膜外麻醉因为她自己没有尝试过。这种情况下，孕妇通常都会要求母亲回家，或到等候区等候，以此来缓解她带来的压力。同样，婆婆对孕妇的影响有时可能是积极的，但有时也可能是消极的。总之，如果任何人令产妇感到紧张，那么我们建议他最好到产房外等候。

孕妇的父母离异也会影响分娩。我们可以设想这样一个场景：一个准外公和一个准外婆十年都未讲一句好话，却同时出现在产房外迎接外孙的到来。这种不稳定的家庭关系不仅仅给孕妇的分娩带来困难，也给我们的接生工作增加了难度。但是我们曾经也见证过一些美好的时刻，一些新生儿使破碎的家庭重新团结起来了。

如果母亲或婆婆的出现使你感到不舒服，请告诉医生或护士，他们会帮你解决。我们可以这样说："作为苏珊的医生，我建议丈夫自己留下来就可以了。"母亲、父亲以及其他人都要清楚每一位孕妇都是不同的，每次分娩也是不同的。并且你遇到的情况和你女儿的不一定相同。

有一个生病的或需要特殊照顾的宝宝

◆◆◆ 改变一生的分娩日

我曾经遇到这样一对初为人父母的夫妻，他们决定不接受任何基因筛查测试，因为无论结果如何，他们都不会终止妊娠。妻子帕梅拉是个30岁的文稿代理人，而丈夫布兰德利是广告公司经理。他们的胎儿很健康。在怀孕20周时帕梅拉接受了超声波检查，确定是个男孩，所以取名为特罗伊。

实际上，与胎儿相比帕梅拉更加担心宝宝出生时，她要面对的家庭氛围。她的父母离异并且对彼此都充满了怨恨，而且都再婚了。在过去的十多年中，他们没有说过一句话，而且在帕梅拉婚

礼上又再次不欢而散。但在女儿分娩时，两人都坚持要亲自迎接宝宝的到来。由于帕梅拉在这种紧张的氛围中度过大半生，所以她感到十分不安。

在帕梅拉分娩时，父母带着各自的新伴侣来到医院——面对面地坐在屋子里。那样的氛围让人感到紧张。两个小时后，帕梅拉生下了一个可爱的儿子，而此时只有她的丈夫陪伴在身边。

产妇的身体清理干净后，新生儿的外祖父母就进来了。他们围在宝宝的四周，不时地发出"哦哦"、"啊呀"的声音，并且不停地说他们有多开心，但双方依然各自站在房间的两面。

每多看宝宝一眼，我就更确信宝宝患有唐氏综合征。于是，我又咨询了一位经验丰富的产科护士，她的判断和我一样。后来我听到一个外婆说："快看多可爱，他把小舌头伸出来了。"在那一刻我知道我的诊断是正确的，患有唐氏综合征的宝宝的舌头比较大，所以他们经常伸舌头。

我离开产房，然后到护理站坐下，考虑该怎样告诉他们这个

消息，这可能是他们多年来第一次能够容忍彼此。我重新回到产房，坐在帕梅拉的床边，此时他们依然围绕在宝宝的四周。我悄悄地告诉帕梅拉，宝宝的面目表情有些不正常，所以可能患有唐氏综合征。通过她的眼神，我可以判定她一定觉得我是个疯子。随即她让家人安静下来并把宝宝抱给她。她认真地观察了一会儿宝宝后，也发现了。她开始默默地哭起来。

她的父母来到她的身边，也发现了。此时有人哭泣，有人只是安静地待在那里。但很难得屋内的紧张气氛不见了，争吵也消失了。他们都同意尽最大的努力来照顾这个特殊宝宝。特罗伊让这个长期不和的家庭重新团结起来了。

后续：特罗伊不仅消除了外公外婆间的矛盾，同时也深深改变了母亲帕梅拉的生活品质。

特罗伊出生后，帕梅拉辞掉了文稿代理人的工作，然后在特殊奥运会的委员会工作。她说她曾经一直在寻找远离激烈竞争的理由。然而，现在她很高兴可以从事一份有意义的工作。如今，整个家庭都很团结而且幸福。特罗伊也在父母和祖父母的悉心照顾下成长。

艾莉森◆◆◆

当被问到是希望生一个男孩还是女孩时，几乎每一对刚刚怀孕的夫妻都回答说："我们并不在乎这个，只要宝宝健康就好。"这几乎是每一位母亲和父亲的共同愿望。令人高兴的是，只有少数宝宝在出生时患有先天畸形、某些疾病或染色体结构异常，如唐氏综合征。然而，尽管大部分宝宝出生时都很健康，但一些宝宝在来到世上时就患有某些疾病或是先天畸形，还有一些宝宝可能需要长期或短期的特殊护理。即使孕妇只待在家里而且不外出、只吸入过滤的空气、只食用有机食品而且还有一个私人瑜伽教练时刻陪伴左右，那也不意味着一定不会生出需要特殊护理的宝宝。

如果我们发现宝宝需要特殊看护，我们也会感到很无助，但让我们印象最深刻的却是这些宝宝的父母是如何应对这一结果的。

很多普通的父母都能鼓起勇气、坚定信念并且带着众人的鼓励坚强地面对这一情形，他们似乎一夜之间就变成了英雄。不论情形是多么的令人绝望，这些母亲都能够为她们的宝宝鼓足勇气面对一切。

无论是在怀孕期间还是在宝宝出生后，我们都会发现一些宝宝患有严重的疾病。但我们相信生活中没有什么是无法战胜的。如果你此时遇到了同样的情形，请告诉自己以及家人最近医学上取得的进步。请记住无论给予宝宝多少爱都不为过。

◆ ◆ ◆ 孩子需要你

卡米尔曾经是一位受过训的内科医生，但是为了照顾宝宝她放弃了自己的事业。她和丈夫都出身于医生世家。很感激她能够在这里与我们分享她的故事。每次阅读到这段文字，我都会感到心潮澎湃。在卡米尔身上，我们了解到"母亲"这个词的真实含义：

"在我第一次宫缩后两个半小时，我的女儿才出生，她真的是很坚强。当看到她美丽的脸庞时，我们大家都开心极了。丈夫和我迫不及待地将她介绍给她5岁的哥哥。"

次日清晨，当医生为宝宝做"婴儿健康检查"时，我发现她的表情发生了变化。她不再陪宝宝玩耍，而是直接进入"检查模式"。然后哭了起来，于是我就请求她将诊断结果直接告诉我。

她说："我认为你女儿可能患有染色体21症。"

当我看向丈夫时，他说："她不会诊断错的，你看宝宝的表情。"他是正确的，我一直没有看到宝宝因为患有唐氏综合征而表现出来的面部特征。

那天到处都是医生和护士悄悄谈论此事，并且他们告诉我们宝宝必须接受检查，而第一项就是要抽血做染色体检测，这样大约10～12天便可以确诊。当时我们认为如果连他们都不确定，那么证明宝宝还是有希望的。

直到女儿病得太重，他们不得不将她带到新生儿重症监护病房，并在她的身上连接用以维持生命的仪器，直到她无法用嘴进食，主治医生明确告诉我们宝宝患有唐氏综合征的那一刻，我们才彻底接受这个事实。我们的女儿需要我们。

这几个简单的字瞬间改变了我们的生活。我们不再自怨自艾，而是开始关注女儿。

她也不希望自己有这样的遭遇。她需要我们的关爱和照顾，当然还要依靠我们才能最大限度地发挥自己的潜力。而此时新的问题出现了，"我们对于她来说就已经足够了吗？"

"我想说从那时起一切都很顺利，但实际上我们流过很多眼泪、度过许多不眠之夜。她在健康、上学、群体生活等方面都会遇到困难。但是最重要的是，她教会了我勇敢地面对一切。"

现在她已经7岁了，与同龄人一样开始读小学一年级，而且只要遇到困难大家都会帮助她。女儿是一个有活力、长相甜美、身体强壮、性情善良甚至还有些顽皮的宝宝，她学习十分用功，同时努力完成自己的愿望。"坚持不懈的精神是她给予我们的礼物。她很清楚自身情况，但是她感到很满足，每天都开开心心地生活并享受着我们给予她的爱。

我们唯一能做的就是尽我们最大的努力去照顾她。她需要我们，同时她也值得我们为她做所有的一切。"

阿兰◆◆◆

与工作相关的问题

每个人的工作环境都是不相同的。有些孕妇的领导很有同情心，而且她们的同事也会互帮互助，如果某项工作对孕妇会产生伤害，他们就会自愿为孕妇承担。

但是有些孕妇就没有那么幸运了，她们的境遇与上述情况截然相反。这些孕妇告诉我们她们的工作环境非常差。领导在得知她们怀孕后不仅没有更改她们的工作职责，而且也不能理解为什么她们总会感觉累而且工作效率大不如前。甚至有些地方都不允许孕妇午间离开公司去接受产前预约护理。领导会因为这些事情心烦，而孕妇会为此感到异常疲恙，但其实这是孕妇最不想看到的事情。

有时，孕妇感觉她们受到领导或同事的歧视，因为她们午休时间较短，不能经常坐下休息或经常去卫生间。有些孕妇甚至要服用抗抑郁药物，以缓解工作带来的压力。我们还经常建议孕妇把自己的感受和困难告诉领导和同事。尽管这是需要勇气的，一旦她们这样做了，就会发现结果还是很令人满意的。

如你遇到工作环境方面的问题，请向产科医生或助产师寻求帮助。我们会以医生的身份向你的雇主邮寄一封信，以说明孕妇的注意事项，包括孕妇不适合做的事情。例如，孕妇不能搬运超过11.3千克的物体，不能长时间站立而且应可以经常去卫生间。此外，你也可以与公司人事部同事说明情况，这也会有助于改变工作环境。

每个公司的工作环境还有每个孕妇的具体情况都是不同的，所以你应该根据具体情况选择一种对自身和公司都有利的方式。当然，孕期的很多事情是自己和主治医生都无法掌控的。

我们对那些需要长时间坐着或站着工作的孕妇的建议和那些总需要坐飞机的孕妇的建议基本相同。长时间坐着或站着都可能会导致血栓。我们建议孕妇大约每两个小时调整一次姿势，而且每次持续几分钟。如果是站着工作，那么每小时坐下休息几分钟，尤其是像收银员或柜台职员这种需长时间站着的工作。

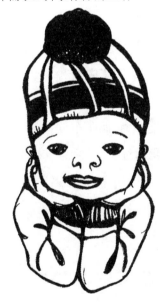

篇尾语

　　每个女性都会经历怀孕、分娩和产后恢复这几个阶段。作为母亲，我们每个人都有过两次这样的经历，而且我们发现这个过程虽然很艰难，但是也很幸福。虽然这个过程可能比医学院的高强度学习、紧张的实习生活还有作为住院医生的高强度工作还要难完成，但是回报却是无法用语言形容出来的。只有亲身经历过才能体会生命的奇迹以及作为母亲的意义。一旦成为母亲，你就发生了永远无法逆转的改变。这条路可能坎坷而且布满荆棘，但却值得我们付出。

　　希望本书能让你感到舒适、安心。如果你在怀孕和抚养宝宝的过程中遵照正确的指南、拥有良好的支持系统以及选择合适的妇产科医生帮你解答疑问、缓解忧虑和排除恐惧，那么这段旅程将是轻松而又愉快的。所有的母亲都应知道，即使你是高危产妇，只要措施得当，就能保证母子平安。

　　我们原本认为合写本书一定会是一个很大挑战，但事实并非如此，而且本书中包含着我们所有人的情感。当写到我们的个人经历或孕妇的故事时，眼泪便伴随着敲击键盘的"嗒嗒"声滑落。我们重新感受到能够做这份工作的荣幸。我们热爱这份事业，它与每个人都可能相关，尤其是我们，因为我们既是医生、孕妇，也是母亲。我们十分期望"成功"，或至少尽最大的努力达到成功。

第十一章 常提及的问题及迷信

例证130——骇人的传闻

交流经验对医学实践是非常重要的。在过去的15年，我们发现孕妇的很多问题和顾虑是一样的，甚至同一个问题在一周内可能就会被问到好多次。同时，也会有许多人到我们这里求证一些具有迷惑性的假信息和传闻。所以，我们总结了一系列的适用于各个阶层、各个国家孕妇的问题以及迷信的正确答案。

本章中描述的内容十分简单易懂。如果需要，可以略读。通过这种方式，你可以了解到其他孕妇的疑虑。这时，你就会感觉你并不是唯一纠结于一些简单易懂问题的孕妇。本章只对问题进行

简述，如想对相关问题做详细了解，请阅读本书其他章节。

孕期生活与保健

口服避孕药会导致胎儿先天畸形吗

答案是否定的。并没有研究证明胎儿先天畸形与任何避孕措施有关，包括女性在发现怀孕前一直服用避孕药物这种情况。

一定要等避孕药中的激素在体内消失后才可以受孕吗

答案是否定的。当你停止服用

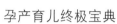

药物后就可以立即准备受孕。因为在你服用安慰剂药物后身体会立刻将药物排出体外，因此，下一个周期你便可以准备受孕。

孕妇晨吐症状会持续多长时间

过了标志性的12周之后，大多数孕妇的晨吐症状都会更加严重。恶心感与HCG的水平有关。HCG在第十周的时候达到最高水平，然后就开始下降。（参见第三章101页）

我曾经被诊断患有子宫异位，因而无法怀孕，真是如此吗

答案是否定的。子宫在身体内的位置与怀孕的能力或生殖能力之间没有任何关系。

流产后很难再次怀孕吗

答案是否定的。一旦月经周期恢复正常，你的子宫就已经完全恢复了，然后就可以再次怀孕。有一个古老的传闻：如果流产了，你必须等上6个月到一年才能再次怀孕。这一说法没有任何医

学根据。然而，一些女性可能在情感上还没有做好再次怀孕的准备，所以休息一段时间还是有好处的。（参见第八章321页）

如果以前曾剖宫产，需要过多长时间后才能再次怀孕呢

如果你以前采用了剖宫产的分娩方式，但在下次怀孕中，你非常希望顺产，那么你就需要在两次的怀孕中间至少间隔18个月。如果两次间隔的时间少于18个月，那么由剖宫产术后顺产引发的子宫破裂的风险会高出3倍。但是，如果你计划下次分娩时还是采用剖宫产的话，那么你完全没有必要等待。只要感觉自己已经好了，就可以再次开始尝试怀孕。

我怀孕了，但是并没有觉得恶心，这是否正常

通常，在孕早期，孕妇常常会问我们如果没有感到不舒服正常吗？答案是：完全正常！你感觉正常并不表示你有什么地方出现了问题。现在存在着一种思维限制，这一限制甚至都已经成为一

个谣言，即如果你感觉很糟糕，那么你的怀孕就非常正常；相反，如果你感觉非常正常，那么一定有问题。有时候，如症状很明显，但是却忽然都消失了，那么的确是这种情况。

但是，有一些孕妇就是很幸运，她们几乎没有任何的孕期综合征，她们不会经历孕期晨吐，没有乳房肿痛感。她们在整个怀孕期间就是感觉非常正常。所以，如果从医生那里得到了一份健康证明书，我们就会告诉孕妇，她没有感受到任何的不适，这是非常正常的事情。

我的体重应是多少呢

在最好的情况下，女性在怀孕前体重便应该达到最好的水平。孕妇肥胖会引起很多的孕期并发症和胎儿并发症，甚至还会对胎儿造成长期的影响。理想状态下，孕妇在孕40周内应增加11～16千克。如果在原来的食量基础上每天增加1 255焦耳，那么就可以达到这个目标。（参见第二章60页）

我什么时候才能知道胎儿的性别

在怀孕后的大约第20周时，你可以用超声波来检测胎儿的性别。如果你采用基因检测的话，那么就可以更早一点知道胎儿的性别。子宫中胎儿的位置，你的感觉、你特别想吃什么样的事物或者胎儿的心率怎么样都不会告诉你有关于胎儿性别的信息。

胎儿在子宫中会经常运动吗

答案是否定的，胎儿的运动不会过多。通常，如果胎儿忽然运动的话，孕妇会感到十分紧张，就像是她的胎儿正处于疼痛或悲痛并渴望挣脱出来一样。胎儿表现活跃仅仅意味着她或他正在获取自己所需的氧气和营养。

如果胎儿感到空间狭小或是需要改变一个姿势以移动一下手肘或是膝盖，那么他们就会动一下。此外，胎儿在孕晚期就已经开始会打嗝儿了，这也像是一种频繁的有规律、有节

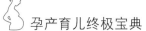

奏的运动，这些都没有问题。（参见第五章159页）

宝？一般来说，男宝宝在出生时个头会比女宝宝的个头大。

如果我和丈夫出生时体重都很重，那么我们的宝宝出生时体重也会很重吗

胎儿的体重跟很多方面的因素都有关系。其中一些因素也与基因有关，但是并不是必然的。然而，如果你和丈夫的身高都很高的话，那么胎儿的个头应该会比较大。其他方面的因素也很重要：

●在怀孕期间，你的体重增加了多少？体重增加过多（超过16千克）可能导致娩出巨大儿的可能性增大。

●你是否患糖尿病？无论是孕前糖尿病还是孕期糖尿病都有可能使你的血糖升高。这样，胎儿的血糖就会更高，进而个头也会更大。分娩期越晚于预产期，胎儿的个头也就越大。

●这是否为你的第一个宝宝？第二和第三个宝宝的个头会比第一个的大。这是因为，如果你以前有过分娩经历，子宫的供血能力就会更强。

●你怀的是男宝宝还是女宝

只通过在体外检测，如何能知道胎儿的状况良好呢

我们可以采用一些不同的方法。在孕中期结束时，最简单的方法就是观察胎儿的活动状况。我们向孕妇传授如何通过数胎动的方法来评估胎儿的活动状况。在高危妊娠情况或是在分娩过程中，我们会采用无应激测试对胎儿进行监测，从而确保子宫内的胎儿能够获取她或他所需的所有物质。

为什么我会感到头晕

在整个怀孕阶段，孕妇都会感到头晕或是感到轻微的头痛，甚至可能会晕倒。许多孕妇会问我："有那样的感觉是正常的吗？"回答是：正常。在怀孕阶段，孕妇的血管会变得更粗。所以，更多的血液涌向四肢，流向大脑的血液就减少了，进而就导致眩晕感。

急速转换姿势会加剧眩晕感。所以，无论是从侧卧到站立还是

从坐位变到站立，如果起来的动作缓慢，就可以避免这种情况。同时你还要保证体内有足够的碳水化合物，从而血糖水平不会降得太低。同时，医生还要检测看你是否患有贫血症。如果发生严重的眩晕或是眩晕持续的时间很长，那么就需要医生对你进行检测。但是，也非常有可能，那些只是你经历的众多正常的孕期并发症中的一个。（第三章103页）

为什么腹部的某些地方有灼热感和疼痛感

随着子宫和腹部渐渐增大，孕妇的皮肤面积会增大，通常，这一情况发生在腹部，并有可能伴随疼痛感、灼烧感或是刺痛感。这是一种神经性疼痛。随着子宫不断长大，皮肤中的神经受到挤压或拉伸，从而造成疼痛感。只有等到胎儿长大一些并从神经区移开，这种疼痛感才会消失，这一般会持续几周的时间。

为什么手会感到麻

这是在孕中、晚期出现的另一种神经性的病症。孕妇体内的多余的体液会压迫手掌和手臂上的神经，从而引起腕管双硫仑样反应。对于那些需要手部进行大量的重复性活动工作的孕妇（如用键盘打字），这种症状会更加明显。解决此问题的一个办法就是晚上时带上手夹板，此办法有助于伸直手腕并让关节处的多余体液流出。产后休息期一过且体内多余的液体都流出，这些症状就会立即消失。

可以仰卧睡觉吗

有一个流传很久的让很多孕妇都害怕的传闻，仰卧着睡觉会伤害胎儿。但是，我们从来就没有见到有胎儿由于孕妇仰卧着睡觉而受到伤害的。事实上，此观点在理论上还是存在风险的，在脊柱（脊椎）的右边存有一个很大的血管（腔静脉）。随着胎儿越长越大，子宫也会越长越大，两者合起来的重量会压迫到那根血管。从理论上讲，它会阻止血液流向心脏并最后回流到子宫。但是，当胎儿还小的时候，这不是个很严重的问题。即使到了孕30周的时候，胎儿的重量也只有大约1.3千克，所以，这不会造成什么大的问题。

我们告诉孕妇，如果她们半夜醒来，发现自己仰卧而睡，完全没有必要惊慌失措。你只要改变姿势即可，最好是左边侧卧睡，因为腔静脉位于身体的右边。一个长枕头或是普通枕头都能帮你将身体调整到那个姿势。到了孕晚期，随着胎儿越长越大可能会压迫到肺部，仰卧睡觉会让你产生呕吐感或变得呼吸困难。那是身体自己向你给出指示，告诉你需要侧卧睡。

我可以洗蒸汽浴或热水浴吗

研究表明，孕妇长时间处于高温环境会导致先天畸形，如脊柱裂。美国妇产科医学院建议孕妇要时刻保持体温低于38.8℃。（参见第二章85页）

猫对胎儿有影响吗

不会。无论是抚摸还是同它玩耍，胎儿都不会受到影响。但是，不可以为猫更换猫砂。猫在吃了感染寄生虫的老鼠或家鼠后可能会感染上弓形虫的寄生虫，然后通过猫粪寄生虫被排泄出来。如果孕妇接触到了或是吸入了猫的排泄物，她就有可能染上寄生虫并将其传染给胎儿，最后引起流产、死产、胎儿失明和胎儿智力缺陷。疾病控制中心指出400～4 000个胎儿患有弓形虫病。（参见第二章86页）

孕期可以烫发、染发或是美甲吗

可以。至今还没有证据表明接触这些产品会引起胎儿先天畸形。许多女性在不知道自己怀孕的情况下都做了头发护理或是指甲护理，但对胎儿都没有造成任何影响。然而一些孕妇即使打算做此类护理也会选择在孕早期结束后。然而，并无科学依据显示孕妇需要采取此类措施。

孕期何时旅行比较安全

在整个怀孕期间，乘车或坐飞机旅行都很安全。坐飞机不会引起流产或是先天畸形。因为飞机舱内是密封的，所以海拔对于胎儿不会有影响。旅行时，无论是坐飞机、公共汽车、火车还是小汽车，坐得时间太长都会导致腿部形成血凝块。

由于怀孕期间体重增加，孕妇更容易出现这种症状。因此我们建议孕妇穿上护腿袜，如果旅行时间很长的话，务必每1～2个小时就站起来四处走走并舒展一下。我们不建议临产前的孕妇（特别是高危孕妇）到离自己的妇产科医生、助产士或是医院太远的地方旅行。

即使确定不太可能出现早产，但孕妇在24周之后也应该待在距离家或医院较近的地方，以防发生意外。（参见第五章172页）

我怎样才能使自己的背部更强壮

我们建议有此种需求的孕妇做产前瑜伽。（参见第二章80页）

怀孕期间可以参加体育锻炼吗

如果你一直很健康并且怀孕前一直进行体育锻炼，那么你可以继续做运动。如果进行了有氧运动，就必须测心率以确保其低于每分钟140次。这样就能够保证血液不会从子宫和胎儿那里流走。你应尽量避免做一些运动，如跳跃或其他可能使你摔倒或是对你自己还有胎儿造成伤害的运动。

如果你在怀孕以前就习惯静坐，那么你可以坚持做一些轻量的运动，如长时间地步行或是做产前瑜伽。（参见第二章82页）

怀孕期间可以接受X射线检查吗

可以。如果身体不舒服或受到了伤害需要采取医学手段诊断时，可以拍摄CT片和接受X射线检查。例如，外科医生在诊断孕妇是否患有阑尾炎时就会要求孕妇接受CT扫描检测。产前超声波筛查和核磁共振成像检测原理中未应用放射性物，所以很安全。（参见第二章89页）

在怀孕期间可以进行性生活吗

此问题的答案是很让人兴奋的：当然可以了。实际上，除非医生建议不可以，或者你患有胎盘前置，否则一直到怀孕结束你们都可以进行性生活，但孕早期一定要注意。

可以接触干洗剂吗

怀孕后可以将衣服干洗。一直以来并未对干洗剂、房屋建筑和喷漆用品等产品进行更深入的科学试验，但是，相关化学产品并不会对孕妇产生明显影响。

如果孕妇不慎摔倒或是发生了车祸，胎儿会怎么样

在怀孕阶段摔倒很正常。孕妇会发现她们很容易失去平衡或是因看不到自己的脚而漏掉一节楼梯。一般来说，摔倒时臀部或身体侧面着地不会对胎儿造成伤害，因为它被子宫和厚厚的肌壁好好地保护着。同样的，轻微的碰撞也不会对胎儿造成伤害。但是，如果是一场很严重的车祸，你的腹部撞到了方向盘或是气囊或是腹部受到安全带的挤压，那么你就需要到医院检查。直接的腹部受伤会导致胎盘从子宫内脱落，也就是胎盘早剥，此时常常会伴有疼痛和流血。同样的，如果从高处落下，如从马背上摔下来或是腹部受到脚踢或是拳击，那么胎儿就会面临危险。你就需要与医生联系进行检查。无论是严重还是轻微的事故，你都应立即联系医生以确保安全。

怀孕期间可以接触电脑吗

可以。至今仍无证据证明近距离接触电脑会对胎儿产生伤害。如果你需要用笔记本电脑，我们建议你将它放在桌子上或是在皮肤和电脑之间放置一个屏障，从而让你腹部的温度不会太高。

怀孕期间可以进行牙齿护理吗

在怀孕期间，大部分的牙齿护理工作和程序都是安全的，包括洗牙、牙齿窝洞充填和牙根管手术。如果必要的话，在腹部穿上铅防护罩，你甚至可以进行X射线照射。局部麻醉（如采用奴夫卡因）也是很安全的。你可以同时服用羟苯基乙酰胺或可待因和维柯丁以减轻后期的疼痛感。青霉素和先锋霉素等抗生素也很安全。（参见第二章85页）

微波炉对胎儿有伤害吗

在医学上还没有证据证明微波炉对你或是胎儿会造成危害。微波不含辐射。它们是通过运用高频波进行工作的（像无线电信号），以使食物里的水分子运动起来从而产生摩擦力和温度。它们不会改变食物内分子的成分，也不会对胎儿造成任何伤害。

饮食和药物治疗

我每天可以喝多少咖啡

怀孕后并不需要停止饮用咖啡，但每日摄入量不得超过200毫克。咖啡会使心率加快。怀孕后，你的心率就已经比正常人要快一些，所以，喝咖啡会引起心悸或是由于心率加快而感觉不舒服。已经有研究表明，饮用大量的咖啡会使流产的概率增加，但是此研究结果还存在一些争议。然而，每天只喝一杯咖啡还是可以的。（参第二章77页）

可以食用经加工的熟食吗

由于此类食品可能会受到李斯特菌，所以对这个问题一直存在许多争议。李斯特菌有可能会对胎儿的成长造成危害，进而导致流产或是死产。如果将熟肉加热到了160℃（这个温度可以杀死任何形式的李斯特菌），那么就很安全。但是，如果受到感染，后果就会很严重，但是这种情况非常少见。在美国，每年大概每100万个孕妇中会有3个。

需要禁食哪类奶酪

需禁食未经高温消毒的奶酪和软奶酪，如布里干酪、羊乳酪、蓝纹乳酪和墨西哥式奶酪等，因为其受到潜在的李斯特菌污染。如果制作这些奶酪的牛奶经过了巴氏消毒或煮沸过，那么就可以食用。

怀孕期间可以食用蜂蜜吗

是的，可以。有一则很有意思的谣言："胎儿消化不了蜂蜜，所以孕妇不应该食用蜂蜜。"请

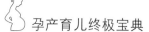

记住，未出生的宝宝并不能消化任何东西，而是孕妇在消化东西。胎儿只是简单地通过胎盘的过滤从孕妇食用的食物里吸收营养。所以孕妇完全无须担心因食用蜂蜜而对胎儿造成任何危害。

吃热狗安全吗

当然，只要将热狗加热至160℃，孕妇便可食用。因未经加热的热狗可能会受到细菌感染（如李斯特菌）以及过量硝酸盐污染。

然而，经过加热处理后细菌会被杀死。此外，至今还没有研究证明热狗中的硝酸盐会导致胎儿先天畸形。

吃寿司安全吗

按照下列方式食用寿司便是很安全的。

第一，要避免食用含汞量高的鱼类。如鲨鱼、方头鱼、箭鱼和鲭鱼。我们建议每月食用金枪鱼量不超过170克。

第二，生鱼和未煮过的食品，包括生的肉类、水果和蔬菜都会携带上细菌和寄生虫。在美国，会采用速冻的方法杀死"寿司"内的细菌。如上面所说的一样，细菌感染如李斯特菌感染的概率是很小的。

英国循证医学中心曾说过："现在还没有明确的证据能够证明孕期吃寿司会对胎儿产生负面影响。"（参见第二章77页）

需要停止饮酒吗

"美国妇产科学院"指出，只要饮酒就一定会对胎儿产生影响。但是，发表于《the Journal of Epidemiology》和《Community Health》上的一项最新实验资料表明，并没有证据证明中度饮酒（此处中度意为"每周饮酒1～2次"）会对胎儿造成伤害。

但务必记住，在孕期饮酒过量会导致胎儿患有严重的酒精综合征，影响胎儿正常发育甚至可能导致胎儿患有先天性缺陷。如果你希望我们对此能够提出个人以及专业性意见，我们通常会采用保守的方法：建议你在怀孕期间不要饮酒。（参见第二章77页）

服用抗抑郁药物会对胎儿造成不利影响吗

孕期大多数的抗抑郁药物都很安全。有一些数据表明它会与罕见的先天畸形有联系，但是发生这种事情的概率非常小。如果孕妇不服用抗抑郁药就不能正常生活，那么我们认为她不服用药物给自己带来的风险要远远比服用药物给胎儿带来的风险大得多。是否服药应由你自己、妇产科医生、精神科医生或内科医生共同商定。（参见第一章32页）

头痛和感冒时，可以服用哪类药物

我们建议服用非处方类对乙酰氨基酚、对乙酰氨基酚、假麻黄碱（速达菲）、右美沙芬（乐倍舒）或抗组胺（苯海拉明）。

应避免服用含有布洛芬（如布洛芬、艾德维尔和萘普生）。尽管孕妇可以服用阿司匹林，但临产前也应停止服用以避免发生大出血的危险（具体情况请遵医嘱）。

临产和分娩

哺乳期间可以再次受孕吗

是的，可以。但是如你只是母乳喂养宝宝且每天最少8次，那么就很难再次受孕。因为激素随着哺乳次数的改变而发生着变化，尤其是"催乳激素"，它们会抑制排卵。然而一旦你减少哺乳的次数，身体中催乳激素水平将会降低，此时身体便可以再次排卵。无论如何，我们仍然建议处于此阶段的妈妈应采取相应避孕措施。

我可以顺产吗

简单的回答就是我们还不知道。分娩的方式受几个因素的影响，胎儿在子宫内和产道的位置、宫缩反应是否可以打开子宫颈，还有孕妇是否患有会对其分娩造成危险的并发症等。通常，直到怀孕的最后阶段我们才能知道会采取哪种分娩方式。

胎儿已经"下降至产道内",这是否意味着我即将分娩

分娩的准确时间与胎儿在孕妇体内的位置无关。如果你有过受孕史或腹部肌肉十分松弛,可能会出现胎儿提前下降至产道内的情况。

有什么办法可以预测出分娩的准确时间吗

没有,因为现代医学依然无法使人完全弄清楚导致分娩的所有因素,所以我们无法精确地预测出分娩的具体时间。

预产期仅仅只是一个估计,大约80%的孕妇会在推算日期的5周左右分娩。

我怎样才能知道脐带是否缠绕在胎儿的颈部呢

直到分娩才能知道脐带是否缠绕在胎儿的颈部,所以许多孕妇都担心胎儿会遭遇不测或她们需要通过剖宫产分娩。实际上25%的胎儿在母体内都会出现脐带缠绕颈部的情况。脐带很长,而子宫空间又有限,所以随着胎儿不断成长出现此种情况十分正常。这只是一个关于概率的问题。有时,通过超音波可以得知是否存在此危险,但通常情况下胎儿自己会改变姿势,这种情况在做超声波检查和分娩之间也会发生,不过我们却什么也做不了。在这类事例中,多数孕妇最终依然可以自然分娩,但也有少数需通过剖宫产分娩。(参见第五章182页)

关于外阴切开术,人为切开比分娩时自然撕裂要好吗

对于多数女性来说,自然扩张和撕裂要更好些。曾经每个人都要接受外阴切开术。但近些年的研究证明,自然撕裂伤口可以恢复得很好,所以采用外阴切开术的次数渐渐减少。令人开心的是由于外阴供血充足,所以恢复速度非常快。

为什么分娩后会出现腿部水肿呢

分娩后的产妇身体内血液量和体液量都会增多,而且大部分血液会流经子宫处的血管,从而为

胎儿输送营养。分娩后，多余的体液无法被排出体外，所以便都渗入了体内的组织中。

散步有助于排出软组织中的多余体液并使之回到正常的血液流动循环中，但分娩后的几周内产妇腿部依然会出现水肿。

为什么分娩后头发会脱落呢

大约在分娩后三个月，一些女性会出现"产后脱发"的症状，和大多数人的想法一样，这种现象与你摄入的维生素是否充足没有任何关系。这仅仅是因为身体在怀孕期间受到的压力而导致头发生长加速，现在身体回到了休息的阶段，所以头发也开始休息进而脱落。产后脱发只是暂时现象，不需要采取治疗措施。

传闻与迷信

有时孕妇会咨询我们一些关于都市传闻和迷信说法的问题。下面列出一些我们常听到的传闻。

怀孕期间不可以穿高跟鞋

穿高跟鞋对孕妇没有影响。至今也仍未有任何研究证实高跟鞋会致使女性患有静脉曲张。作为医生，我们担心随着胎儿的成长，孕妇身体的重心会发生改变，而此时穿高跟鞋会使身体无法保持平衡。所以，我们告诫孕妇在穿高跟鞋时应注意避免摔倒。

第一胎生出的宝宝往往出生会晚一些

这种观点是错误的。我们不能确定这一传闻是从什么时候开始的，但是关于预产期有很多的传闻，而且很多人都认为第一个宝宝的出生总是会晚一些。预产期只是一种估计，大约只有5%的胎儿会在预产期时出生。预产期为从最后一次月经的结束的首日算起的第280天或第40周，大约为怀孕后的第256天。但并不是每名孕妇都会在预产期分娩。预产期与钟形曲线的高峰段相同。多数孕妇会在预产期前后分娩，但也有例外的情况。所以将孕37~42周内发生的分娩都视为足月产。无论

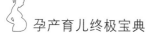

出生得早还是晚或是胎儿的姐姐出生时是否早于预产期，都没有关系。孕妇的分娩日只与胎儿有关。不过对于那些分娩日期推迟的孕妇来说，每次分娩的日期都可能推迟，反之，会提前。

可以通过看腹部的形状来判定子宫中胎儿的性别

这个观点是不正确的。传闻是这样的：如果怀孕时腹部较"宽"，你会生女孩；如果较"低"，那会生男孩。很抱歉，这是没有事实根据的，或者依据经验来说它的正确率只有50%。怀孕时腹部隆起的形状与胎儿的性别没有关系，是由孕妇的身材和胎儿的位置造成的。

可可油可以防止出现妊娠纹

任何一种面霜都不具有预防妊娠纹的作用，其成分仅与女性身体内的胶原质和皮肤的伸展性相关，而这一切都是由基因决定的。尽管可可油是一种非常有效的润肤膏，但与其他面霜一样，它只对皮肤的表皮层具有滋润作用，而妊娠纹出现在真皮层，所以使用可可油并不能预防妊娠纹。并且，还有一些女性在孕晚期，因腹部涂有过多可可油而患有发痒性皮疹。

如果你的母亲在怀孕和分娩时都很顺利，那么你也会很顺利

很遗憾，答案是否定的。但是如果你的母亲分娩时十分辛苦，并不代表你在分娩时也会有同样的遭遇。

如果观察一个女性的背影时没有发现此人已怀孕，那么孕妇子宫中胎儿为男性，反之即为女性

这是十分好笑的说法，当然事实并非如此！

如果你孕吐或者胃灼热症状很严重，那么宝宝出生后毛发会很多

这种观点是不正确的。在这一章节里描写了一项对64名孕妇进行的一个关于此方面的研究。但是，依据我们的行医经验和自己进行的一些非正式的研究，我们

并没有发现这种情况。（参见第四章139页）

一些食物有助于引产

在洛杉矶，有一个在城市间流传着的传言：在图洪加村庄的餐馆内，有一种带有黑醋芥末汁的沙拉，它能够非常神奇地帮助孕妇引产。如果你去那个餐馆的话，很有可能看到很多的孕妇正在吃这种沙拉。当然，毫无疑问，这个传闻促进了这种沙拉的销售。但是，事实上，这是不正确的，在这个世界上还没有任何事物被证明能够帮助引产。

月圆时，更容易自然分娩

分娩的方式与月亮的位置没有任何关系。通过对数以千计的孕妇的分娩情况进行调查，我们发现每天都会有宝宝出生。

不要将手臂举过头顶，特别是在孕晚期，因为这个动作会拉伸脐带致使胎儿无法呼吸

一些孕妇说别人告诉她们不能做拉伸动作或弯腰。但显然并没有证据显示孕妇的动作会影响子宫中胎儿的正常生长。

附录：术语表

5-1-1法则

该法则是用于确定何时给医生打电话或去医院的一项基本经验法则。该法则是指如孕妇每5分钟宫缩一次，每次持续大约1分钟，且该过程持续一个小时，那么该孕妇可能马上就要分娩。这时，我们建议孕妇立刻来医院。

孕前检查

如果孕妇患有原发性高血压、糖尿病或是出现胎儿生长发育性问题、过期妊娠、多胎妊娠、子宫内生长受限、妊娠期胆汁淤积以及胎动减少等状况，孕妇应接受检查以确定胎儿的状况。最常用的孕前检查是改进的胎儿生理评估。包括两部分：非应激性试验和羊水指标。

羊膜穿刺术

是指孕妇在孕15～20周时进行的一项孕中期检查（见第二章，关于孕早期检查和筛查）。此项检查可确定胎儿染色体是否正常？通过该检查也可判断出胎儿的性别还有胎儿是否患有神经管缺损或腹壁缺损等疾病，精准度可达99%。

无胚胎妊娠

又称为"萎缩性胚囊"。这种情况下，只有妊娠囊成长但并不存在胎儿。通过超声波检查我们可以看到一个空囊。怀孕6～7周后，应能观察到胎儿的成长状况，如不能，那么胎儿就很可能不正常。妊娠囊可能会长得很大，然后又在几周的时间内不发生任何变化。我们发现大部分孕妇此前并不了解这些情况，也无法理解为什么已经怀孕但子宫内却没有胎儿。

软垂疣

是一种增生物，通过皮垂附在皮肤表面，好发于颈部和腋下。

羊水指数

通过超声波可以检测出羊水量。因羊水就是胎儿的尿液，所以通过羊水指数，我们可以判断出氧气是否充足、胎儿肾脏功能是否健全。

贫血症

孕妇在怀孕期间体内铁元素流失速度很快，因为大部分铁元素都被用于形成胎血和增加孕妇自身血容量。增加的血容量可以通过胎盘为胎儿提供养分，还可以防止孕妇在分娩过程中失血过多导致贫血。尽管已经服用了孕前维生素，但有一半孕妇依然可能患有贫血症。在晚期怀孕的初始阶段，医生会检查孕妇是否贫血。

排卵障碍

如果你无法排卵（专业术语称为"排卵障碍"），那么就无法受孕，因为没有用于受精的卵子。大约15%的不孕夫妻是由排卵障碍造成的。

阿普加测试

指宝宝出生当天进行的用于评估新生儿五项体征的检查。阴道分娩后由医护人员将宝宝放置于妈妈的胸部或剖宫产后将宝宝放置于加热器中，便可测得阿普加评分。

此处的五项体征包括皮肤颜色、心率、呼吸、肌张力及喉反射。在新生儿出生后1分钟、5分钟、10分钟时分别对这五项特征进行评分（0分、1分、2分），最高得分为10分。

阑尾炎

如果患有阑尾炎，右下腹会剧烈疼痛，此时疼痛的位置与圆韧带疼痛基本相同。但有一点不同，阑尾炎会导致早产，而且如果治疗不及时，孕妇会处于非常危险的境况。因为孕期子宫增大迫使阑尾从腹部右下方移至腹部右上方或中上方，所以诊断孕妇是否患有阑尾炎是非常困难的。阑尾炎症状主要包括腹部右侧疼痛、食欲下降、发烧、腹泻、恶心和呕吐。

哮喘

哮喘是一种常见的肺部疾病，主要包括气道痉挛和氧气流量降低。怀孕期间保持胎儿氧流量是十分重要的，所以孕妇在怀孕前和怀孕期间需要服用药物并使用吸入器以保持呼吸道畅通。患有哮喘病的女性需要定期使用吸入器，如需要，还要服用抗组胺剂，并尽早治疗呼吸道感染以防止哮喘恶化。

细菌性阴道病

如阴道内正常菌群失调，且其中某种生长过度，那么就可能患上细菌性阴道病。患者通常会抱怨阴道分泌物出现"腥臭味"，但这并不是性传播疾病。如果患有此病，可口服抗生素（甲硝唑）或阴道抗生素凝胶或阴道抗生乳霜（0.75%甲硝唑凝胶或2%克林霉素）。细菌性阴道病会导致早产，但如在怀孕期间并未出现任何症状显示可能导致早产，就无须进行相关检查。

常染色体显性遗传病

只要体内有一个致病基因（不需两个）存在，就可能患上此病。该病没有携带者，所以只有两种可能：患病或不患病。因此如果父母中一人患有此类病症，宝宝会有50%的可能患此病。

常染色体隐性遗传病

常染色体隐性遗传病是由单基因缺损引起的。患有此病的患者一定是分别从父亲和母亲那里遗传了双异常基因。当仅从父亲或母亲那里遗传到单个异常基因，我们称其为"携带者"。如父母两人都是携带者，宝宝有25%的概率患有此病。

基础体温法

测量基础体温是判断排卵期的一种方法。应在充分休息后测量基础体温，通常是每天早晨醒后第一时间测量且最好每天都在同一时间段测量。排卵后48小时内体温会至少升高0.4℃。你应该使用一支电子体温计，这样测量起来变化更易被发现。

比效普评分

其实在宫缩开始前几周孕妇的身体就已经开始为分娩做准备了。通过手动检查子宫颈及对其进行比效普评分，可以判断出孕妇身体的准备程度。本方法主要通过判断子宫颈的几个特征完成的，主要包括宫颈成熟度、宫颈扩张度、胎头状态、宫颈硬度和宫颈位置。

见红

通常情况下，宫颈黏液栓脱落的同时会出血即"见红"。子宫颈口扩张后，其内部的血管也会扩张从而破裂导致出血。此时血液颜色可能是鲜红色、粉红色或茶褐色。

布拉克斯顿·希克斯宫缩

1872年J.布拉克斯顿·希克斯发现子宫肌肉收缩开始于孕早期，只是那时还感觉不到疼痛。到了孕中期就可以通过皮肤感觉到，而到孕晚期就会经常出现收缩情况。宫缩不具有任何规律且只伴有轻微的不适感。有些孕妇把此收缩描述为"紧绷感"或"子宫膨胀起来"。布拉克斯顿·希克斯宫缩并不会增加早产的风险。

臀位

臀位胎儿是指出生时脚和臀部先娩出的胎儿。孕妇怀孕28周时，有25%的胎儿处于臀位，而只有3%～4%的胎儿会在临产时位于臀位。我们主要是通过手触测试或超声波来检测胎儿是否会出现臀位情况。

念珠菌病（酵母菌）

念珠菌病通常是由一种叫"白色念珠菌"的酵母菌引起的。此病可能会引起瘙痒、灼热及阴道和外阴肿胀，且此病患者的阴道分泌物是为黄色黏稠状。

如患者未表现出任何病症，那么就无须治疗。但如果孕妇身上表现出病症，那就应服用非处方类或处方类抗真菌性阴道软膏或

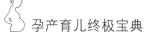

药片。虽然患有此病的孕妇会感到烦躁和不舒服，但并不会对胎儿造成任何不良影响。

胎头水肿

患有胎头水肿的胎儿在出生后可能看起来不够漂亮。胎头水肿是指由于宫颈扩张，胎儿出生时出现的头皮水肿现象。许多父母在看到这种景象时十分惊恐，但其实，水肿现象几天后就会自然消失。

子宫颈

子宫颈是女性身体中非常重要的一个部位，但是人们却常常忽略它。当女性怀孕后，子宫颈会保持关闭状态，从而确保胎儿安全处于子宫内。非常神奇的是，分娩前子宫颈会一直自觉地处于闭合状态，而且分娩时它会主动张开。令人惊讶的是位于子宫颈中心的针尖大小的子宫颈管可扩张至10厘米以完成分娩过程。

环扎术

环扎术是治疗宫颈机能不全的一种有效方法。环扎术是指将宫颈周围缝合以防止其扩张。通常缝合线的材质非常坚固，如钓鱼线。进行环扎术时，通常应对阴道或腹部进行局部麻醉。

脑瘫

一种中枢性运动障碍疾病，表现为肢体障碍。该病主要是由怀孕期间、分娩时或婴儿早期脑部运动系统损伤引起的。对胎儿进行监测的目的是防止分娩时出现胎儿宫内窒息的情况从而引起脑损伤及大脑性麻痹。

宫颈机能不全

宫颈机能不全是指宫颈功能下降且宫颈扩张，通常会导致孕妇在孕中期的后期流产。

胆汁淤积

患有此病的孕妇的皮肤状况可能会对胎儿造成不利影响，但相关研究结果也是相互矛盾的。具体情况因人而异。通常在孕晚期会出现瘙痒情况，偶尔也会在孕中期的后期出现。孕妇通常会抱怨全身都很痒，尤其脚底，但却未发现皮疹。我们通常采用检测血清胆酸升高程度及观察症状的方式诊断孕妇是否患有胆汁淤积。治疗瘙痒的方式包括口服抗组胺剂和其他口服类药物。患有此病孕妇通常应提前分娩。

子宫颈长度测量

使用阴道探头超声测量宫颈长度是判断是否会早产的另一种方法。孕妇的宫颈越短，就越容易发生早产。

化学性怀孕

女性怀孕后不久便终止妊娠。此时胎儿组织并未形成且孕期激素也不高。如果患者是自然流产，那么流血情况大概会持续5～7天。

胎儿绒毛采样

该检查是在怀孕10～13周时进行的一项基因检测。该项检测的具体过程是把一个器械放到子宫内，然后取出来一小片胎盘并进行一些基因的检查。通过该项检测可以判断出是否存在额外的染色体，如患唐氏综合征或染色体缺失。

初乳

又叫乳前期，在孕晚期或更早些，孕妇乳头会分泌出一种白色或黄色的物质，此为初乳出现的征兆。通过按摩乳腺组织，大约50%孕妇的乳头可以分泌乳汁。但分娩前乳房是否分泌乳汁对分娩后母乳的质量没有影响。不论怎样，妈妈都可以很好地哺乳宝宝。

全血细胞（CBC）计数

在孕中期，医生会重新检测孕妇的血细胞计数，以判定孕妇是否患有严重的贫血症。同样，通过此项测试也可以确定孕妇的血小板计数。

肋软骨炎

用于描述肋骨间（尤其是肋节点）炎症的一个专业术语。随着孕妇胸腔不断扩张，肋骨间肌肉也会被拉伸。

囊肿性纤维化

一种遗传性疾病，对胎儿肺和消化系统有较大影响。有缺陷的基因会导致患者分泌稠厚的黏液，这样就堵塞了肺部，从而导致危及生命的肺部感染和呼吸困难。患有此病的患者无法正常消化及吸收食物和营养，有些患者会发育不良甚至还有一些患有不孕症。囊性纤维化基金会编译资料显示，2008年出生在美国的患该病的宝宝平均寿命仅为37.4岁。

刮宫术

是指在麻醉后清除子宫内妊娠组织的一项外科手术。我们首先要扩宫，此为"D"环节（扩张）。然后将一个类似真空吸尘器那样的器械放入子宫内将妊娠组织吸出来。最后用一种叫作刮匙的仪器轻轻地将子宫内部清理干净。这是"C"环节。

二十二碳六烯酸（DHA）

此为一种欧米伽-3脂肪酸，对胎儿大脑和眼睛的发育有较大影响。关于DHA的大量研究表明，如果孕妇在怀孕期间服用了二十二碳六烯酸，宝宝智商测试得分就偏高。此外，如未怀孕女性服用二十二碳六烯酸，可降低其患有糖尿病、心脏病和关节炎等疾病的概率。孕妇每天应通过膳食来源和营养保健品摄入300毫克的DHA。

深静脉血栓

腿部深层静脉的血栓。

糖尿病

一种代谢疾病，表现为高血糖。如血糖水平控制得当，那么孕前患有糖尿病的孕妇在怀孕和分娩时再患其他并发症的概率会很小。通常采用注射胰岛素控制血糖水平，但也可以使用口服药。通过一项被称为血红蛋白AIC的血液检查可以检测出孕妇过去3个月内血糖控制情况。血红蛋白AIC越高，孕妇流产及胎儿患有先天性缺陷疾病的概率越大（神经系统和心脏缺陷）。理想情况下，孕前女性的血红蛋白AIC应处于正常值范围内。

多普勒测试

通过使用一种叫多普勒的手持电子设备，可以在孕11～12周时听到胎儿的心跳。每次来医院，医生都会将多普勒放置于孕妇子宫外的腹部上，以判断胎儿的心跳是否健康有力。胎儿的正常心率为每分钟110～160次。多普勒测试是应用声波原理来测胎儿心率的，所以不会对胎儿造成任何伤害。

陪产员

指接受过分娩方面培训或相关经验丰富的女性，她会在分娩前、分娩过程中和产后为孕妇提供生理、情感和信息方面的帮助。在经过短期培训后，陪产员会在孕妇分娩时给予帮助并在产后对其进行护理。陪产员与助产士不同，因为她们不会接生。但是，她们擅长减压、调节呼吸和减轻自然疼痛。在过去的几十年，陪产员已成为现代分娩过程中的一个重要组成部分。

异位妊娠

异位妊娠俗称"宫外孕"是指受精卵在子宫外发育的情况。大部分宫外孕发生在输卵管，所以宫外孕也被称为输卵管妊娠。

子宫颈成熟度

指孕妇子宫颈变薄程度。在分娩前，孕妇的子宫就像一个长圆筒，通常为3～5厘米长。子宫颈不断"变薄"的同时，也会变短，最终在分娩时，该圆筒会变得像一张中间带洞的薄纸或是完全消失。

硬脊膜外麻醉

主要是用来减少孕妇分娩时的持续性疼痛。通常采用的方式是把一个小导管或管子放置于硬模外腔上（神经的前面），在整个分娩过程中都要对孕妇进行硬脊膜外麻醉。

外阴切开术

是在孕妇阴道口进行的一种手术，主要为了分娩时宝宝头部能够顺利通过。目前，关于外阴切开术切口的大小还没有正式的规定。

外倒转胎头术

在实施外倒转胎头术或ECV时，医生会手动将胎儿位置调整至头部向下。研究表明ECV的成功概率为35%～86%。如果你的产科医生成功将胎儿位置调整至头部向下，那么胎儿就会一直保持这种状态。该技术成功的概率受到孕妇体重、胎儿体重、胎盘位置、羊水水平以及胎儿是否在孕妇骨盆内等因素影响。

胎儿脑病变

在怀孕6周后，就可以测查出胎儿的心跳。胎儿出现心跳后，流产的概率就会显著降低，大概从20%降到3%～5%。初次发现胎儿有心跳后，医生会要求孕妇在2～4周后复查，但前提是未出现痉挛或流血的情况。如果在日后检查中发现胎儿心跳消失，那么说明胎儿已经死亡。我们称为"胎儿脑病变"。

胎儿纤维连接蛋白

宫颈和阴道分泌物中存在一种叫糖蛋白的物质。胎儿纤维连接蛋白测试通常是用来检查那些曾出现过早产性子宫收缩情况或有早产经历的孕妇此次早产的概率。

胎儿头皮电极

是一种监测胎儿心跳的内部监护仪。具体方法是将一个很小的螺旋金属丝放置于胎儿头皮上。尽管听起来十分可怕，但我们可以承诺不会对胎儿造成任何伤害，至多在胎儿的头皮上留下浅浅的疤痕且很快就会消失。

叶酸

摄入叶酸过少可能引起胎儿先天畸形，如神经管畸形（NTD's）和唇腭裂。在孕6周时，如果宝宝的脊柱或神经管不完全闭合，就会导致神经管畸形（NTD's），如脊柱裂。那时，孕妇通常还不知自己已经怀孕。1‰～2‰患有脊柱裂的宝宝腿部可能瘫痪或畸形。同样，叶酸对面部也很重要，摄入叶酸过少可能引起唇腭裂，每700个宝宝就会有一个患有唇腭裂。如果在孕前和怀孕的前3个月里服用叶酸，那些先天畸形情况发生的概率会降低75%。

宫高

指测量耻骨上缘到子宫底部最高点的距离，通常以厘米为单位。通过测量宫高可初步判断胎儿在孕中期每周的生长发育状况。

小囊

卵巢内的小囊肿。

产钳

是一种类似于沙拉餐具的金属器材。在分娩时，将产钳两叶放置于胎儿头部两侧后夹持胎儿头部从而牵引娩出胎儿。尽管这是一种安全的辅助分娩方式且可以在关键时刻挽救胎儿性命，但现在却很少应用。

B型链球菌

使用脏的餐具或马桶座圈并不会使你感染B型链球菌。事实上，人体本身就携带着各种细菌，某些对身体有益而某些有害，但都会辅助人体完成一些基本的功能，如排泄和消化。GBS就是这些细菌中的一种，通常存在于女性的阴道和肠道中。即使孕妇感染此类细菌，其自身也不会表现出任何症状或不良后果，而且细菌也不会因性生活传染给伴侣。目前GBS已成为导致美国新生儿死亡的主要细菌感染类型，因此孕妇在孕晚期需接受GBS检测以判断其是否感染此病菌。如测验结果为阳性，那么孕妇在分娩时应滴注抗生素I.V.防止婴儿受到感染。

甲状腺功能亢进症

甲状腺功能亢进症多数是由毒性弥漫性甲状腺肿引起的。这是一种自身免疫疾病，此病的患者身体内会产生促甲状腺抗体，从而提升甲状腺激素水平。具体的诊断方法为使用血液测试检测TSH和游离甲状腺素。如不治疗，可能会出现心率过快、眼肿胀（眼球突出）、体温升高和体重减轻等症状。如果患者为孕妇，其患妊娠高血压综合征、心脏衰竭及出现早产的概率会升高。此外，甲状腺素可以穿过胎盘且过度刺激胎儿甲状腺，最终导致胎儿生长迟缓、死产、甲状腺功能减退或甲状腺肿大。孕前和孕期服用甲状腺功能亢进抑制类药物可以成功治愈毒性弥漫性甲状腺肿。

痔疮

与腿部静脉一样，直肠静脉的血液也会流向心脏。随着子宫不断变大，直肠静脉的血液回流量减少，最终导致静脉扩张。

人绒毛膜促性腺激素

是由胎儿组织产生的一种特殊激素，可以作为家庭验孕测试的一项激素指标，测试结果会以"加号"或"减号"的形式显示在用于检测尿液的小塑料棒上。通常在孕后12日或最后一次月经后的第四周时，可以在血液或尿液样本中检测到人绒毛膜促性腺激素。

高血压

高血压是女性在怀孕前应注意的另一种情况。如孕妇患有高血压，就更容易出现先兆子痫和胎儿成长受限的状况。对于患有高血压的孕妇，我们会用最小量的最安全的药物对其进行治疗。有些降压药是相对安全的，但有些是孕妇绝对不能使用的。医生可以为患者更换药物或调节服药剂量。孕妇最常用的降压药为甲基多巴、拉贝洛尔和硝苯地平。

甲状腺功能减退

该病可能会导致女性停止排卵或月经消失，最终导致不孕。即使怀孕了，孕妇也可能患妊娠并发症，包括：妊娠高血压综合征、贫血症、产后大出血、心功能障碍、低出生体重和死产，甚至可能导致宝宝的智商偏低。在怀孕期间，甲状腺激素需求量会发生改变，所以，每3个月孕妇应进行一次被称为促甲状腺激素或TSH的血液测试以监测体内甲状腺水平。而且由于女性分娩后体内甲状腺水平会发生显著变化，所以分娩后的第六周应再次接受TSH检测。

新生儿黄疸

一种胆红素在新生儿体内堆积，造成新生儿的皮肤和白眼球变成黄色的疾病。胆红素呈现淡黄色，是红细胞出现故障的副产物。通常人体可以通过排尿和排便排出胆红素。

但是有些情况下，新生儿的肝脏不够成熟，无法处理胆红素或者新生儿由于脱水无法通过排尿将胆红素排出体外。

早产儿更易患黄疸病，主要是因为他们的肝脏更加不成熟。新生儿患黄疸病很难发现，所以，在离开医院前所有的新生儿都要接受黄疸病检查。

体外受精

体外受精的第一步为暂时停止女性的自然生育过程，以便于在体外人工控制卵子的生长发育。这样，许多卵子就能以同样的速度发育。在停止自然生育过程后，女性需每日注射针剂以促使卵巢排出多个卵子。当卵子发育成熟且大小适中时，医生会通过阴道（在实施麻醉后）向其子宫内注射针剂，从而将卵子移出体外。然后将妻子的卵子和其丈夫的精子混合后一起放置在培养室内一段时间，然后将胚胎再次移到子宫内的合适位置上。胚胎移植的数量受到女性年龄和胚胎质量的影响。

宫腔内测压导管（IUPC）

这是一种在宫腔内部对孕妇子宫收缩的强度和频率进行测量的方法。就像静脉注射时那样，穿透子宫时使用的也是一种无菌的管。除了测量子宫收缩之外，宫腔内测压导管还能应用在羊膜腔灌注术上。当羊水含量过少引发胎儿出现危急情况时，我们就会向子宫内注射无菌水。

下腔静脉

沿脊柱右侧延伸的大血管。

人工授精

如诊断为男方不育，应首选人工授精的方法。如选用此方法，女方也应使用排卵预测器检查排卵情况。如测试结果显示良好时，丈夫和妻子就可以到生育办公室寻求帮助。在那里，会收集并清洗精液标本，从而把精子从精液中提取出来。然后我们使用一个小导管将精子直接注入子宫，通过子宫颈插入阴道。

脊柱前凸

怀孕期间腹部的长期压力会造成腰部向前突出。此时为了将脊柱拉直，背部的肌肉就会时刻承受着张力。脊柱的这种新的曲线就叫作脊柱前凸。根据患者的描述，脊柱前凸会导致人体出现迟钝、疼痛的感觉。除此之外，由于腹部的肌肉缺乏肌肉张力，就会导致腰部承担的压力增大。我们发现那些中枢肌肉力量不佳或非初产妇的女性较容易出现这种问题。

胎儿宫内发育迟缓

这个术语用来描述那些相对于与其相同胎龄的宝宝来说体积过小的新生儿。如果一个新生儿的体积比其90%的同龄人都要小的话，医学上就可以将其判定为胎儿宫内发育迟缓。足月时，宫内发育迟缓的胎儿体重还不到2 500克。

凯格尔健肌法

凯格尔锻炼法是一种可以强健盆底肌的方法。这种锻炼法可以帮助减轻压力性尿失禁（当你咳嗽、跳跃或打喷嚏时出现尿液流出的现象）的困扰。如果定期练习凯格尔锻炼法，阴道的肌肉，尤其是阴道和直肠之间的肌肉，就会变得强健、紧致。然而，当孕妇进行分娩时，用力的是腹肌，而不是阴道的肌肉。但是事实上，阴道肌肉越有弹性越放松，分娩就会越容易。因此在产后，你可以考虑一下进行凯格尔式锻炼，这样可以使全身得到收紧，还能够减少尿失禁的发生率。

分娩室

分娩室就是孕妇进行分娩的地方。

利奥波德操作法

这是妇产科医生借以估测胎儿体积大小的一种方法。妇产科医生会把手放在孕妇的腹部来感知胎儿，并估测出胎儿的大小。利奥波德操作法是用来诊断体积较大的胎儿时常用的一种方法。

白带（阴道分泌物）

怀孕期间孕妇会额外分泌出大量的雌激素，雌激素分泌过多就会导致宫颈黏液的分泌过量。这时孕妇可能会感觉不舒服，但是这种现象十分正常，并不意味着怀孕期间出现了任何问题，也不会引发任何病症。

胎便

这是宝宝的第一次排便。新生儿通常会在出生的后的24～48小时之内排出胎便。胎便通常呈深绿色或黑色。过一段时间后，新生儿的粪便就会变成深黄色，而且每次进食之后都会排便。

黑线

一些女性的小腹中部会出现一条暗色的线，这条线叫作黑线。肤色较暗的女性更容易出现这些深色的斑点。

巨大胎儿

这个术语描述的是那些体积过大的胎儿。在美国，新生儿出生时的平均体重为3 300克。胎儿体积过大的定义就是指宝宝的体重达到了4 500克。据美国国家卫生统计中心报道，胎儿体积过大的发生率为1.5%。

乳腺炎

乳房肿胀发生的原因还有可能是你没有完全将双乳排空或每次母乳喂养的时间过长。宝宝的嘴上或是妈妈的皮肤上携带的细菌会进入乳腺导管。如果乳房出现肿胀的现象并且细菌没能通过乳汁排出体外，那么此时引发的乳房感染就叫作乳腺炎。乳腺炎表现出的症状就是乳房上出现饼状的红色斑点、高热以及身体疼痛。进行母乳喂养的妈妈中多达1/3的人会患上乳腺炎。

李斯特菌

李斯特菌是一种可以引发出肌肉疼痛、呕吐以及痉挛等类似于流感症状的细菌。如果孕妇感染上李斯特菌，就会引发流产、早产或死产。值得庆幸的是，这种细菌的感染概率很小，在美国，每年只有2 500人感染此菌。一旦确诊，可以使用抗生素治疗。这种细菌存在于未经高温消毒的奶制品和生肉中。

白色恶露

产后的4～6周内，阴道内会继续有排泄物分泌，而且排泄物会变成黄色或白色，叫作白色恶露。无论你是顺产还是剖宫产分娩，这种现象都会发生。

脐带绕颈

脐带是环绕在胎儿的颈部上的。1/4的新生儿是以脐带绕颈的状态出生，并且没有任何不良后果。这种情况之所以会发生是因为胎儿在母体中十分活跃，而且脐带有0.6米长，所以仅是从物理定律来看，脐带有时也会出现缠结的现象。

剥膜

指的是在子宫颈检查中，妇产科医生或助产士手工操作将孕妇的羊膜囊从子宫颈上分离下来的过程。在这个过程中会分泌出一些天然的化学物质，帮助产妇开始分娩。你需要清楚的是，由于这一程序的具体操作不同，所以这个过程可能会使孕妇产生不适或出现流血的现象。

神经管缺陷

指的是新生儿脊柱或神经管关闭不全，例如脊柱裂。

神经系统疾病

当神经在任何一方面受到损伤或缺乏抵抗力时，就会出现周围性神经病变。这时患者就会觉得沿着这条神经或这片皮肤都有伤痛、刺痛、灼热或麻木的感觉。

黏液栓

不久之后，子宫颈管中就会积累浓厚的黏液，以此保护宝宝免受阴道细菌的感染。临近分娩的时候，子宫颈会变软，而且处于张开的状态，这时黏液就会以一种黏稠的胶状排泄物的形式从阴道中分泌出来，这种排泄物就叫作黏液栓。但是不幸的是，黏液栓并不会随着分娩的开始而开始排泄。

浆液恶露

分娩3～4天之后，产后流血现象会有所缓解。这时就会有红棕色的排泄物排出，医学上称之为浆液恶露。这种排泄物会散发出恶臭气味，而且在接下来的日子里还会持续3～4周。

胎便吸入症候群

这种情况较为少见（大约为5％），胎儿会将自己的粪便吸入肺中，造成肺炎（也被称为胎便吸入症候群）。和足月出生的新生儿相比，那些超过预产期却还没出生的胎儿发生这种现象的概率更高一些。

甲氧氯普安（又名甲氧氯普胺）

目前唯一一种指定的催乳药物。这种药物会增加母亲体内催乳素的水平，而且据报道这种药物可以增加60%～70%的母乳产量。连续3周丰盈的乳汁之后，只要母亲可以保持母乳哺育的频率，她就能持续地供应乳汁。但是使用甲氧氯普胺会产生痉挛、腹泻以及忧郁症等不良反应，所以使用时间不应超过4周。

塑形

新生儿出生时其头骨和大脑的形状会根据阴道的形状发生改变，以此便于新生儿通过产道。我们已经看见过很多爸爸妈妈为此感到惊诧。但是请你不要担心，这种现象在新生儿出生后的几天之内就会消失

新生儿重症监护室

早产儿以及身体出现问题的足月新生儿都会住进新生儿重症监护室里，或者我们叫NICU，接受那些经过专业训练的儿科医生的精心照顾。但是并不是所有的医院都有新生儿重症监护室，而且不同的监护室提供的服务水平也不同。所以，有些新生儿出生之后需要转院，因为其出生的医院可能无法满足新生儿的需求。

艾灸

这是一种传统的中医疗法，就是将烧着的草药放在穴位附近，以此来刺激穴道，使得处于胎先露位置的胎儿自动翻转成头部向下的位置。虽然在这方面的调查研究很有限，但是这种方法的确使得胎儿由胎先露向头部向下的胎位转换的概率增加了。我们认为这种方法对母子都不会造成任何伤害，所以在使用外倒转术之前，这是一个不错的选择。

枕后位（英文简称OP位置）

当胎儿处于枕后位的情况时，其后脑就会离孕妇的脊柱很近，这样新生儿就会以仰卧的姿势出生。处于枕后位的胎儿不能弯曲颈部，所以当孕妇分娩时胎儿头部的直径就会变大。

排卵

指的是卵巢中的卵泡将卵子排出来的过程。卵子排出后会进入输卵管，并在输卵管中受精。通常情况下，女性只会排出一个卵子，如果这个卵子和精子结合，那么你就属于单胎妊娠。

多胞胎

之前生过一个或多个宝宝的母亲。如果你怀的是多胞胎，你分娩时的速度可能会更快一些。

筑巢

"筑巢"行为并不是虚构的，而是所有哺乳动物和鸟类都存在的一种原始本能。在这种原始本能的支配下，它们会为宝宝准备一个安全的巢穴。我们人类也一样，我们的基因中还是深深地埋藏着这种本能的种子。

无负荷试验

进行无负荷实验时，医生会将孕妇连接到一个检测胎儿心率的电子检测仪上检测20分钟，在这20分钟里，医生会对胎儿的心率以及孕妇的子宫活动进行记录。这种仪器和产妇分娩时使用的仪器相同。当胎儿接收到充足的氧气时，其每一次心跳的心率都会有所不同，所以此时的心电图就是一条锯齿状的线。如果心电图过于平稳或在一次子宫收缩后呈现下降的趋势，那么可能此时胎儿在孕妇子宫中状态并不良好。

初产妇

初为人母的人

枕前位（英文简称OA位置）

"位置"指的是胎儿在产道中时其头部的旋转。当胎儿的后脑处于母亲的耻骨下方时就是枕前位。处于枕前位的胎儿是以俯卧的姿势出生的。这时进行分娩是最容易的，因为处于这种姿势下的胎儿通过骨盆时可以收拢下巴，这样一来就最大限度地减小了胎儿头部的直径。

诱导排卵

如果停止排卵是诱发不孕症的原因，我们可以使用药物刺激卵巢排卵。这些药物会增加多胎妊娠的发生概率。在不服用排卵药的情况下，怀上双胞胎的概率为1%。

穿透性胎盘

这是胎盘附着物出现异常引发的最为严重的并发症。在穿透性胎盘的情况下，胎盘穿透整个子宫壁的厚度到达了子宫的外表面。

早产

指的是所有早于37周的分娩。在美国，新生儿早产的概率是1/8。

围产学家

在高风险产科术方面很有研究的妇产科医生。

植入性胎盘

另一种由于胎盘附着物异常而引发的并发症。在植入性胎盘的情况下，胎盘生长到了子宫内部的肌肉层中。

异食癖

是指处于怀孕期间的孕妇想吃一些像淀粉、泥土、冰块以及污垢等十分奇怪的东西。有些人认为这种现象是由缺铁性贫血造成的。

催产素

在引产的过程中，我们会采用一种与缩宫素的成分完全相同的合成制剂来模拟其效果，这种制剂叫作催产素。因为催产素与缩宫素的化学结构完全相同，所以这种药物不会对宝宝造成任何伤害。然而，如果催产素导致子宫收缩的频率过快或强度过大，就会造成胎儿处境危急。

胎盘增生

这是一种由于胎盘与子宫之间连接异常引发的并发症。在胎盘增生的情况下，胎盘是直接和子宫内膜相连的。

胎盘前置

这个术语描述的是胎盘靠近子宫颈管或覆盖在子宫颈管上方的现象。因为在顺产的分娩过程中，子宫颈是走出子宫的大门，所以如果出现胎盘前置的现象，就需要为孕妇进行剖宫产手术了。

胎盘早剥

就是指在分娩前胎盘就从子宫壁上分离下来的现象。因为氧气和营养物质都是通过胎盘传送给胎儿的，所以胎盘早剥就会引发胎儿缺氧、胎儿宫内窒息甚至死胎。这种现象的发生率为0.5%。

多囊性卵巢综合征

这是由于激素水平异常引发的疾病。例如胰岛素和睾丸素的含量过多就会导致女性月经周期消失或月经周期不规律、不孕、在我们不希望有毛发的地方过度生长毛发（比如上唇、下巴、胸部、小腹以及大腿内侧。我们称为多毛症）、过度肥胖以及葡萄糖含量偏高等问题。但是不幸的是，我们没有能够专门为女性诊断该病的检测方法。

羊水过多症

指的就是孕妇体内羊水含量过多的现象。

妊娠高血压综合征

一种由怀孕引发的高血压。5％～10％的孕妇会患上此病。同时这也是造成孕妇死亡的一个常见原因，尤其是在发展中国家。这种孕期高血压通常会发生在怀孕20周之后，之前人们都将这种病叫作"血毒症"，因为医生们认为是因为血液中有毒素才会导致孕妇的病情十分严重。

产后情绪低落

产后情绪低落只是一个包含哭泣、焦虑、易怒、注意力难以集中以及躁动不安等负面情绪的短暂阶段。这种症状会在分娩后2～3天内出现，最多持续4周。这种产后情绪低落在强度、严重性以及持续时间上都与产后忧郁症有所不同。

产后忧郁症

产后强烈的悲伤、焦虑或绝望的情绪。母亲们会觉得这种感觉十分强烈以至于妨碍了自己做母亲的职责，她们还会觉得这种情绪是挥之不去的。产后忧郁症如果未经治疗的话就会对母亲或宝宝造成严重的伤害。10％～15％新生儿母亲会受到产后忧郁症的困扰，而且其中有一半的人的症状会持续6个月以上。

胎膜早破

指的是在子宫收缩开始之前羊水就已经破裂的现象。对于足月的胎儿来说，这种情况的发生率大约为10％。对于怀孕期不足37周的孕妇来说，这种情况的发生率为3%。出现胎膜早破现象之后，大多数孕妇会发生早产。事实上，胎膜早破是导致早产最为常见的原因。

妊娠期鼻炎

30%的孕妇在怀孕期间鼻塞现象会加重。

缩宫素

大脑中一种含量很少但是作用很大的激素，会引起子宫收缩。

催乳素

对于分泌母乳很重要的一种激素。

前列腺素

一种在帮助子宫颈做好分娩准备方面特别重要的化学物质，可以起到使子宫颈展平、变软以及扩张的作用。为了能够将前列腺素应用于催产上，人们将其生产成了几种不同的产品。

痒疹

这种很小的、发痒的肿块可能会出现在身体的任何部位。但是通常会出现在双臂或腿的某些部位上。虽然我们不知道痒疹的发病原因，但是这种病可以通过口服像苯海拉明这样的抗组织胺剂或局部类固醇乳霜进行治疗。

妊娠瘙痒性荨麻疹性丘疹及斑块病

这种疾病简直是一场噩梦——每200位孕妇中就会有一位患有该种疾病。这是一种从腹部开始出现的一种极其疼痛的红色皮疹。该病并不会对胎儿造成任何影响。这种皮疹会遍及肚脐、脸部、手掌和脚掌以外的其他身体部位。白色人种、初次怀孕的妈妈以及怀有多胞胎的妈妈更容易患有该种疾病。这种疾病有几种治疗方法，但是最终能够将病魔驱走的唯一方法就是分娩。

多涎症

指的是患者口中唾液太多以至于难以咽下或当患者下咽唾液时觉得十分恶心的一种现象。抑或那种恶心的感觉让患者不想下咽唾液，所以她们就会将唾液存积在口中。我们不知道这种病症出现的确切原因，但是有些人认为这与唾液腺受到淀粉刺激有关。

耻骨联合

两块耻骨的连接处。

四项检测

这是孕妇在怀孕15～20周之间以及分娩当天进行的血液筛检测试。这种血液筛检是用来筛查唐氏综合征（三体综合征）、爱德华氏症候群、神经管缺陷、先天性腹裂以及宝宝体内出现的少见的胆固醇缺陷（我们称之为奥三氏综合征，英文简称SLOS）。

圆韧带疼痛

子宫的每一面都有韧带（医学上称为圆韧带）。这种韧带从子宫的顶部一直延伸到腹股沟附近的骨盆处。随着胎儿体积的不断增长以及子宫的扩张，这些韧带就会拉长，所以沿着这条韧带一直到腹股沟处都会有拉伸的感觉。而且不同人的疼痛剧烈程度是不同的。

肩难产

这是在产妇分娩时出现的一种紧急情况。当胎儿的头部已经产出后，其肩部会卡住，这样会对母子二人都产生伤害。这是体积过大的胎儿顺产时最为常见的并发症。

脊髓麻醉剂

该麻醉法主要用于剖宫产手术中。这种麻醉剂会直接注射到脊柱中的脊髓液中。脊髓麻醉剂比硬膜外麻醉剂起效更快，但是由于这种麻醉剂不能连续注射，所以脊髓麻醉剂的麻醉效果会在几个小时之内消失。

妊娠纹

80%～90%的孕妇会出现妊娠纹。妊娠纹出现的原因是由于怀孕期间过度的拉伸，导致孕妇的第二层皮肤（医学上称为真皮层）受到撕扯所致。妊娠纹通常会出现在孕中期的末尾直到孕晚期。

通常情况下，妊娠纹多会出现在腹部和胸部，但是有时也会突然出现在臀部或大腿上。宝宝的体积过大会增加妊娠纹出现的概率。从基因方面来讲，有些女性的皮肤比较倾向于出现妊娠纹。

位置

描述的是胎儿的头部在产道中下移的程度。我们用一种叫作"坐骨棘"的东西来判断胎儿头部的位置。坐骨棘是骨盆处的骨头。当胎儿的头部处于"0位置"时，就是指胎儿的头部在母体的坐骨棘处。"-2位置"指的是胎儿的头部位于母体坐骨棘上方两厘米处。当胎儿的头部正在娩出时，我们称为"+4位置"，即低于坐骨刺4厘米。

镰状细胞病

这种疾病的患者通常为非裔美国人以及那些家庭来自非洲、南美或美国中部（尤其是巴拿马）、加勒比群岛、地中海国家（例如土耳其、希腊以及意大利）、印度和沙特阿拉伯地区的人。这种疾病之所以叫作镰状细胞病是因为血红细胞中含有异常的血红蛋白（输送氧气的蛋白质），所以导致细胞变成新月般的镰刀状。这些镰刀状的细胞很难在血管中流动，很容易形成血块，阻止血液流动，并会引发组织内部缺氧、严重的感染以及器

官损伤。镰状细胞病的症状包括骨痛、腹痛、呼吸急促、疲劳、视力下降甚至失明。即便有些人能从镰状细胞病的折磨中幸存下来，但是这些幸存者的余生会长期受疼痛、疾病折磨。

脊柱裂

每1 000个新生儿中会有1～2个患上该病。脊柱裂是一种神经管缺陷性疾病，是由于孕妇怀孕6周时胎儿出现神经管或脊柱关闭不全造成的。这种疾病会引发小儿麻痹以及腿部的肌肉骨骼系统变形。

死胎

怀孕超过20周后胎儿出现死亡的现象就叫作死胎。这种现象只有0.5%的概率。

戴萨克斯症

这种疾病是由基因突变引发的氨基己糖酯酶A缺乏症。患上戴萨克斯症的新生儿会出现发育迟缓、癫痫、粗眉大眼、肿胀、肝脾肿大、舌头肿大以及眼部有红色的斑点等症状。患上该病的新

生儿通常会在出生后的第一年或第二年夭折。该病的患者通常都是犹太人、法裔加拿大人以及印第安人。在美国，大概每27个犹太人中就会有一个人携带着戴萨克斯症基因。目前世界上还没有戴萨克斯症的治疗方法。

珠蛋白生成障碍性贫血症

这是另一种在亚洲人、非裔美国人和中东地区的人身上较为常见的贫血症。就像镰状细胞病那样，珠蛋白生成障碍性贫血症患者出生就会出现血红蛋白异常的现象。这种疾病会导致红细胞的过度损坏，并引发贫血症。患有该病的新生儿出生不久就会出现严重的贫血症并且无法生长发育。该病的主要治疗方法就是输血。虽然有的女性能从该病中幸存下来，但是大多数幸存者都会患上不孕症并且预期的寿命也会缩短。

弓形虫

这种物质是从猫的粪便中分泌出来的，如果孕妇吸入或摄入体内，就会造成胎儿严重的先天畸形。我们建议所有的孕妇一定要避免更换或清洁猫的小窝。但是抚摸或抱着猫还是没有问题的。

毛滴虫

在这种情况下，阴道中会分泌出一种泡沫状的排泄物，并且患者还会产生瘙痒等不舒服的感觉。这种感染病被视为一种性传播疾病，所以患者的另一半也要接受治疗。这种疾病的常用疗法为口服抗菌药物（如甲硝唑）。尽管普遍认为怀孕期间服用该种抗菌药物很安全，但是在我们的临床实践中，通常会在患者进入怀孕早期之后对该药物的使用加以规定。有些研究还表明这种感染病和早产有关。

爱德华氏症候群

这是第二种最为常见的基因方面的疾病。这种病的发病率为1/6 500。就像唐氏综合征那样，爱德华氏症候群也是因为多了一条染色体导致的。只不过这种病症下多的是第18号染色体。同样也像唐氏综合征那样，35岁以上的女性发病率较高。这种疾病还会伴随着严重的智力障碍以及像心脏缺陷和脑容量小这种身体上的多重疾病，这两种并发症都是致命的先天性缺陷。

脐动脉测速

当脐动脉向胎儿输送氧气时，医生通过脐动脉测速来测量此时血液流速的一种方法。当出现严重的胎儿宫内发育迟缓的时候，流向胎儿体内的血液量就会极少，甚至会出现血液从胎儿体内流出的现象。在此情况下，胎儿就无法得到任何营养或氧气，这时孕妇就极易出现死产的现象。

脐带脱垂

脐带在胎儿出生前滑出产道的现象就叫作脐带脱垂。这种问题只有在羊水破裂的时候才会发生，而且一旦发生一定要尽快将胎儿分娩出来。因为如果脐带被阴道壁和胎儿夹在中间，那么胎儿能接收到的氧气就更少了。

脐疝

在怀孕期间，子宫中产生的从内向外的压力使得原来内凹的肚脐变成了向外突出。这真的只是一种外观上的改变，你不用有任何担心。然而，有些时候，由于该区域的肌肉受到强度很大的拉伸，以至于会产生一个肠道可以从中通过的开口。

子宫收缩乏力

这是引发产后过度出血最为常见的原因。通常情况下，当分娩完并且胎盘已经脱落之后，子宫收缩的速度就会减慢以阻止子宫出血，我们将这种现象称为"退化"。子宫缺乏张力就是说子宫停止了收缩，而是处于一种柔软并且持续流血的状态。分娩时，每分钟都有大量的血液流过子宫，所以这个时候只要产妇出现流血的现象就很容易患上贫血症。

剖宫产后阴道分娩术

之前有剖宫产手术经历的产妇都想在下一次分娩时尝试顺产。如今，一些妇产科医生和医院不会建议产妇采用这种分娩方式，因为这种分娩术存在一定的风险。

负压吸引术

将一种手提式塑料杯放置在胎儿头部,当吸出器安置好以后,随着产妇用力,医生轻轻地拉着装置以帮助产妇将胎儿的头分娩出来。

静脉曲张

随着宝宝和子宫的生长发育,产妇盆腔内的血管就要承担压力,这样就会减慢腿部血液向心脏的回流。所以就会引发腿部、外阴以及肛门处的血管出现肿胀的现象。

胎脂

宝宝的整个身体被一种白色的类似于干酪一样的物质覆盖。这种物质叫作胎脂,在胎儿仰卧在羊水中的40周内,就是它起到了防水的作用。胎脂都是滑腻腻的或是黏稠的。有时新生儿身上的皮脂并不会很多;也有些时候多到就像是穿上一层皮脂的外衣一样。这种皮脂可以被洗掉或像擦面霜一样擦进宝宝的身体里。

合子输卵管移植术

合子输卵管移植术不像体外受精那样将胚胎移植到子宫中,而是采用外科手术的方法将胚胎放入输卵管中。进行合子输卵管移植术的前提条件就是患者的输卵管必须是正常的,而且处于打开的状态。有些科学研究表明,合子输卵管移植术的成功率比传统的体外受精法更高一些。

脐带

脐带将胎儿与胎盘连接在一起,也就是与母体连接到一起。子宫的一面连着胎盘,另外比较光滑的一面中间与脐带相连,直接连到了胎儿的肚脐上。脐带中含有两条动脉和一条静脉,但是这里的动脉和静脉与我们正常人体中的动脉和静脉的功能恰好相反。在脐带中,静脉的作用是将母体中的氧气和营养物质传送到胎儿体内,而那两条动脉的作用是将废物和二氧化碳输送到胎盘中并通过胎盘将其排出体外。